Fünfter Generalbericht

über das

Sanitäts- und Medizinal-Wesen

im Regierungsbezirk Coeslin,

umfassend

die Jahre 1886, 1887, 1888.

Erstattet

von dem

Regierungs- und Medizinal-Rath

Dr. Wernich.

———————

Durch Ministerial-Erlass vom 22. Dezember 1889 zum Druck bestimmt.

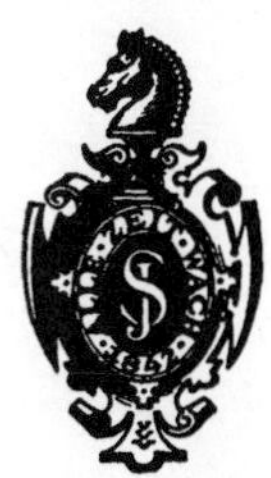

Springer-Verlag Berlin Heidelberg GmbH 1890

ISBN 978-3-662-32153-9   ISBN 978-3-662-32980-1 (eBook)
DOI 10.1007/978-3-662-32980-1

Uebersicht des Inhalts.

Einleitung.

Unter der Fülle werthvollen Stoffes, welchen das amtliche Quellenwerk: „Die end-
gültigen Ergebnisse der Volkszählung im Preussischen Staate vom 1. Dezember 1885"
(Berlin 1888; — Heft 96 der „Preussischen Statistik") darbietet, finden sich auch in nicht
unbedeutender Zahl Anhaltspunkte, an deren Hand sich gewissen bleibenden Zügen des
Volkscharakters nachgehen lässt. Freilich wird sich auf diese Weise — und selbst wenn
der Versuch durch vergleichende Ausblicke auf jene Thatsachen, welche dem inmitten einer
bestimmten Bevölkerung Lebenden aus der landläufigen und alltäglichen Erfahrung zuwachsen,
erweitert wird — nur ein unvollkommenes, an vielen Stellen Lücken aufweisendes Bild der
physiologischen, nationalökonomischen und soziologischen Lebensgrundlagen einer Bevölkerung
ergeben. Jedoch erschien die Verwerthung jenes Zahlenmaterials für eine Skizzirung der
hinterpommerschen Volkseigenthümlichkeiten um so angezeigter, die Anregung, derartige
Daten zur Einleitung eines der Coesliner Sanitätsberichte zu nützen um so gelegener, — als
sie zum grösseren Theil in den Rahmen des vorgeschriebenen Abschnittes „Bewegung der
Bevölkerung" nicht ganz passen und anderentheils ein gleichsinniger Versuch für diese
Gegend des altpreussischen Ländergebietes noch nicht zur Ausführung gebracht worden ist.

Gewisse Rückblicke auf die Vorvergangenheit dieser Küstenstriche zu versuchen liegt
nahe. Nachdem zuerst die nördlichen Theile der jetzigen Kreise Colberg, Coeslin, Schlawe,
Stolp und Lauenburg etwa in der Breite eines Küstensaumes, der südwärts durch einen
Hügelzug bis zur Höhe von 100 Metern begrenzt wird, später dann die Höhe längs der
Drage und Rega, längs der Küddow und Persante und längs der kleineren Küstenflüsse
(des Coesliner Mühlbaches, des Nestbaches, der Grabow, Wipper, Stolpe, Lupow und Leba)
eisfrei und bewohnbar geworden waren, kann die Besiedelung dieser Landstriche nur von
Süden her erfolgt sein. Mit dieser auf geographische Thatsache begründeten Folgerung
stimmen die Ergebnisse derjenigen Ausgrabungen und prähistorischen Funde überein,[1] welche
eine zunächst längs der Drahe, dann, den das Quellgebiet derselben bildenden Höhenzug
überschreitend, längs der Grabow, Wipper, Stolpe und Leba laufende Verkehrsstrasse deutlich bezeichnen: Fundorte bei Neustettin, im Persantethal, im Schlawer, Lauenburger und
Stolper Kreise mit Funden mannigfacher Herkunft. Die von den Urbewohnern selbst her-
rührenden Fundgegenstände, von denen nur einige 20 der neolithischen Periode angehören,
lassen sich an Zahl mit denen des Weichselthals nicht vergleichen, gestatten aber den Schluss,
dass die ersten Besiedler der Strecken zwischen Weichsel und Oder unter durchaus ähnlichen
Lebensbedingungen standen wie jene, dass bei ihnen durchgehends die Bestattung der Leiche
im Steinkistengrabe Regel war, und dass sie erst nach Abschluss der neolithischen Epoche
infolge der Berührung mit südlichen handeltreibenden Völkern die Beisetzung in Form des

---

[1] A. Lissauer, Die prähistorischen Denkmäler Westpreussens und der angrenzenden Gebiete.
Leipzig 1887.

1

Leichenbrandes erlernten (Funde von Gesichtsurnen wurden hauptsächlich im östlichen Theil des Regierungsbezirks in den jetzigen Kreisen Stolp und Lauenburg gemacht; — Funde aus der La-Tène-Epoche sind bis jetzt ausserordentlich selten).

Physische Ueberreste der Bewohner links der Weichsel (von welchem Flusse Plinius, Tacitus und Ptolemäus als von etwas Allbekanntem sprechen), sind nur in äusserster Dürftigkeit und in so unsicherer Herkunft vorhanden, dass sie der anthropologischen Forschung keinen weiteren Schluss gestatten, als das Vorhandensein der Vertreter sehr verschiedener Schädelformen für die Gegenden der Baltischen Küste anzunehmen. Auch werden verschiedene Namen Seitens der römischen Schriftsteller auf diese Küstenbewohner angewandt; so von Plinius die allgemeine Bezeichnung der Guttonen, von Tacitus, der die Nationen zwischen Weichsel und Oder in 2 bis 3 trennt, die Namen der Gothonen, Lemovier und Rugier, während Ptolemäus das europäische Sarmatien (von der Weichsel östlich) durch Wenden, die vom Flusse westlich gelegenen Striche von den Rutikleern bewohnt sein liess. —

Münzfunde sind aus dem Bereich des Regierungsbezirks auch aus dem Zeitabschnitt (bis gegen 200 n. Chr.) nur sparsam vorhanden, aus welchem die östlicheren Verkehrswege nach dem eigentlichen Bernsteinlande eine sehr grosse Zahl von Funden und Fundorten solcher Geldstücke aufzuweisen haben. Aus dem erheblich geringeren Vorkommen derselben vom 4. Jahrhundert ab hat man für die östlicheren Ostseegebiete — wie für dieselben im Allgemeinen — den Schluss herzuleiten versucht, dass diese Länder bereits vor der Völkerwanderung mit nachlassender Dichtigkeit, dann allmählich immer dünner besiedelt waren und seit dem Ende des 4. Jahrhunderts immer mehr an Menschen und an Kultur verarmten (Funde aus der Römerzeit, hauptsächlich Bronzefibeln, goldene Ringe, Bernsteinperlen, daneben etwa 20 Gold- und Silbermünzen verschiedener Kaiser enthielten 28 Fundstätten, davon 1 im Kreise Colberg, 1 im Kreise Dramburg, 4 im Kreise Belgard, 6 im Kreise Neustettin, 7 in den Kreisen Schlawe, Bütow und Stolp, 8 im Kreise Lauenburg).

Der Kulturstrom, welcher in den Spuren der Funde aus der Arabisch-Nordischen Epoche zu verfolgen ist, hat in den Landstrichen westlich der Leba und Lupow solche Spuren nur ganz ausnahmsweise hinterlassen, die sich etwas zusammendrängen an der Wasserscheide zwischen Küddow und Persante; dagegen finden sich zahlreicher auch hier die dem 9. und 10. Jahrhundert (ihrer Entstehung nach) angehörenden Burgwälle und zwar an der Drage und Rega — theils im Neustettiner (3) und Schivelbeiner Kreise (2); dann auf den Höhen längs der Küddow und der oberen Persante weitere 17, von denen je 1 den jetzigen Kreisen Belgard und Colberg, 3 dem Kreise Bublitz, 12 wiederum noch dem Neustettiner Kreise zugehören; ferner längs des Coesliner Mühlbaches im gleichnamigen Kreise 2, längs der Wipper, der Stolpe, der Leba je 2 und 1 am Chaustbache (im Lauenburger Kreise). — Was die Nationalität der damaligen Bewohner anbetrifft, so hat man aus der Verbreitung der Burgwälle wie der Hakenringe, welche westlich der Weichsel eine sehr ausgedehnte ist, auf das Ueberwiegen Wendischer Eindringlinge nicht bloss für die südlicheren, sondern auch für die nördlichen der Ostsee angrenzenden Landstriche geschlossen und die Vermuthung bestätigt gefunden, nach welcher die slavischen Stämme der „Pomerani" bereits vom 6. Jahrhundert ab hier Fuss gefasst hätten. —

Während der geschichtlichen Zeit scheidet sich Westpommern immer schärfer von Ostpommern, beide getrennt durch den Lebafluss als natürliche Grenze; letzteres den slavischen Volkscharakter überwiegend konservirend, jenes als „Westpommersches Herzogthum" immer entschiedener mit germanischen Elementen bevölkert. Als Hauptverbreiter des Christenthums trat unter den letzteren der Bischof Otto von Bamberg (1124) auf.

Die bewegteren Schicksale fielen jedoch theils vor theils nach dem Aussterben der Herzöge von Ost-Pommern (1295) diesem Landestheile zu, der mit einigen Gegenden der Kreise Schlawe, Stolp und Rummelsburg alle unter der polnischen und Ordens-Herrschaft sich entwickelnden kriegerischen Verwirrungen durchmachte. Stiller ging es im westlichen

Theile her.[1]) Die westpommerschen Herzöge vermochten sich der deutschen Oberherrschaft nicht zu entziehen, welche Seitens der Markgrafen zu Brandenburg mit wachsendem Erfolge geltend gemacht wurde. 1307 erlangte bereits der Burggraf zu Stolp vom Markgrafen Waldemar die Belehnung mit den Ländern Schlawe, Rügenwalde und Pollnow. Durch Erbeinigungsvertrag (1493) erwuchs den Markgrafen von Brandenburg für den Fall des Aussterbens der pommerschen Herzöge ein sich über ganz Pommern erstreckendes Anfallsrecht. Diese Erbeinigung, 1529 erneuert gelegentlich der Belehnung Bogislaw's X. mit ganz Pommern, welches dieser seit 1478 unter sich geeinigt, bildete den Rechtstitel, welchen das Haus Hohenzollern später — beim Tode Bogislaw's XIV. — mit Erfolg geltend machte.

Bei all' diesen Grenzverrückungen, Erbstreitigkeiten, Herrschaftswechseln findet eine aktive Betheiligung der Bevölkerung nirgends ihren Ausdruck. Zwar hatte die Vogtei-Verfassung seit der Mitte des 14. Jahrhunderts die wendischen Kastellanei-Einrichtungen verdrängt. Aber die Vögte und Hauptleute übten die Gerichtsbarkeit, die Aufbietung des Heerbannes, die Einziehung der Abgaben und die Anordnung der Naturaldienste für die Hörigen in ganz ähnlichen Formen, wie dies unter der Oberaufsicht der 5 Kastellaneien geschehen war. Zuerst eximirten sich von den Landgerichten die geistlichen Stiftungen, dann die Vasallen mit ihren Burg- und Manngerichten, dann einzelne hervorragende Familien (Schlossgesessenen). Endlich hörte auch die Oberaufsicht der Vögte über die Stadtgerichte auf, die theils nach lübischem, theils nach magdeburgischem Recht eingerichtet waren. Den Immediatstädten allein war (gegenüber den sog. Amtsstädten) das Recht eingeräumt, die Steuern und die Kriegshülfe direkt dem Landesherrn, ohne die Vermittelung des Vogtes, zu leisten.

Als Bogislav XIV. im März 1637 starb, befand sich Pommern fast ganz in den Händen der Schweden, welche das 537 Quadratmeilen umfassende Gebiet als Entschädigung für die den Protestanten geleistete Kriegshülfe forderten. Lauenburg und Bütow waren von der Krone Polen als heimgefallene Lehne in Besitz genommen. Ihre Wiedererwerbung fand durch den grossen Kurfürsten 1657, gleichzeitig auch ihre Vereinigung mit Hinterpommern statt, während Vorpommern 1648 den Schweden vertragsmässig zu verbleiben hatte.

Während der Zeit, in welcher die Last der Naturalverpflegung der Heere dem Lande oblag, war die Vogtei-Verfassung nebst der auf Gliederung der Stände beruhenden Finanzverwaltung an der Erhebung der Kriegsleistungen gescheitert. Fürstliche Kommissarien und Ritterschaftsdirektoren wurden für die „Quartiere" bestellt, in welche Pommern für Militairzwecke und Kriegsleistungen eingetheilt wurde. Die Quartiere wurden später „Distrikte" und seit dem Ende des 17. Jahrhunderts „Kreise" genannt. Jedoch hörten die Einwirkungen der Vogtei-Verfassung auf das Civilwesen erst im Laufe des 18. Jahrhunderts auf, und seit der Regierung König Friedrich Wilhelm I. wurde das Land nur nach „Kreisen" verwaltet. Hierbei bildete die Zugehörigkeit der Lehngüter zu verschiedenen Quartieren oder nunmehrigen Kreisen oft Schwierigkeiten und den Anlass zur Entstehung vieler Enklaven (besonders im Schlawer, Stolper und Rummelsburger Kreise).

An der Spitze jedes Kreises stand der von der Ritterschaft gewählte Direktor, auf welchen die Befugnisse der ehemaligen Vögte übergegangen waren, mit dem Titel „Landrath" (der früher denjenigen ständischen Deputirten zugehört hatte, welche als Mitglieder des ständischen Ausschusses fungirt hatten). 1723 wurden die bis dahin für die einzelnen Verwaltungszweige bestandenen zahlreichen Kommissariate und Kammern aufgehoben, und in deren Stelle auch für „die Baltische Provinz" eine Kriegs- und Domainenkammer errichtet. Die alten Bezeichnungen „Kassuben" und „Wenden" gelangten wieder zu einer praktischen Bedeutung, als die Verfassung des preussischen Herrenhauses festsetzte, dass bei den von

---

[1]) Hoyer, Territorialgeschichte und statistische Beschreibung des Coesliner Regierungsbezirkes. Coeslin 1868.

den Landschaften zur Wahl der für den alten und befestigten Grundbesitz vorzunehmenden Präsentationen zum Herzogthum „Kassuben" die Kreise Colberg-Coerlin, Coeslin, Bublitz, Belgard und Neustettin, — zum Herzogthum „Wenden" die Kreise Stolp, Schlawe und Rummelsburg gerechnet werden sollten.

Im Bevölkerungstypus haben sich weder Spuren des Unterschiedes zwischen wendischem und germanischem Element noch Reste irgend welcher Einwanderungen rein erhalten. Nur im Kreise Bütow existirt noch polnisches Element, polnische Sprache und ein nicht unbeträchtlicher Rest polnischer Familiennamen.[1] — Blondes und brünettes Haar, die Färbung der Regenbogenhaut, dolichocephaler und brachycephaler Schädeltypus finden sich in allen Gegenden des Bezirks durcheinander gemischt, ohne dass es möglich wäre, Stammesverschiedenheiten nach diesen Merkzeichen zu verfolgen. Die Sprache ist weder ein reines Platt-, noch ein reines Schriftdeutsch. Provinzialismen finden sich in geringerer Menge und in weniger charakteristischen Formen als in West- und Ost-Preussen; nach Westen geht das Idiom ohne deutlich erkennbare Sprachgrenze in das vorpommersche Platt über.

Bis zu einem gewissen Grade reflektiren sich wohl die Abkunftsverhältnisse und die Stammesverschiedenheit in den hier folgenden Antheilsziffern des religiösen Bekenntnisses.

Im Kreise:	Unter je 1000 Bewohner waren:			Im Kreise:	Unter je 1000 Bewohner waren:		
	Evangelische[2]	Katholiken	Juden		Evangelische[2]	Katholiken	Juden
Belgard . . .	985,15	3,52	9,73	Lauenburg . .	975,40	10,97	11,34
[2] Bublitz . . .	982,19	2,10	7,62	[2] Neustettin . .	978,19	5,24	12,65
[2] Bütow	798,93	182,68	15,40	[2] Rummelsburg .	981,71	5,44	9,09
[2] Coeslin	981,22	6,87	9,16	Schivelbein . .	977,95	3,58	18,00
[2] Colberg . . .	974,91	12,44	11,26	[2] Schlawe . . .	988,58	3,80	6,63
[2] Dramburg . . .	978,87	2,28	11,85	[2] Stolp	975,40	10,17	11,34

Die Dichtigkeit der Besiedelung, die Vertheilung einiger wichtiger Altersklassen wie auch des Civils und Militairs, wird durch nachstehende Uebersicht veranschaulicht.

Im Kreise:	Auf je 1000 Personen entfallen:					Auf 1 Wohnst. kommen Bewohner	Bewohnbare Häuser auf 1 ☐ km
	Männliche	Weibliche	Militairs	bis 6 jähr.	bis 14 jähr.		
Belgard	492	508	6,1	171	205	10,3	3,9
Bublitz	486	514	0,1	183	206	9,3	3,2
Bütow	488	512	0,1	176	200	10,5	3,8
Coeslin	487	513	15,0	153	187	9,6	6,4
Colberg	502	498	30,4	158	191	9,8	5,7
Dramburg	490	510	0,3	165	197	10,5	2,9
Lauenburg	488	512	4,7	160	194	10,6	4,1
Neustettin	491	501	0,1	177	206	9,4	4,0
Rummelsburg	486	514	0,3	180	207	11,0	2,7
Schivelbein	496	504	1,1	167	194	9,1	4,2
Schlawe	479	521	1,9	162	194	8,7	5,5
Stolp	480	520	4,7	160	194	10,6	4,1

[1] 1867 waren noch gezählt worden: im Bütower Kreise 2306 polnisch redende Einwohner; dazu im Lauenburger Kreise deren 630. — Wendisches Idiom war damals noch bei 188 Personen in Gebrauch, welche sich auf 6 ländliche Ortschaften im O. des Stolper Kreises vertheilten.

[2] Die älteren Uebersichten (Hoyer, Territorial-Geschichte und statistische Beschreibung des Coesliner Regierungsbezirks, Coeslin 1868) führen an Irvingianern im Kreise Neustettin 197, Rummels-

Die Erntefläche betrug im Juli 1888: 10866 Hektare, der Antheil der mit Ackerbau sich beschäftigenden Bevölkerung 266461 (männliche und weibliche) Personen. —

Seinem Wesen, eine im überwiegendsten Verhältniss Ackerbau treibende Bevölkerung zu besitzen, — wie seinem althergebrachten Ruf, der am dünnsten bevölkerte Regierungsbezirk der preussischen Monarchie zu sein, ist Coeslin bis auf den heutigen Tag treu geblieben. Zwar hat es eine Zeit gegeben, während welcher die Bevölkerung ununterbrochen wuchs: vom Jahre der Organisation 1815 bis Ende 60er Jahre erhob sich die Seelenzahl von 234421 auf 550049 Köpfe, nämlich bis 1821 auf 273804, — bis 1831 auf 323458, — bis 1840 auf 388174, — bis 1852 auf 465411, — bis 1861 auf 518915 und bis Ende 1867 auf die oben erwähnte Ziffer.

Nach einer genauen Berechnung (angestellt im IV. Generalbericht, S. 27) stellen sich die natürlichen Populationsverhältnisse so, dass die Sterbeziffer von 26,0 $^0/_{00}$ (Gestorbene und Todtgeborene zusammen) durch die Zahl der jährlich Lebendgeborenen: pro Tausend = 36,3 — um 10,3 pro Mille übertroffen wird. Veranschlagt man nun den natürlichen Geburtenüberschuss rund auf 10 $^0/_{00}$ oder 1 $^0/_0$ pro Jahr, so hätten die oben angegebenen Wachsthumszahlen lauten müssen:

<pre>
1821: 244141, — statt (wie oben gezählt): 273804;
1831: 301184, —   =   =   =   =   323458;
1840: 352568, —   =   =   =   =   388174;
1852: 434746, —   =   =   =   =   465441;
1861: 507327, —   =   =   =   =   518915;
1867: 550049 (wie sie wirklich lautet).
</pre>

Es fand also während des siebenten Jahrzehnts (1861 bis 1867) bereits ein Zuzug von Aussen nicht mehr statt, oder falls er stattfand — wie man nach dem starken Zuzug während der dreissiger und vierziger Jahre und selbst noch während der fünfziger Jahre wohl anzunehmen berechtigt ist — so wurde er durch vermindernde Ursachen aufgewogen, welche man damals noch in den schlechten Ernten der Jahre 1862 bis 65, in dem dadurch verminderten Wohlstande, in der Cholerasterblichkeit, ja selbst in den kriegerischen Ereignissen des Jahres 1866 suchen zu sollen glaubte.

Die befremdende Thatsache, dass die Bewohnerzahl des Bezirks inzwischen seit 20 Jahren nahezu dieselbe geblieben ist, dass der Geburten-Ueberschuss, der sie auf 660098 Seelen hätte steigern müssen, sich ganz ohne Spur verflüchtigt hat, verlangt nach anderen Erklärungsgründen.

Die ungünstige Lage gegenüber jeder Vermehrung durch zuziehende Elemente geht aus den nachstehenden Vergleichszahlen hervor:

Unter je 1000 Personen jeden Geschlechts stammten her:

im Staate aus dem Kreise des Wohnsitzes	$\left\{\begin{array}{l}710,12\ \text{M.}\\729,86\ \text{W.}\end{array}\right\}$ 719,99	
im Regier.-Bez. Coeslin aus dem Kreise des Wohnsitzes	$\left\{\begin{array}{l}761,00\ \text{M.}\\773,28\ \text{W.}\end{array}\right\}$ 767,14	= + 47,15 pro Mille
im Staate aus anderen Kreisen derselben Provinz	$\left\{\begin{array}{l}168,03\ \text{M.}\\169,28\ \text{W.}\end{array}\right\}$ 168,65	
im Regier.-Bez. aus anderen Kreisen derselben Provinz	$\left\{\begin{array}{l}175,33\ \text{M.}\\175,77\ \text{W.}\end{array}\right\}$ 175,55	= + 6,90 = =

---

burg 64, Schlawe 85, Kr. Fürstenthum (jetzt Colberg-Coerlin, Coeslin und Bublitz) 214, an Baptisten im letzteren 6, in Bütow 43, in Stolp 43, in Dramburg 46 auf. Dementsprechend beziffern die VolkszählungsTabellen aus dem Jahre 1885 neben den evangelischen und katholischen Christen die „sonstigen Christen" in Bublitz auf 8,09, in Dramburg auf 6,90, in Neustettin auf 3,94, in Rummelsburg auf 3,76, in Coeslin auf 2,73, in Bütow auf 2,82 pro Mille.

im Staate aus anderen Preussischen Provinzen $\left.\begin{array}{ll} 89{,}68 & \text{M.} \\ 73{,}27 & \text{W.} \end{array}\right\}$ 81,47

im Regier.-Bez. aus ander. Preussisch. Provinzen $\left.\begin{array}{ll} 60{,}10 & \text{M.} \\ 48{,}04 & \text{W.} \end{array}\right\}$ **54,07** $= - 31{,}78$ pro Mille

im Staate aus anderen deutschen Bundesstaaten $\left.\begin{array}{ll} 23{,}83 & \text{M.} \\ 20{,}76 & \text{W.} \end{array}\right\}$ 22,29

im Regier.-Bez. aus anderen deutschen Bundes-
staaten $\left.\begin{array}{ll} 2{,}32 & \text{M.} \\ 1{,}90 & \text{W.} \end{array}\right\}$ **2,11** $= - 20{,}18$ ＝ ＝

im Staate von Ausserhalb des Deutschen Reichs $\left.\begin{array}{ll} 8{,}34 & \text{M.} \\ 6{,}83 & \text{W.} \end{array}\right\}$ 7,58

im Regier.-Bez. von Ausserhalb des Deutschen
Reichs $\left.\begin{array}{ll} 1{,}25 & \text{M.} \\ 1{,}01 & \text{W.} \end{array}\right\}$ **1,13** $= - 6{,}45$ ＝ ＝

Einen sehr bestimmten Ausdruck findet die Thatsache, dass der einzige Zuwachs der Bevölkerung auf dem Geburten-Ueberschusse beruht, auch in dem Antheil, welchen die verschiedenen Altersklassen an der Zusammensetzung der Bewohner haben. Die mittleren Altersstufen, denen Zuwandernde in überwiegender Zahl anzugehören pflegen, weisen einen erheblichen Rückgang auf, während der Ausgleich durch die kindlichen Altersstufen mit ihren höheren Antheilsziffern erreicht wird: die erwerbsfähige Altersklasse vom 14. bis zum 70. Lebensjahre erscheint um 22,64 pro Mille (der allgemeinen Vertheilung der Staatsangehörigen gegenüber) reduzirt.

Von je 1000 Personen jedes Geschlechts befinden sich nämlich:

im Staate Kinder unter 1 Jahr . . . . . . $\left.\begin{array}{ll} 32{,}49 & \text{M.} \\ 30{,}53 & \text{W.} \end{array}\right\}$ 31,51

im Regier.-Bez. Coeslin Kinder unter 1 Jahr $\left.\begin{array}{ll} 34{,}62 & \text{M.} \\ 31{,}71 & \text{W.} \end{array}\right\}$ 33,16 $= + 1{,}65$ pro Mille

im Staate Kinder von 1—14 Jahren . . . . $\left.\begin{array}{ll} 318{,}07 & \text{M.} \\ 303{,}73 & \text{W.} \end{array}\right\}$ 310,90

im Regier.-Bez. Kinder von 1—14 Jahren . . $\left.\begin{array}{ll} 343{,}99 & \text{M.} \\ 320{,}16 & \text{W.} \end{array}\right\}$ 332,07 $= + 21{,}17$ ＝ ＝

im Staate Personen von 14—70 Jahren . . . $\left.\begin{array}{ll} 626{,}53 & \text{M.} \\ 638{,}70 & \text{W.} \end{array}\right\}$ 632,64

im Regier.-Bez. Personen von 14—70 Jahren . $\left.\begin{array}{ll} 598{,}48 & \text{M.} \\ 621{,}53 & \text{W.} \end{array}\right\}$ 610,00 $= - 22{,}64$ ＝ ＝

im Staate über 70 Jahre alte Personen . . . $\left.\begin{array}{ll} 22{,}91 & \text{M.} \\ 26{,}95 & \text{W.} \end{array}\right\}$ 24,93

im Regier.-Bez. über 70 Jahre alte Personen . $\left.\begin{array}{ll} 22{,}91 & \text{M.} \\ 26{,}60 & \text{W.} \end{array}\right\}$ 24,76 $= - 0{,}17$ ＝ ＝

Nicht ohne Belang ist für die Frage eines noch weiter um sich greifenden Rückganges der Bevölkerung das bisherige Verhalten des Regierungsbezirks gegenüber den mit besonders hoher Sterblichkeit verbundenen Seuchen und einigen sonstigen Todesursachen, welche man in anderen Landestheilen als besonders verderbenbringend zu betrachten pflegt. Ueber die Bedeutung der einzelnen Infectionskrankheiten sind nach dieser Richtung im Kapitel „Gesundheitsverhältnisse" aller fünf Generalberichte eingehende Forschungen angestellt, welche sämmtlich darauf führen, nur der Diphtherie einen besonders hervortretenden Einfluss auf die Verminderung der Bevölkerung im Grossen (aber auch diesen nur für die noch immer im Uebergewicht vorhandenen Altersklassen) zuzuerkennen.

Noch günstiger scheint der Bezirk dazustehen in Bezug auf Syphilis und Säuferwahnsinn. Während z. B. für mehrere Kreise in Schleswig-Holstein sich ein Verhältniss von 14 Delirium-tremens-Todesursachen auf je 100 Mille herausstellte, übersteigt dasselbe im Regierungsbezirk Coeslin noch nicht 2,5 : 100000. Noch viel geringer — auf 0,74 : 100000 zu berechnen — ist der Antheil, den die Syphilis an der Sterblichkeit der einzelnen Kreise hat. Diese Relationen sind so konstant, dass die Ziffern eines der Berichtsjahre als spezialisirtes Beispiel genügen dürften.

Syphilis und Säuferwahnsinn als Todesursachen (1886):

Belgard . . . . ✝✝ an Syphilis 0,   an Delirium tremens 1 Fall (auf dem Lande)
Bublitz . . . . = = = 0,   = = = 1 = = = =
Bütow . . . . = = = 1 (Stadt), = = = 0 =
Coeslin . . . . = = = 0, = = = 0 =
Colberg . . . . = = = 2 (Städte), = = = 5 Fälle (2 in Städten)
Dramburg . . = = = 0, = = = 2 = (auf dem Lande)
Lauenburg . . = = = 0, = = = 0 Fall
Neustettin . . . = = = 1 (Stadt), = = = 1 Fall (auf dem Lande)
Rummelsburg . . = = = 0, = = = 1 = (Stadt)
Schivelbein . . = = = 0, = = = 0 =
Schlawe . . . . = = = 0, = = = 2 Fälle (auf dem Lande)
Stolp . . . . = = = 0, = = = 1 Fall (Stadt).

Kaum merkbar uugünstiger liegen die Verhältnisse hinsichtlich des Selbstmordes, der (wie die dem Kapitel „Bevölkerungsbewegung" angeschlossenen Uebersichten zeigen) 1886: 69 mal — 1887: 45 mal — 1888: 38 mal als Todesursache eintrat: also durchschnittlich 51 mal im Jahre. Wollte man die für den Staat ermittelte Ziffer an diese Stelle setzen, so würden durchschnittlich 93,5, nach dem Massstabe der Provinz Schleswig-Holstein 165 Selbstmordfälle zu erwarten sein.[1]

Es lässt sich also — da die Verunglückungen ebenfalls hinter den für den Staat und für die Industriebezirke ausgerechneten Quoten als Todesursachen weit zurückstehen — nicht behaupten, dass auf dem bisher eingeschlagenen Wege die Herabminderung des Bevölkerungsantheiles der Altersklasse zwischen 14 und 70 Jahren zu erklären sei. —

Gleichzeitig aber bestehen Anzeichen, welche mit ziemlicher Sicherheit darauf hindeuten, dass der Geburten-Ueberschuss sich zu verringern beginnt und zur Zeit wohl kaum noch — wie für den Zeitraum zwischen der 1881er und 1885er Volkszählung ausgerechnet wurde — 1 % oder 10 ‰ betragen dürfte.

Einmal nähern sich die Mortalitätsziffern des Regierungsbezirks immer mehr denen des Staates, dessen Geburten-Ueberschuss ein weit geringerer ist. Diese Annäherung drückt sich aus durch die folgende kleine Uebersicht, welche an dem Factum selbst wohl kaum einen Zweifel lassen dürfte.

Auf je 1000 Lebende am 1. Januar der betreffenden Jahre kamen Gestorbene in den Jahren:

im	1881			1882			1883			1884			1885			1886			1887			1888		
	M.	W.	Sa.	M.	W.	Sa.	M.	W.	Sa.	M.	W.	Sa.	M.	W.	Sa.	M.	W.	Sa.	M.	W.	Sa.	M.	W.	Sa.
Staate . .	26,5	23,5	25,0	26,9	23,8	25,3	27,0	23,9	25,4	26,9	23,4	25,4	26,6	23,5	25,0	27,9	24,6	26,2	—	—	—	—	—	—[2]
Reg.-Bez. Coeslin .	21,5	19,7	20,6	23,4	20,4	21,9	22,8	20,1	21,5	25,6	23,0	24,3	25,0	21,6	23,3	27,7	24,3	26,0	27,3	24,9	26,1	25,1	20,1	22,6
Differenz zu Gunsten des Reg.-Bez.:	—	—	4,4	—	—	3,4	—	—	3,9	—	—	1,1	—	—	1,7	—	—	0,2	—	—	?	—	—	?

[1] Geisteskranke hatte Pommern (nach Rahts, „Die Zahl der Geisteskranken etc.") auf 100000 Einwohner 67 in Krankenanstalten überhaupt Untergebrachte im Jahre 1886. Während des Quinquenniums von 1881 bis 1886 hatte sich der Betrag an Geisteskranken in Anstalten um 25,2 % (auf je 100000 Einwohner um 15), — gleichzeitig aber die Zahl der für solche Kranke in Anstalten vorhandenen Betten um 42,8 % vermehrt. Die für den Regierungs-Bezirk Coeslin geltenden Antheilsziffern konnten gesondert nicht ermittelt werden.

[2] Nach vorläufigen Schätzungen ist auch für den Staat pro 1888 eine bedeutend erniedrigte Sterbeziffer anzunehmen. Offizielle Zahlen liegen noch nicht vor.

Zweitens nimmt die Zahl der Eheschliessungen in unverkennbarer Weise ab; während von den 518 915 Bewohnern, welche der Regierungsbezirk um das Jahr 1860 zählte, noch 16,6 oder 16,4 $^0/_{00}$ (nämlich 1859: 4314 — 1860: 4236 Paare) im Laufe eines Jahres getraut wurden, betrug die Zahl der

im Jahre 1886 geschlossenen Eheverhältnisse 4112,
= = 1887 = = 3945,
= = 1888 = = 4079,

durchschnittlich 4045;

das ist auf 567 233 Bewohner berechnet: 14,5, — 13,8 resp. 14,2 in die Ehe tretende Personen von Tausend. Hierbei fällt nicht zum wenigsten in's Gewicht, dass von 1860 zu 1887 gerade die Zahl der ländlichen Eheschliessungen um nicht weniger als 5 $^0/_0$ — nämlich von 78 $^0/_0$ im Jahre 1860 auf 73 $^0/_0$ im Jahre 1887 — herabgegangen ist.

Drittens nimmt die Zahl der Todtgeborenen (wenn auch allmählich) zu. Ihr Verhältniss zu den Lebendgeborenen betrug:

1859: 1 auf 28,1 — 1860: 1 auf 26,8 — 1861: 1 auf 28,3 — durchschnittlich: 1 auf 27,74;
1883: 1 = 24,0 — 1884: 1 = 25,1 — 1885: 1 = 24,2 — = 1 = 24,4;
1886: 1 = 27,5 — 1887: 1 = 25,0 — 1888: 1 = 24,0 — = 1 = 25,4;

Fasst man diese Andeutungen schärfer in's Auge, so wird nichts näher liegen als die Wahrscheinlichkeit, dass bereits in nächster Zeit — vielleicht schon bei der nächsten Volkszählung im bevorstehenden Jahre — sich ein weniger günstiger Geburten-Ueberschuss herausstellen dürfte, und dass derselbe bei Weitem nicht mehr genügen wird, auch nur annähernd die schon dünne Bevölkerung auf ihrem Betrage zu erhalten, wie ja denn auch thatsächlich — trotzdem der Geburten-Ueberschuss von 1881 bis 1885 noch in Stärke von 1 $^0/_0$ mitwirkte — bereits während dieses Quinquenniums ein Rückschritt um 18 882 Köpfe konstatirt werden musste. —

Diese Verminderung der Bevölkerung liegt in der eigenthümlichen Weise, in welcher dieselbe „sesshaft" ist. Der Bevölkerungsantheil der kreisgebürtigen Personen ist zwar sehr gross; nach den kartographischen Darstellungen der mehrfach genannten statistischen Quelle beträgt sie in den einzelnen Kreisen 650—699, ja 800—849 vom Tausend aller Bewohner. Auch darin äussert sich eine gewisse Unbeweglichkeit, dass das Landvolk kein fröhliches Flottiren kennt, selbst die erleichterten Verkehrsmittel zu Zwecken der gegenseitigen Berührung oder für ein regeres öffentliches Leben auszunützen noch kaum gelernt hat. Sogar die Städte-Einwohner scheinen vielfach noch in der stillen Einschränkung und Entsagung vergangener Jahrhunderte zu leben.

Niemandem auszuweichen ist ja erforderlich; denn Niemand wandert zu, um alle jene „Kreisgebürtigen" von ihrer Scholle zu verdrängen, die man, weil sie so unbeweglich, so wenig mit fremden Elementen in Berührung erscheinen, für sesshaft, für an jene Scholle gefesselt wähnt — sei es, dass man sie durch ein besonderes starkes Pietäts- und Heimathsgefühl oder durch gewohnheitsmässige Trägheit und durch Indolenz mit ihr verbunden denkt. Alle diese Auffassungen treffen weder für das bäuerliche Element noch für die sogenannte arbeitende Klasse zu. Wo dürftige Ersparnisse es irgend ermöglichen, wo irgend ein bereits fortgezogener Verwandter die geringsten Aussichten oder Hoffnungen zu eröffnen vermag, wird der Entschluss, Geburtsort und Geburtsland hinter sich zu lassen, mit bewundernswürdiger Leichtigkeit gefasst und ausgeführt.

Hierbei bestätigt sich dann im Einzelnen und wenn die Auswanderungsziffern der Kreise in je besonderen Betracht gezogen werden, die alte Erfahrung, dass grade aus schwach bevölkerten Bezirken stets der Zug in die Ferne am stärksten ist: 1888 verliessen die Provinz Westpreussen 12 616, Posen 12 434, Pommern 7243 Köpfe, um sich allein der überseeischen Auswanderung anzuschliessen, welche aus ganz Deutschland 98 515 Personen umfasste. Ob indess für diese Erscheinung in der Weise eine Erklärung ausfindig gemacht werden kann, dass man den Grunderwerb als lockendes Ziel bezeichnet, nach welchem diese Auszügler streben, muss mit einigem Recht bezweifelt werden. Denn wie gross auch die Macht der Vorspiegelung sei, mit welcher die beispielgebenden Vorausgewanderten ihre Sippe nachziehen: die Hoffnung, Land mit den dieser letzteren zu Gebote stehenden Mitteln zu erwerben, könnte ohne direkte Anwendung der Lüge (nach der heutigen Lage dieses Geschäftszweiges in Amerika) doch kaum noch erregt werden.

Nicht ohne Grund wird neuerdings geltend gemacht, dass die Zahl der Uebersiedelungen nach Nordamerika, auch die gesammte transoceanische Auswanderung mit ihren Ziffern nicht hinreicht, um die kolossalen Ausfälle grade im Coesliner Regierungsbezirk, wohl aber auch in den östlichen Provinzen überhaupt zu decken. Die Verhältnisse der ersteren Abzugsquelle beginnen sich seit einigen Jahren erheblich zu ändern. Seitdem sich in den Vereinigten Staaten die starke Strömung gegen „Ausländer" in der Form praktisch verdichtet hat, dass die Einwanderungsgesetze in allen Häfen schärfer gehandhabt werden, namentlich gegen alle Kontraktarbeiter und „Paupers," scheint eine entschiedene und bleibende Abnahme der Einwanderung erreicht worden zu sein. Von Juni 1888 bis Mai 1889 wanderten ca. 540000 Personen, welche man nach den Ziffern der Vorjahre hätte erwarten müssen, nur 468614 ein: mit 7433 Köpfen betheiligte sich an diesem Minus Deutschland, welches im Jahre 1881 nicht weniger als 249572 seiner Bewohner auf jenem Wege verloren hatte. Seitens des Coesliner Bezirks scheint ungefähr gleichzeitig, nämlich 1882, mit 5775 Personen ohne Entlassungsurkunden, die Hochfluth erreicht worden zu sein.[1] Darf man auch — wie im Kapitel „Bevölkerungsbewegung" rechnerisch näher ausgeführt — daran zweifeln, dass die für das Jahr 1886 ausgemittelte Zahl 1384 ganz an die Wirklichkeit heranreicht, und nimmt man (nach dem Verhältniss der Gesammtheit deutscher resp. preussischer Abzügler) den wirklichen Betrag mit 1550 an, so bildet derselbe doch nur eben 27 % der Summe vom Jahre 1882.

Trotzdem fährt der Bezirk fort, sich zu entvölkern. Zunahmen der Bevölkerung fanden — zu noch nicht ganz 2,9 % — in den drei Hauptstädten Coeslin, Colberg und Stolp mit ihren zusammen 56318 Einwohnern statt, während jedes Tausend der sonst (auf dem Lande oder in den Städten) Ansässigen in drei Jahren über 32 einbüsste.[2] Hat sich dieses Inverlustgerathen fortgesetzt, nachdem der Abstrom über den Atlantik theilweise verstopft ist (was exact erst durch die bevorstehende Volkszählung erwiesen, für jetzt nur aus allen Fingerzeigen vermuthet werden kann), so entsteht die Aufgabe, die sonstigen Abzugsquellen zu ermitteln.

Hinterpommersche Landarbeiter setzen alljährlich starke Wanderungen ins Werk, um besonders in der Provinz Sachsen einen Extraerwerb bei den Rüben- und sonstigen Ernten zu erzielen. Seitdem dieser Bewegung genauer gefolgt wird, hat man als an derselben betheiligten Durchschnitt von Männern: 998, — von Weibern: 602, — von unter 17 Jahre alten Personen noch: 108 — zusammen 1708 ermittelt, also eine die der transatlantischen Auswanderung (auch nach rechnerischer Erweiterung derselben) überragende Zahl. Allein diese Auszügler[3], so wendet man ein, kehren wieder. Ob Alle, ob nur Mehrere in gewissem Verhältniss, harrt noch der Feststellung.

Ebensowenig ist bis jetzt zweifelsfrei zu ersehen, wie viele der 519,6 von jedem Tausend in Berlin 1885 ermittelten Personen, welche aus anderen preussischen Provinzen zugezogen waren, aus dem diesseitigen Regierungsbezirk stammten. Nach allgemeiner Ansicht

---

[1] Vierter Generalbericht über das Sanitäts- und Medizinalwesen im Regierungsbezirk Coeslin. Colberg 1887, Seite 28.

[2] Vierter Generalbericht etc. Seite 25.

[3] Sogenannte „Sachsengänger."

und den Einzelheiten, welche von Zeit zu Zeit durch die Presse über diese Abzugsquelle an die Oeffentlichkeit kommen, ist die Bedeutung derselben für die hiesigen Bevölkerungs-verhältnisse eine recht grosse. — Alle drei Wege aber, welche der Abfluss der Menschen aus Hinterpommern nimmt, beweisen — der letztangedeutete wohl am sichtlichsten — wie wenig die sogenannte „Uebervölkerung" mit dem Verlassen der Heimath zu thun hat. Aus dem Kreise Rummelsburg, der auf den □Kilometer 29,6 Bewohner zählt, fühlen sich zahl-reiche Dienstleute nach Berlin „gedrängt", wo sie mit nahezu 21 000 anderen Menschen den Platz auf derselben Fläche zu theilen haben werden, — aus Dramburg mit 30,7 Einwohnern auf den □Kilometer entleert sich jährlich ein Abstrom von 1060 und mehr Erntearbeitern, um in dem Magdeburger und Merseburger Kreise, die durchschnittlich drei-mal so stark bevölkert sind, noch Arbeitsplätze offen zu finden. Nach nicht sehr langer Zeit wird es sich mit der gegenseitigen Uebervölkerung und Entvölkerung mancher nord-amerikanischen Staatsgebiete und unserer menschenarmen östlichen Gegenden vielleicht bei-nahe ähnlich verhalten. — —

Das Bild, welches von den geographischen und ethnographischen Verhältnissen des Regierungsbezirks Coeslin zu entwerfen war, ist durch die verschiedenen Beiträge zu den Einleitungen der nunmehr abgeschlossenen fünf General-Sanitätsberichte ein ziemlich voll-ständiges geworden, da in den ersten drei Berichten (1873, 1881, 1882) die geo- und oreo-graphischen, die hydro- und klimatologischen Verhältnisse, sowie die Ertragsfähigkeit des Bodens beleuchtet wurden, und 1886 die Beziehungen zwischen Stadt und Land, in den obigen Zeilen aber einige ethnologische Materialien herzugekommen sind.

Als eine sehr dankbare Aufgabe muss es vorbehalten bleiben, die dauernden Grund-lagen und das durch die Natur Gegebene demnächst in einem Gesammtbilde zu vereinigen und die den Veränderungen mehr unterworfenen menschlichen Verhältnisse und ihre Schwan-kungen mit Benutzung der nächsten Volkszählung auf ihren Gang des Weiteren zu prüfen.

Erstes Kapitel.

Meteorologische Beobachtungen.

———

Hauptstation für meteorologische Feststellungen ist im Bereich des Regierungsbezirks Coeslin die Stadt Colberg, wo sämmtliche moderne Hülfsmittel vorhanden sind und von sachverständiger Seite [1]) ununterbrochen nach allen gebräuchlichen Fragepunkten für die Gewinnung zahlenmässiger Ergebnisse verwerthet werden.

Ein Vergleich dieser letzteren, wie Colberg sie liefert, mit den Tafeln der Preussischen Statistik (vergl. IV Generalsanitätsbericht, S. 1—18) lehrt, dass die Colberger Zahlen ohne wesentlichen Irrthum als Durchschnittsziffern für den gesammten Regierungsbezirk benutzt werden können; während allerdings das Studium der in manchen binnenwärts gelegenen meteorologischen Stationen II. Ordnung — besonders Belgard, Coeslin, Neustettin — angestellten Beobachtungen darauf hinweist, dass Colberg ein vergleichsweise vielleicht etwas zu günstig belegener Platz ist, wenn es darauf ankommt, ein zahlenmässiges Bild von der Rauhheit des hinterpommerschen Klimakreises zu geben. Der niedrige Durchschnitt der Monatstemperaturen, die weiten Grenzen, innerhalb deren sowohl diese, wie die nykthemeralen Wärmemittel schwanken, die grosse Anzahl der bewölkten Tage, die Rauhheit und Plötzlichkeit des Kälteeintritts — sie gelangen vielleicht in den Colberger Zahlen weniger zur Ausprägung. Dafür ist dieser Ort andererseits ein ausgezeichneter Repräsentant für die Feuchtigkeit und Ruhelosigkeit der Atmosphäre. — In jedem Falle lassen sich die Colberger Ziffern (unter Zuhilfenahme der Ergebnisse anderer Beobachter) am zuverlässigsten und anschaulichsten zu einer Schilderung der Wetterverhältnisse verwerthen. Dieselbe folgt — unter Anschluss an die Originalbearbeitung — hierunter, während die Zahlen in übersichtlicher Weise auf Tafel I (der Anlagen) zusammengestellt worden sind.

A. I. Wintermonate Januar bis März 1886.

Das Jahr begann mit milder Temperatur, gleich der in der zweiten Dezember-Hälfte 1885, aber am 5. Januar begann bis zum 21. März eine Kälteperiode, in der es nachts ununterbrochen fror, fast ununterbrochen auch tags, also im ganzen 80 Tage hintereinander während. Ein ähnlicher Nachwinter dürfte an der pommerschen Küste kaum je vorgekommen sein, auch der Vorwinter war schon ziemlich streng. Jedoch lag vom Januar her fast die ganze Zeit hindurch eine Schneedecke, so dass der strenge Frost mehr Schaden an Bäumen, Kartoffel- und anderen Mieten als an den Saaten anrichtete. Im Januar fror es bis zu —10°, im Februar überstieg die Kälte diese Höhe achtmal bis zu —15°, im März neunmal bis zu 17,3° C. am 2. März, der grössten hier vorgekommenen Kälte seit 1. Februar 1879. Im Interesse der Wissenschaft und auch der praktischen Landwirthschaft forderte die Station Mitte

———

[1]) Herr Oberlehrer Dr. Ziemer in Colberg. Die Einzelheiten finden sich in Tafel No. I, a bis c der „Tabellarischen Anlagen.“

März zu Messungen der Tiefe des Bodenfrostes und der Dicke des Eises auf. Aus ungefähr 24 verschiedenen Orten Pommerns gingen derselben Resultate zu. Sie waren glaubhaft, da die Messungen mit grösster Sorgfalt und Gewissenhaftigkeit von Gutsbesitzern, Schulrektoren u. a. angestellt worden waren. Es ergab sich als grösste Tiefe des Bodenfrostes an mehr als einem Orte 110 cm z. B. in Sellnow bei Colberg, Treptow a. d. Rega, Schulzenhagen, Kreis Coeslin, in Schlawe 90 cm, in Bärwalde (Sandboden in geschützter Lage) 62 cm, Vietzav, Kreis Belgard (Lehmboden) 94 cm. Die Dicke des Eises betrug nirgenes über 71 cm, so im Stolpestrom bei Stolp, auf dem Gr. Garder-See bei Stolp 50 cm, auf dem Vilm-See bei Neustettin 55—57 cm. Ueberall war an schneefreien Stellen dies Ergebnis ermittelt, an schneebedeckten hatte die Messung bis zu 50 cm weniger ergeben. Soviel Schutz gewährte die starke Schneelage. — Die Niederschläge im Januar reichlich (50 mm) bestanden meist in Schnee, im Februar fielen nur geringe Mengen (8,7), im März nur 26,4 mm. Während die Januartemperatur noch etwas über der normalen lag, bewegte sich die des Februar bis zu 3 % unter derselben, der März war 2⁰ zu kalt. Mit dem kalendermässigen Frühlingsanfang begann der Umschlag der Witterung. Schnelles Thauwetter löste schnell die Schneedecke auf, während der Bodenfrost nur langsam wich. Der Ostseespiegel war Mitte März infolge andauernder Süd-, Ost- und Südostwinde um 1 m gesunken, zeitweise versperrte sogar den Colberger Hafen Treibeis, eine selten beobachtete Erscheinung. Um dieselbe Zeit traten durch starkes Schneetreiben in der Provinz überall Verkehrsstörungen ein.

2. Frühlingsmonate April bis Juni.

Nachdem gegen Ende März trotz des unmittelbar voraufgegangenen starken Frostes bereits 15 bis 17,5⁰ C. Wärme herrschten, setzte sich die milde, frühlingsmässige Temperatur im April fort; es fror nur in zwei Nächten; bis zum 9. April wurden siebenmal, im übrigen Monat achtmal über 10⁰ Wärme gemessen. Am 28. erreichte die Wärme bereits 20⁰ C., auch sonst öfter 15—17⁰. Nur in der Mitte d. M. trat eine Wärmedepression ein, ähnlich am 1. bis 6. Juni mit nur 5—7⁰ Mittags. Der 11. bis 13. Mai waren diesmal nicht die kältesten Tage. Der kühle Maianfang hielt die Vegetation in erwünschter Weise zurück, nachdem sie im April bereits zu grosse Fortschritte gemacht hatte; zwei Nachtfröste thaten keinen erheblichen Schaden. Nach den ersten 16 kühlen Tagen des Mai stieg die Wärme schnell auf 24—25⁰. Da die Tage vorher nach längerer Trockenheit Regen gebracht hatten, so entwickelte sich die Vegetation nun überraschend schnell. In wenig Tagen waren alle Bäume grün belaubt. Zahlreiche Gewitter kamen vor, im Mai und Juni allein 10. Der Juni war im ganzen zu kühl, an seinem Ende von Nachtfrösten begleitet, jedoch mehr in Mittelpommern, als hier an der Küste. Abends von 9½ bis 11 Uhr, öfter bis Mitternacht zeigten sich oft, besonders schön und zuerst am 8. Juni abends, dann geringer vom 20. bis 24. Juni und ähnlich am 2., 16., 18. Juli die silberweiss glänzenden cirrhusartigen Streifen am Nordwesthimmel, deren Ursprung und Natur noch nicht feststeht. Die Erscheinung besonders am 8. Juni war so auffallend, dass sofort darüber in die Oeffentlichkeit berichtet wurde, worauf sich herausstellte, dass sie auch in anderen Provinzen beobachtet worden war.

3. Sommermonate Juli bis September.

Nach auffallender Kühle und Trockenheit fielen erst in der letzten Juliwoche durchdringende Regengüsse mit 4 Gewittern. Der 10. Juli war der kälteste Julitag seit vielen Jahren: nur 14,5 C. mittags. Die Temperatur des Juni und Juli lag unter der normalen, ähnlich verhielt sich der August. Um so wärmer die erste Septemberhälfte: Vom 2. bis 14. September wurden täglich über 20⁰ C. gemessen, manchmal 26⁰ bis 28⁰.[1]) Da nun schon

---

[1]) Besonders empfindlich war diese trockene Hitze den gleichzeitig manövrirenden Truppen, zumal im Binnenlande, wo die nicht durch Seewinde gemilderte Wärme 5 bis 6⁰ mehr betrug.

der August bei fast stets heiterem Wetter und nördlichen Winden sehr trocken gewesen war, so steigerte sich die Trockenheit im September zur wirklichen Dürre. Der Erdboden war bis zu 1 m völlig ausgedörrt (vergleiche die Stärke des Bodenfrostes im voraufgehenden Winter), so dass sich hier der Satz bewährte „kalte Winter, trockene Sommer". Viele Bäume vertrockneten und verloren ihr Laub sehr früh. Die gesammten Sommerregen ergaben nur etwa die Hälfte der normalen Niederschläge. Nach langem Warten wurde am 8. September der erste durchdringende Regen seit dem 6. Juli bemerkt. Die Hitze wandelte sich in der zweiten Septemberhälfte in schroffem Uebergang zu plötzlicher anhaltender Kühle. Innerhalb derselben fielen sehr reichliche Niederschläge, am 24. September sogar 31,5 mm in 14 Stunden, im ganzen Monat 109,5 mm. In der Nacht zum 24. fror es bereits.

4. Herbstmonate Oktober bis Dezember.

Anfang und Ende Oktober waren trocken, die zweite Monatshälfte zu kalt, Reif und Nachtfröste kamen vor. Zu warm (um 1 ⁰ im Mittel) war der November, anfangs trocken, dann bei fortgesetzt mildem Wetter feucht und neblig. Nur selten Nachtfrost bis zu — 1 ⁰. Gegen die Regel waren nördliche und östliche Winde vorherrschend. Der Dezember war veränderlich, auf mildes Wetter folgte eine Frostperiode vom 18. bis 27. Dezember, auch am Anfang des Monats fror es. Der erste Schnee fiel am 6. Dezember, um Weihnachten schützte eine genügende dichte Decke die Felder, die indess nicht entfernt die Höhe des im übrigen Deutschland vor Weihnachten eingetretenen Schneefalles erreichte. Infolge der sommerlichen Dürre konnte die Bestellung der Wintersaaten nur ziemlich spät erfolgen; aber der milde November kräftigte sie genügend und glich so jenes Uebel aus.

B. I. Wintermonate Januar bis März 1887.

Das Jahr 1887 begann mit Schneefall und einer durch die Schneedecke begünstigten Frostperiode, welche bis zum 20. dauerte und in der 4. Pentade des Januar den entschiedenen Charakter des Strahlungstypus trug, d. h. ruhiges, heiteres, trockenes, die Ausstrahlung begünstigendes Wetter unter dem Einflusse eines barometrischen Maximums. Alsdann trat bis zum 7. Februar der nasskalte Wintertypus mit fortwährendem Nebel, Dunst, geringen Niederschlägen und Temperatur gegen Null-Grad ein. Während dieser Periode ging die schützende Schneedecke verloren. Die grösste Kälte herrschte demnach vom 15.—19. Januar nachts mit —11—13 ⁰ Frost. Nur 4 Nächte des Januar waren frostfrei; die mittlere Temperatur des Monats mit —2 ⁰ C. war indessen normal. Die Niederschläge, zur Hälfte Schnee, beliefen sich auf nur 11,6 mm, auf 7 Tage sich vertheilend. Die Stärke des Eises am 19. Januar betrug etwa 15 cm. Bis zum Eintritt des Thauwetters am 21. Januar waren die meist süd-östlichen Winde sehr mässig; dann traten frischere südwestliche und westliche Winde ein. Vom 9.—19. Februar löste das mildere Wetter wieder der trockene, heitere, wachsende Kälte hervorrufende Strahlungstypus ab, der zuletzt — 12 ⁰ Kälte brachte. In dieser Periode erhob sich die Temperatur auch mittags nicht über Null Grad. Der Luftdruck im Februar mit 771,9 mm war ungewöhnlich hoch; sechs Tage zu drei verschiedenen Monatszeiten übersteigen 780 mm, was um so auffallender, als die Monatstemperatur, im Mittel —0,38 ⁰ C., noch hinter der normalen des 10jährigen Mittels zurückblieb; denn es fror in 8 Nächten und an 17 Mittagen garnicht. Da nur an 9 Tagen 13 mm Niederschläge, zur Hälfte Regen, fielen, so war die Luft mit verhältnissmässig zahlreichen nördlichen und östlichen Winden trocken. Vom 20. Februar bis zum 10. März folgte wieder mildes, feuchtes oder nebliges Wetter, alsdann bis zum Frühlingsanfang ein schneereicher Nachwinter; doch waren die Schneestürme in Pommern nur an einem Tage, in der Nacht vom 12. zum 13. März heftig, von 11—1 Uhr orkanartig, während sie in südlicheren Ländern Europas, besonders in Oesterreich und Frankreich riesige Schneemassen und dadurch Verkehrsstörungen herbeiführten. Genau mit dem 21. März begann Frühlingswetter, häufige Regen lösten den gefallenen Schnee bald auf; es fror fortan tags nicht mehr, sondern nur in vereinzelten Nächten des März und April. Niederschlagshöhe im März 34 mm an 19 Tagen, mehr Regen als Schnee; die mittlere Temperatur des Monats mit 0,8 ° C. war normal; grösste Kälte — 11,8 am 14. nachts. Beträchtlich war die Windstärke, nämlich durchschnittlich 6 m in der Sekunde.

2. Frühlingsmonate April bis Juni 1887.

Der April war in jeder Weise normal. Ziemliche Wärme herrschte in der 1., 3., 5. und 6. Pentade; die Kälterückfälle der 2. und 4. Pentade waren nicht zu hart; die erste Monatshälfte hatte mehr trockenen, die zweite mehr feuchten Charakter; die Wärme in letzterer erzeugte sogar zwei Gewitter am 22. und 24. April. Da die letzten neun Tage meist über 10 ° C. Wärme hatten, so begann die Vegetation, begünstigt durch die Feuchtigkeit, sich schnell zu beleben. Die mittlere Monatstemperatur mit 5,45 ° C. lag nur wenig unter der normalen; die Niederschläge mit 19,3 mm waren für 15 Niederschlagstage gering; die Winde, häufig wechselnd, indess lebhaft, jedoch nur einmal stürmisch. Von den heftigen Schneefällen, welche Mitte des Monats Deutschland heimsuchten, blieb Pommern verschont. Der Mai war im Ganzen kühl und nass, doch vertheilten sich die starken Regen nur auf wenige Tage; vom 5. bis 16. herrschte Trockenheit und gleichmässig kühle Witterung ohne die exorbitanten, um diese Zeit gewöhnlichen Kälterückfälle. Auffallender war die Wärmedepression am 21. und 22., jedoch kam es nachts nicht zum Frost. Die ganze Monatstemperatur mit 9 ° C. lag 2 ° unter der normalen. Im ganzen Monat fielen 88,6 mm Regen; drei Gewitter am 3., 17. und 27. brachten davon allein 50 mm. Besonders interessant war das letzte derselben, da es mitten aus dichtestem Nebel heraus mit Hagelschauern sich entwickelte, die besonders in dem Striche Treptow a. R., Coerlin und ostwärts sich entluden. Am Schlusse des Monats, am 31., war die Nacht auf dem pommerschen Höhenzuge, nicht an der Küste, so kalt, dass dichter Reif die Flur bedeckte und die jungen Kartoffeln erfroren, die Saaten grossen Schaden litten. Auch dieser Kälterückfall war wie derjenige, welcher in der Mitte des Monats in Mitteldeutschland Schneefälle erzeugte, eine Wirkung des in Oesterreich-Ungarn lagernden Minimums, welches in Pommern und im Norden scharfen Nordwind erzeugte; zwei Drittel des Monats waren von dieser Luftströmung beherrscht. Auch dem Juni war keine übermässige Wärme eigen; er war 1 ° zu kalt und zeigte eine auffällige Wärmedepression vom 20.—22.; am 21. betrug die Mittagstemperatur noch nicht 9 ° C. Nur ein Tag im Monat überstieg 20 ° C. mittags. Infolge dessen und wegen der überwiegenden nördlichen, überaus scharfen Windströmung, welche im Mittel 6,25 m in der Secunde erreichte, fiel nur an wenigen Tagen Regen: 43 mm an 11 Tagen ohne jegliches Gewitter, darunter 24 mm allein am 21. Juni, welcher so der kälteste Junitag seit vielen Jahren war. Am 18. früh wurde in Stargard Reif, in Ostpreussen Frost, in Schlesien Schnee gemeldet; am 28. nachts fror es in Holstein am 29. nachts in Schlesien. Am 19., 25., 26. Juni, sowie am 1. Juli abends zwei Stunden nach Sonnenuntergang wurden in NW. die leuchtenden Silberwolken wieder beobachtet.

3. Sommermonate Juli bis September 1887.

Gleichsam als Ausgleich für die mangelnde Frühlingswärme brachte der Juli warmes, um 1,6 ° die normale Temperatur übersteigendes Wetter mit grosser Hitze in der Mitte des Monats und an den letzten 7 Tagen, die sich am 14. zu 30,5 und am 31. zu 31,5 ° C. steigerte. Der Monat war noch trockener als sein Vorgänger; in nur 8 Tagen fielen 45,6 mm, davon 26 allein am 5. und 6. Zu trocken, für die Saaten bedrohlich, war die Zeit vom 22. Juni bis 4. Juli, da kein Tropfen Regen fiel; günstiger und gelegener kam die Trockenheit vom 17. Juli bis 3. August den Erntearbeiten, welche durch sie sehr gefördert wurden. Es kamen im Juli drei Gewitter, eins ohne Regen, zwei mit nicht erheblichem Hagelfall. Bei einem solchen am 6. Juli sank die Temperatur plötzlich auf 8,3 ^{0} C. mittags, eine gewiss für diesen Monat seltene Erscheinung. — Der August war wieder beinahe zu 2^0 zu kalt, da nördliche und östliche Winde in ziemlicher Stärke vorherrschten; die Tage vom 8. bis 12. waren durchweg stürmisch. Eine besonders ausgeprägte Wärmedepression zeigte sich vom 7. bis 18. bei fast täglichen Regenfällen; eine geringere vom 20. bis 26. Der Schluss des Monats war wieder warm, wie die ersten 7 Tage des September. Regenhöhe an 15 Tagen 73,9 mm, am 4. August allein 23,5 mm, während eines entfernten Gewitters. Die Sonnenfinsterniss am 19. konnte in Pommern bei bedecktem Himmel kaum beobachtet werden. Wiederholt zeigte sich nachts und früh die Erscheinung, dass die Temperatur über der See die des Landes um 2^0 übertraf. Da es vom 19. bis 28. August ganz trocken war, so wurden der Ernte wenigstens in diesen Gegenden keine allzu grossen Schwierigkeiten bereitet, so sehr sie sich auch verspätete. Der September hatte annähernd normale Temperatur (13,5 ^{0}) wesentlich infolge der ersten warmen Woche, denn die übrigen waren zu kalt. In kleineren Pausen fielen an 15 Tagen 68,6 mm Regen, darunter 25,8 am 14. Nur ein Gewitter am 2. Die Winde waren meist von geringer Stärke, nur am 24. und 25. stürmisch. Die grosse Nässe beeinträchtigte die Nachernte und die Bestellung der Wintersaaten.

4. Herbstmonate Oktober bis Dezember 1887.

Der Oktober war wiederum um fast 3 ^{0} zu kalt; die Wärme nahm ohne jede Unterbrechung regelmässig ab von 13 ^{0} am 1. (Maximum) zu — 2 ^{0} am 27. und 28. Es kamen bereits öfter Nachtfröste und Reif vor. Dennoch war es in Pommern bei weitem nicht so kalt, wie in West- und Süddeutschland, wo voller Winter mit starken mehrtägigen Schneefällen bereits in der Mitte des Monats einkehrte; auch in Berlin waren Ende des Monats bereits 5,5 ^{0} Frost. In Belgien lag am 16. 10 cm Schnee, in Italien, Thüringen und in den deutschen Gebirgen fand Schneetreiben statt, in Pommern der erste Schneefall erst am 15. November. An 18 Tagen fielen 64,6 mm Regen. Sehr unruhig war aber die Luft in diesem Monate; die Aequinoctialstürme tobten fast den ganzen Monat hindurch, besonders am 3., 10., 12., 13., 20., am heftigsten aber nach einer barometrischen Depression von 772,5 auf 748,5, die in Pommern, Posen und Westpreussen lag, am 25. Oktober, wo der Wind nach auffallender Ruhe des Nachts und Morgens sich von 10 Uhr Vormittags ab in der Stärke von N 10 zum Orkan steigerte und durch heftige Böen eine verheerende Sturmfluth an diesem Theil der Küste erzeugte; jedoch liess diese zur Nacht bald nach. Der Sturm nahm seine Bahn von W. nach O. von Vorpommern bis Danzig mit einer Geschwindigkeit von gegen 60 km in der Stunde in der Zeit seiner grössten Heftigkeit. Der November hielt sich im ersten Drittheil warm und frostfrei; im zweiten Drittel fror es nachts und auch tags bis zu —7,5, daher im ersten Drittel nur Nebel und Regen, im zweiten Schnee. Die schon ziemlich gleichmässige Schneedecke zerging im letzten Drittel, welche wieder mildes Wetter mit Nebel und Regen brachte. Die Gesammtniederschläge beliefen sich auf 40 mm an 18 Tagen. Die Monatstemperatur, nahe an 4^0, war ziemlich normal. Eigentliche Stürme kamen nicht vor, doch war der Himmel fast immer bewölkt. — Der Dezember begann milde und hielt sich so in den ersten beiden Dekaden; nur vereinzelte Nachtfröste kamen vor. Der volle Winter begann mit dem kalendermässigen Wintersanfang, und reichliche Schneefälle leiteten eine bis zum 8. Januar dauernde Frostperiode ein. Die Schneehöhe erreichte schon zu Weihnachten 20 bis 25, am 27. etwa 30—35 cm. Im Ganzen fielen an 23 Tagen des Monats 75 mm Niederschläge, darunter 60 mm durch Schnee. Die grösste Kälte am Weihnachtstage betrug 10 ^{0}, dazu war der Monat ausserordentlich stürmisch, besonders am 1., 2., 9. und 10. Grössere Verkehrsstörungen hatten die Schneestürme in Pommern indess nicht zur Folge.

C. I. Wintermonate Januar bis März 1888.

Das neue Jahr begann mit grosser Kälte und Trockenheit; in den ersten Nächten war die Temperatur — 18,5 ⁰ C., dann wurde es schnell milder, und am 6. Januar abends trat nach 17 Frosttagen Thauwetter ein, durch welches die Schneedecke zum grössten Theil aufgelöst wurde. Bis zur Mitte des Monats dauerte diese milde Witterung, worauf Frost eintrat, welcher mit einzelnen Unterbrechungen bis zum Schlusse des Monats anhielt. Als der Schnee am 25. und 26. bereits ganz verschwunden war, kam neuer, der zum Schlusse des Monats eine Höhe von 8 cm hatte. Heftige Winde waren selten, die Bewölkung eine dichte. Im ganzen Monate fielen an 17 Tagen 40 mm Niederschläge. Die mittlere Temperatur (— 2,55 ⁰ C.) war normal. Der Februar war um 2,6 ⁰ C. zu kalt, mittlere Temperatur — 3,27. Es fror jede Nacht, mit Ausnahme der Mitte des Monats auch tags; die grösste Kälte stellte sich gegen Ende des Monats ein (— 15 ⁰). Zahlreiche und starke Schneefälle namentlich in der ersten Hälfte, so dass bei den häufigen Schneestürmen der Verkehr nur mühsam aufrecht erhalten werden konnte: im Ganzen fielen 52,5 mm Schnee an 13 Tagen. Die Stärke der meist östlichen und nördlichen Winde war erheblich. — Der März war durch abnorme Kälte und ungewöhnlich starke Schneefälle ausgezeichnet, so dass die Niederschläge dieses sonst so trockenen Monats die ungewöhnliche Höhe von 100 mm erreichten. Die Temperatur (—2 ⁰) lag 3 ⁰ unter der normalen. Es fror bis zum 24. fast jede Nacht, bis zum Frühlingsanfang meist auch tags; grösste Kälte — 17 ⁰ am 15. März. Nach einem gewaltigen 48 Stunden andauernden Schneesturme am 18. und 19. März (mit 30 mm Niederschlag) betrug die Schneehöhe durchschnittlich 0,50 m, doch lag der Schnee stellenweise dreimal so hoch. Die nächste Folge waren anhaltende Verkehrsstockungen aller Bahnen in Nordostdeutschland. Ein ähnlicher, doch nicht so arger Schneesturm wüthete am 2. und 3. März. Die Windstärke war eine sehr grosse, nahe an 7 m per secund. im Mittel. Die weitere Folge der riesigen Schneemassen, welche am 29. und 30. bei 10—14 ⁰ C. in schnelles Schmelzen kamen, zumal schon die Tage seit dem 21. Thauwetter brachten, waren gewaltige (seit 1845 hierorts nicht vorgekommen). Ueberschwemmungen aller Ströme unserer Provinz, besonders der Stolpe, Persante, Rega und Oder, sowie der Ihna; erstere und letztere verursachten den meisten Schaden bei Stolp und Stargard; die Persante riss namentlich viel aufgestapeltes Brenn- und Bauholz fort und zerstörte mehrere Brücken. Am Schlusse des Monats zwei entfernte Gewitter.

2. Frühlingsmonate April bis Juni.

Der April war gleichfalls mit 3,8 ⁰ um 2,2 ⁰ zu kalt. Es fror noch in 16 Nächten. An 14 Tagen fielen 33,5 mm Schnee und Regen, während eines starken Gewitters am 20. 9 mm, hierauf folgten mehrere Nebeltage mit empfindlicher Kälte. Die Windstärke war erheblich geringer als im März und normal. Erst gegen Ende des Monats vom 29. ab wurde die Luft wärmer und frühlingsmässig; bis dahin war von Vegetation nicht zu reden, so dass der scharfe Nachtfrost am 27. nichts schadete. — Auch der Mai, wie alle vorigen Monate um 1,3 ⁰ zu kalt und zeigte in der Temperatur auffallenden Wechsel. So bestieg diese vom 9.—16. Mai im Mittel um 6,2 ⁰, vom 17—20. Mai dagegen mittags 20,5 ⁰. Sofort trat ein Kälterückschlag ein, so dass am 21. die Temperatur sich nur auf 9, am 22. auf 8,5 ⁰ C. mittags erhob. Es blieb dann kalt bis Ende des Monats, gleichwie vom 3.—8. und vom 9.—16. Mai. Auf dem pommerschen Höhenrücken fror es in 2 Nächten. Die erste Monatshälfte war nicht ohne Regen, die zweite fast ganz trocken; im Ganzen fielen an 14 Tagen 30,9 mm, letzter Schnee am 11. Mai; doch lag noch bis in die zweite Woche des Mai hinein stellenweise alter Schnee von Mitte März her. Die Winde waren scharf und vielfach stürmisch, doch weniger aus nördlicher und östlicher, d. h. der sonst in diesem Monat herrschenden Windrichtung. — Noch kälter war verhältnissmässig der Juni, der mit 12,7 ⁰ um 2,3 ⁰ hinter der normalen Temperatur zurückblieb. Auch er zeigte schroffe Temperaturwechsel. So betrug

am 2. und 16. die Temperatur nur 8 ⁰ C. im Mittel, und nur einmal überstieg diese am 26.
20,5 ⁰. Während die Temperaturdepression im Mai in die Zeit vom 3. bis 7. und 9. bis 15.
fiel, lag sie im Juni in der ersten Pentade und in der Zeit vom 15. bis 17. Es regnete nur
an wenig Tagen, aber doch 94,5 mm an 10 Niederschlagstagen, davon allein am 15. und 16.
63 mm in 39 Stunden, wie gewöhnlich besonders in den ersten 14 Tagen dieses Monats nördliche und östliche; stürmisch 3 Tage.

3. Sommermonate Juli bis September.

Im Juli herrschte nasses und unfreundliches Wetter, denn nur 7 Tage hielten sich
trocken, an den übrigen regnete es volle 170 mm auch während einiger Gewitter. Die
Temperatur (16 ⁰ C.) lag wie in den früheren Monaten unter der normalen. Kälteperiode
vom 11.—15. und 29.—31. Juli. Nie überstieg die Temperatur mittags 22,5 ⁰. Die über-
grosse Nässe verzögerte die Reife des Getreides und war der Ernte überaus hinderlich.
Am Ende des Monats waren infolge der Regengüsse die Flüsse Pommerns wie im Frühjahre
über die Ufer getreten, Kartoffeln und andere Feldfrüchte standen zum Theil unter Wasser.
Noch mehr traten diese Ueberschwemmungen im August hervor, besonders anfangs dieses
Monats in fast ganz Norddeutschland. Es regnete während 15 Tagen 95 mm, davon allein
41,5 mm in nur 12 Stunden am 31. Die sonst gleichmässig kühle Temperatur lag wiederum
2,35 ⁰ unter dem Mittel und erreichte nur einmal 25 ⁰ C. Mehrfach waren die Winde
stürmisch; ein Gewitter. Auch September hatte um fast 1 ⁰ zu geringe Temperatur, doch
war er trocken; an 9 Tagen fielen 50,2 mm, so dass die lange aufgehaltene Erntearbeit
endlich nach Mühen und Nöthen von statten ging. Ganz trocken war die Zeit vom 12. bis
28. September bei gleichmässig schönem Herbstwetter. Vom 8. bis 29. September fielen
nur 1,7 mm Regen; am 4. dagegen allein 32,5 mm. Die Winde waren schwach, keine
Aequinoctialstürme. Nur ein Gewitter, so dass die Abnahme der Blitzschläge in diesem
Jahr bemerkenswerth ist.

4. Herbstmonate Oktober bis Dezember.

Auch der Oktober war wieder um 2,37 ⁰ zu kalt, nur am 26. bis 30. warm, sonst
mittags meist unter 10 ⁰ C. Einige Nächte fror es bereits ziemlich scharf im Binnenlande
Pommerns, so dass die Kartoffeln darunter litten. An der Küste fiel die Temperatur dagegen
nur in den Nächten zum 1. und zum 20. Oktober auf 0 ⁰. Es regnete an 16 Tagen 86 mm;
die Hackfrüchte litten unter dieser Nässe und missriethen, waren auch von dem nassen Boden
nur schwer einzuheimsen. Erhebliche Stürme fehlten. Schnee fiel nur in der Schivelbeiner
Gegend. Auf die Saatbestellung wirkte das schlechte Wetter störend ein. — Der November
war gleichfalls zu kalt, nämlich um 0,80 ⁰; nur anfangs warm, darauf folgte bis zur Mitte
eine Frostperiode mit Trockenheit, innerhalb der es nachts bis zu 7 ⁰, aber auch an fünf
Mittagen fror; in der letzten Hälfte war es milder, und seit dem 17. fast bis zu Ende
herrschte ununterbrochenes Regenwetter; im Ganzen betrugen die Niederschläge an 16 Tagen
45 mm. Der erste Schnee an der Küste fiel am 12. November. Diese geringe Decke blieb
einige Tage liegen. Die zweite Monatshälfte brachte an 6 Tagen Sturm. Am 24. mittags
wehte zeitweise ein Orkan aus West mit 30 m in der Sekunde Windstärke. Der Dezember
war im ersten Drittel milde und zum Theil warm, dann bis zum Schluss fast durchweg
feucht mit nur vereinzelten Frosttagen, es fror dagegen meist nachts; grösste Kälte — 6,5
am 14. So war dies der erste Monat des Jahres, in welchem die Temperatur über die normale sich erhob, und zwar um 1,3 ⁰. Der feucht-neblige Monat hatte 14 Nebel- und
12 Niederschlagstage: Summe der Niederschläge 32,4 mm, wenig Graupeln und Schnee, auch
keine Schneedecke von Dauer; eine solche bildete sich erst am 31. d. Mts. Kein Tag mit
Sturm, und ungewöhnlich hoher Luftdruck (765 mm). — —

Zur Veranschaulichung des Binnenklimas hat der Physikus des Coesliner Kreises die Wetterverhältnisse des Jahres 1888 in Beziehung gesetzt zu dem aus den vorangehenden Beobachtungsjahren berechneten Durchschnitt, wozu demselben das Material aus der Coesliner meteorologischen Station II. Ordnung zugeflossen ist.[1] Dieser 7jährige Durchschnitt ergiebt für die 3 ersten Monate des Jahres eine Monatstemperatur von — 1,4 bezw. — 1,5 bezw. — 0,7. Danach ist der Winter des Jahres 1888 mit seinen in demselben Zeitabschnitt beobachteten bezw. Temperaturen von — 3,4, — 4,0, — 3,0 als ein verhältnissmässig strenger zu bezeichnen. Der kälteste Tag des Jahres war der 2. Januar mit einer Tagestemperatur von — 21,4. Die Wintermonate zusammen hatten 45 Eis- und 82 Frosttage. Die 44 Schneetage sandten ungewöhnlich grosse Massen von Schnee auf die Erde (vergl. oben S. 16). Die Niederschlagshöhen von 61,5 (39,7)[2], 60,9 (24,8), 117,2 (33,3) illustriren dies in genügender Weise. Auch der April hatte mit seiner Monatstemperatur von 4,3 (5,6), seinen 16 Frost- und 6 Schneetagen einen recht frostigen Charakter. Das Ende desselben fand Felder und Fluren noch mit dichtem Schnee und Eismassen bedeckt. Erst der Mai mit seiner Monatstemperatur von 10,4 ^{0} (10,4 ^{0}) und seinen in der vierten Pentade sehr warmen Tagen, unter denen der 20. mit einer Tagestemperatur von 30 ^{0} der wärmste Tag des Jahres war, gab der Natur das Frühlingsgepräge. In der letzten Dekade des Monats trat ein empfindlicher Rückschlag ein, welcher sich bis über die Hälfte des folgenden Monats fortsetzte. Wenn auch die mittlere Temperatur des Juni wenig von dem Durchschnitt abweicht, 14,3 : 14,5, so erwies er sich trotzdem durch die exorbitanten Mengen von Niederschlägen nichts weniger als ein freundlicher Frühlingsmonat. Einen gleich unfreundlichen und unbehaglichen Charakter hatte der erste Sommermonat mit seiner Durchschnittstemperatur von 14,9 ^{0} (17,1 ^{0}), seinen 22 Regentagen und dem gänzlichen Mangel an heiteren Tagen. Der August des Berichtsjahres hatte nichts charakteristisches. Seine im Allgemeinen mässige Temperatur von 14,4 ^{0} (14,9 ^{0}), die geringen Niederschläge und die grössere Anzahl von heiteren Tagen wirkten ausserordentlich fördernd auf die Erntearbeiten. Der September hatte einen geringen Wärmeüberschuss, 10,0 : 11,6; eine ebenso grosse Zahl von heiteren Tagen, wie der August, und ein ganz bedeutendes Minus an Niederschlagshöhe, 38,0 : 79,5. Windstille wurde in ihm 38 Mal beobachtet.

Die letzten 3 Monate des Jahres lassen keine wesentliche Abweichung vom 7jährigen Durchschnitt erkennen. Wenn auch in der 2. und in der ersten Hälfte der 3. Pentade des November eine Anzahl recht kalter Tage beobachtet wurde, wobei das Thermometer bis auf — 8,8 ^{0} sank, so entsprach doch die Monatstemperatur von 2,8 ^{0} genau dem 7jährigen Durchschnitt. Der Dezember, in welchem das Thermometer an keinem Tage so tief, wie im November stand, hatte sogar einen Wärmeüberschuss (1,2 ^{0} : 0,0 ^{0}). Ausserordentlich niedrig war auch die Niederschlagshöhe in demselben (31,4 : 65,8). Die beiden letzten Monate des Jahres hatten im Ganzen nur 6 Schneetage.

Das Gesammtwitterungsgepräge des Jahres ist demnach Folgendes:

Strenger und langer Winter mit den geschilderten aussergewöhnlichen Schneemassen, kaltes, unfreundliches Frühjahr, die erste Sommerhälfte durch viele Niederschläge und niedere Temperaturen ausgezeichnet, der Spätsommer normal, der Herbst mit seinen wesentlich unter dem Durchschnitt bleibenden Niederschlägen und einer grösseren Anzahl heiterer Tage im Ganzen mild und freundlich. Während des ganzen Jahres gab es nur 16 „Sommertage", von welchen nur einer auf den Juli fiel. Wasserstands- und Grundwasser-Beobachtungen sind nicht angestellt worden. Ein in Coeslin noch nicht beobachtetes Vorkommniss war eine am 30. März (Charfreitag) durch die von den Feldern hereinbrechenden Wassermassen, welche sich durch starke Schneeschmelze plötzlich gebildet hatten, veranlasste Ueber-

---

[1] Beobachter Herr Seminarlehrer Doms in Coeslin.

[2] Die in Klammern eingeschlossenen Zahlen bedeuten den 7jährigen Durchschnitt.

schwemmung, in Folge deren mehrere unter dem Strassen-Niveau gelegene Wohnungen der Vorstädte, sowie die Kellerräume der unmittelbar an den Mühlenbach grenzenden Besitzungen einige Tage unter Wasser gesetzt wurden.

Mit grosser Plötzlichkeit trat auch der Stolpefluss gleichzeitig aus, so dass die Stadt Stolp an ihrem oberen Theil einer allerdings schnell vorübergehenden Ueberschwemmungsgefahr gleichzeitig ausgesetzt war. Die Wipper, die Persante und der Lebafluss überschwemmten die ihnen unmittelbar angrenzenden Territorien in weiter Ausdehnung und bedrohten auch die Städte. Aus Belgard, resp. aus Lauenburg, wo die längere Dauer des Hochwassers zu sanitären Massnahmen drängen musste, liegen folgende Schilderungen der betreffenden Ereignisse vor.

Der Bericht über Belgard meldet:

„Der Sommer des Jahres 1888 war nicht bloss kalt, sondern auch durch grosse Nässe ausgezeichnet, die Niederschläge erreichten im Juli eine Höhe, wie seit vielen Jahren nicht, so dass der Wasserstand der Persante nur um 18 Zoll niedriger war, als während des Hochwassers im März. Dem entsprechend war der Stand des Grundwassers ein aussergewöhnlich hoher und waren gegen Ende des Sommers die sämmtlichen Keller der niedriger gelegenen Stadttheile mehr oder weniger mit Wasser gefüllt.

Am 29. und 30. März des Berichtsjahres wurde in Folge Hochwassers der nach der Persante zu gelegene Theil der Stadt mit seinen Strassen und Gärten (Acker- und Chausseestrasse inbegriffen) überschwemmt. Im Ganzen wurden 21 Grundstücke beschädigt, darunter 12 derartig, dass eine theilweise Renovirung derselben nothwendig wurde. In diesen 12 vornehmlich betroffenen Häusern — 5 Häuser der Ackerstrasse, 5 Häuser der Gartenstrasse und 2 Häuser der Chausseestrasse — mussten die zu ebener Erde gelegenen Wohnungen vorübergehend geräumt werden. Nachdem das Wasser zurückgetreten, wurden die betreffenden Wohnungen untersucht und folgende sanitätspolizeiliche Massregeln angeordnet und durchgeführt: Die Keller wurden von Schlamm und Erde befreit, darin gelagerte Kartoffeln und sonstige der Fäulniss unterworfene Gegenstände vernichtet, und nach Austrocknung derselben mit einer Lage gepulverten gebrannten Kalks und trockener Erde beschüttet. In den Fluren und Wohnräumen wurden Dielen und Zwischenfüllung entfernt, eine Lage gepulverten Aetzkalkes und darüber trockene Erde oder Kies geschüttet und die Dielenlage erneuert, nachdem dieselbe vorher mit einer Carbolschwefelsäuremischung bestrichen worden. Gleichzeitig wurden in den meisten Fällen Luftröhren unterhalb des Fussbodens angebracht. Der feucht gewordene Abputz wurde entfernt, um später erneuert zu werden. Kalk und Carbolschwefelsäuremischung wurde Seitens der städtischen Verwaltung unentgeltlich geliefert. Wegen hochgradiger Feuchtigkeit musste eine dieser Wohnungen nach einigen Tagen für unbewohnbar erklärt werden; die Insassen derselben wurden auf polizeiliche Anordnung vorübergehend im städtischen Krankenhause untergebracht. Zu derselben Zeit waren die meisten Keller in der Stadt, mit Ausnahme der der höher gelegenen Stadttheile, in Folge Steigens des Grundwassers mehr oder weniger überschwemmt, und wurden behufs Reinigung derselben nach Beseitigung des Grundwassers Seitens der Polizeiverwaltung dieselben Massnahmen empfohlen. In ihrer Sitzung vom 27. April stimmte die Sanitäts-Kommission den vorstehenden Massnahmen zu. Erkrankungen in Folge der Ueberschwemmung, sei es in mittelbarer oder unmittelbarer Folge derselben, sind nicht eingetreten. [Der angemeldete Gesammtschaden betrug gegen 6000 Mk.]

Hinsichtlich der in der Stadt Lauenburg durch den Lebafluss herbeigeführten Ueberschwemmung schreibt der Kreisphysikus: „In den überschwemmt gewesenen Wohnungen wurde die Beschaffenheit derselben sanitätspolizeilich geprüft, und da der Fussboden vielfach verfault, und die Wände nass und die Luft noch sehr dumpf schien, so liess die Polizei-Verwaltung alles Schädliche entfernen, durch Verbrennen von Kohlen alles trocken machen und die defekten Stellen erneuern. — Von keiner dieser Wohnungen hat sich im Laufe des Sommers ein Patient gemeldet. —

Die Befürchtung, dass die Ueberschwemmungen uns Krankheiten bringen würden, war um so grösser, als wir hier 1887 an vielen Orten Typhus gehabt hatten. — Die überschwemmt gewesenen Wohnungen sind aber so gründlich gereinigt worden, dass auch die etwa vorhanden gewesenen Krankheitskeime auf diese Weise zerstört werden mussten."

In der That sind, wie sich zeigen wird, die Krankheitsconstellationen des Jahres 1888 auch innerhalb der Ueberschwemmungsgebiete die denkbar günstigsten gewesen.

Zweites Kapitel.
Bewegung der Bevölkerung.

Laut der Uebersicht des Staatshandbuches (S. 659), beziehungsweise der Ergebnisse der Volkszählung vom 1. Dezember 1885, fallen von den 34 835 429 Hektaren des preussischen Staates auf die Provinz Pommern 3 011 020, — von den insgesammt 28 318 470 Staatsbewohnern auf die Provinz Pommern 1 505 575, auf den Regierungsbezirk Coeslin 568 079 Bewohner.

Von den Provinzen besitzt Pommern die dünnste Bevölkerung; unter den preussischen Regierungsbezirken ist hinsichtlich seiner Bevölkerung und deren Dichtigkeit der Regierungsbezirk Coeslin der vorletzte in der Reihe, da er von dem nunmehrigen Regierungsbezirk Lüneburg noch übertroffen wird.

Während unter Zugrundelegung der Bevölkerungsdichte des Regierungsbezirks Düsseldorf der preussische Staat 111 639 999 Seelen umfassen würde (statt der oben erwähnten resp. am 1. Dezember 1885 gezählten 28 318 470), würde bei Anwendung des Bevölkerungsmassstabes des Regierungsbezirks Coeslin sich für ihn eine Gesammtbevölkerung von nur 14 159 220 Seelen ergeben.

Kreisgebürtig waren im Regierungsbezirk von den Städtebewohnern 67,8 — von den Plattlandbewohnern 79,9 — im Durchschnitt 76,7 %.

Während im Staate auf die Landbevölkerung etwas über 56, auf die städtische Bevölkerung gegen 44 vom Hundert der Bewohner entfallen, nähert sich der Antheil der Coesliner Plattlandbevölkerung dem Betrage von 73 %. Als Mittelstadt kommt nur Stolp in Betracht, während Coeslin und Colberg (nach der Nomenklatur des statistischen Amtes) zu den 683 Kleinstädten, die übrigen 20 städtischen Kommunen zu den 1951 Landstädten des deutschen Reiches gehören. Der Prozentsatz der städtischen Bevölkerung ist seit der letzten Berichtlegung um einige Zehntel Prozent gesunken, ein Vorgang, welcher die letztgenannte Gruppe der städtischen Komplexe ausschliesslich betrifft.

Die Bewegung der Bevölkerung wird durch die Tabellen, welche hierunter folgen, veranschaulicht. Ihres Formates wegen wurden die gleichsinnigen Zusammenstellungen der „Altersverhältnisse" und der „Todesursachen" in die Anlagen verwiesen.

a. Stand der Bevölkerung am I. Januar 1886,

dem Beginn der Berichtszeit.

Im Regierungsbezirk lebten

<table>
<tr><td>überhaupt:
568079 Menschen, davon 276967 männ-
lichen, 291112 weiblichen Geschlechts.</td><td>in den 23 Städten:
147449 Menschen, davon 70803 männ-
lichen, 76646 weiblichen Geschlechts.</td></tr>
</table>

In den Kreisen	Männlich	Weiblich	Zu-sammen	Davon wanderten aus 1886		
				total	mit Entlassungsurkunde	ohne Entlassungsurkunde
Belgard	22 551	23 270	45 821	244	11	233
in dessen Städten	5 601	5 991	11 682			
Bublitz	10 211	10 807	21 018	6	0	6
in der Kreisstadt	2 272	2 389	4 661			
Bütow	11 821	12 379	24 200	48	9	39
in der Kreisstadt	2 388	2 554	4 942			
Coeslin	22 008	23 171	45 179	81	31	50
in der Kreisstadt	8 308	8 998	17 306			
Colberg . . . . :	25 708	25 536	51 244	161	73	88
in den Städten	9 860	9 870	19 730			
Dramburg	17 622	18 331	35 953	85	0	85
in den Städten	6 514	6 803	13 317			
Lauenburg	20 923	21 976	42 899	233	19	214
in den Städten	4 313	4 849	9 162			
Neustettin	36 568	37 990	74 576	138	15	123
in den Städten	8 390	9 007	17 397			
Rummelsburg	16 544	17 526	34 070	68	0	68
in der Kreisstadt	2 515	2 633	5 148			
Schivelbein	9 431	9 594	19 025	122	6	116
in der Kreisstadt	2 785	2 998	5 783			
Schlawe	36 224	39 333	75 557	60	13	47
in den Städten	7 415	8 461	15 876			
Stolp	47 338	51 199	98 537	138	26	112
in der Kreisstadt	10 352	12 093	22 445			
				1384	203	1181

Ob die Anzahl der Ausgewanderten durch die Zahl von 1384 für das eine Jahr 1886 auch nur annähernd ausgedrückt wird, muss unentschieden bleiben bis zur Feststellung des nächsten Volkszählungs-Ergebnisses (Ende 1890). Für die Jahre 1887 und 1888 stecken die den Regierungsbezirk betreffenden Zahlen noch in den für die Provinz Pommern summarisch ermittelten. Hier liegt das Verhältniss so, dass

1886 auf 76 687 ausgewanderte Deutsche 50 461 ausgewanderte Preussen }	6604 ausgewanderte ehemals der Provinz Pommern Angehörige entfielen;
1887 auf 99 712 ausgewanderte Deutsche 63 036 ausgewanderte Preussen }	7030 aus Pommern;
1888 auf 98 515 ausgewanderte Deutsche 63 103 ausgewanderte Preussen }	7245 aus Pommern.

— 22 —

Wäre der Regierungsbezirk Coeslin permanent in dem Verhältniss des Jahres 1886 = 1384 : 6604 Pommern, oder = 1384 : 50461 Preussen, oder 1384 : 76687 Deutschen betheiligt, so würde, dem allgemeinen Steigerungsverhältniss der folgenden beiden Jahre entsprechend, sein durchschnittlicher Beitrag auf je 1550 (und etwas darüber) anzusetzen sein. Dass er indess mit grosser Wahrscheinlichkeit weit höher anzusetzen ist, weil die Auswanderung den ganzen Zuwachs durch die natürliche Population völlig konsumirt und noch ein weiteres beträchtliches Minus herbeiführt, dürfte durch die Berechnungen und Auseinandersetzungen auf Seite 27 bis 28 des IV. Generalberichtes über Coeslin beweiskräftig dargelegt sein. (Vgl. auch die vorstehende Einleitung.)

b. Die Geburten im Jahre 1886

nach Kreisen, Familienstand, Lebensfähigkeit und Geschlecht.

Kreise (*schräg*gedruckt = in den Städten, **fett**gedr. in Summa)	Ehelich geboren				Unehelich geboren			
	lebendgeboren		todtgeboren		lebendgeboren		todtgeboren	
	M.	W.	M.	W.	M.	W.	M.	W.
Belgard	883	764	35	22	74	72	7	2
999 M. **860** W.	*198*	*153*	*10*	*7*	*23*	*18*	*1*	*0*
Bublitz	430	407	21	16	33	34	2	2
486 M. **459** W.	*90*	*80*	*5*	*4*	*6*	*5*	*0*	*0*
Bütow	461	447	19	14	35	53	4	0
519 M. **514** W.	*76*	*76*	*6*	*3*	*6*	*15*	*1*	*0*
Coeslin	708	705	23	15	92	110	5	2
828 M. **832** W.	*246*	*256*	*11*	*5*	*36*	*43*	*3*	*1*
Colberg	914	845	38	26	129	101	6	4
1087 M. **976** W.	*319*	*307*	*18*	*12*	*43*	*42*	*3*	*3*
Dramburg	650	639	26	15	57	42	1	6
734 M. **702** W.	*256*	*218*	*9*	*6*	*16*	*13*	*1*	*2*
Lauenburg	740	758	37	24	83	108	3	6
863 M. **896** W.	*125*	*152*	*2*	*7*	*17*	*23*	*1*	*0*
Neustettin	1397	1340	56	44	110	126	12	6
1575 M. **1516** W.	*280*	*279*	*8*	*13*	*17*	*31*	*4*	*0*
Rummelsburg	659	633	38	22	70	64	2	4
769 M. **723** W.	*91*	*91*	*9*	*5*	*8*	*10*	*1*	*1*
Schivelbein	341	321	20	11	24	19	3	1
388 M. **352** W.	*115*	*86*	*6*	*5*	*9*	*3*	*1*	*0*
Schlawe	1305	1172	49	37	165	133	10	4
1529 M. **1346** W.	*290*	*265*	*9*	*9*	*30*	*26*	*6*	*1*
Stolp	1776	1613	67	49	199	185	9	8
2051 M. **1855** W.	*382*	*326*	*7*	*7*	*57*	*52*	*3*	*2*
Total:	10264	9644	429	295	1071	1047	64	45
11828 M. **11031** W.	*2468*	*2291*	*100*	*83*	*268*	*281*	*25*	*10*

c. Die Geburten im Jahre 1887

nach Kreisen, Familienstand, Lebensfähigkeit und Geschlecht.

Kreise (*schräggedruckt* = in den Städten, **fett**gedr. in Summa)	Ehelich geboren				Unehelich geboren			
	lebendgeboren		todtgeboren		lebendgeboren		todtgeboren	
	M.	W.	M.	W.	M.	W.	M.	W.
Belgard	826	762	24	26	89	84	8	3
947 M. 875 W.	*184*	*167*	*5*	*9*	*28*	*28*	*1*	*2*
Bublitz	420	391	18	19	36	25	3	0
477 M. 435 W.	*65*	*78*	*5*	*7*	*11*	*7*	*1*	*0*
Bütow	518	420	24	22	35	33	4	2
581 M. 477 W.	*97*	*75*	*2*	*4*	*10*	*7*	*2*	*1*
Coeslin	699	654	17	16	102	92	2	4
820 M. 766 W.	*239*	*256*	*5*	*4*	*27*	*36*	*1*	*1*
Colberg	849	819	31	35	117	111	7	5
1004 M. 970 W.	*302*	*277*	*13*	*19*	*48*	*49*	*1*	*3*
Dramburg	641	602	26	28	55	52	1	2
723 M. 684 W.	*225*	*220*	*10*	*11*	*20*	*22*	*0*	*1*
Lauenburg	793	759	44	32	86	89	8	5
931 M. 885 W.	*163*	*139*	*7*	*7*	*17*	*17*	*3*	*2*
Neustettin	1387	1371	61	60	131	109	9	2
1597 M. 1542 W.	*307*	*287*	*14*	*13*	*20*	*21*	*0*	*1*
Rummelsburg	703	645	35	31	87	64	5	1
830 M. 741 W.	*86*	*64*	*5*	*5*	*14*	*8*	*2*	*0*
Schivelbein	329	309	15	8	28	20	0	1
372 M. 338 W.	*86*	*90*	*5*	*2*	*14*	*10*	*0*	*0*
Schlawe	1244	1269	53	46	167	152	9	6
1473 M. 1473 W.	*294*	*279*	*11*	*12*	*37*	*25*	*3*	*2*
Stolp	1756	1643	65	45	218	200	6	3
2045 M. 1891 W.	*363*	*333*	*12*	*9*	*54*	*53*	*0*	*0*
Total:	10156	9644	413	368	1151	1031	63	34
11782 M. 11077 W.	*2411*	*2265*	*94*	*102*	*300*	*283*	*14*	*13*

d. Die Geburten im Jahre 1888

nach Kreisen, Familienstand, Lebensfähigkeit und Geschlecht.

Kreise (*schräg*gedruckt = in den Städten, **fett**gedr. in Summa)	Ehelich geboren lebendgeboren M.	Ehelich geboren lebendgeboren W.	Ehelich geboren todtgeboren M.	Ehelich geboren todtgeboren W.	Unehelich geboren lebendgeboren M.	Unehelich geboren lebendgeboren W.	Unehelich geboren todtgeboren M.	Unehelich geboren todtgeboren W.
Belgard	826	764	34	26	73	78	5	2
1938 M. 870 W.	*180*	*165*	*7*	*6*	*22*	*20*	*1*	*0*
Bublitz	421	397	24	15	34	29	0	1
479 M. 442 W.	*86*	*82*	*5*	*5*	*4*	*7*	*0*	*0*
Bütow	481	447	19	20	39	44	1	4
540 M. 515 W.	*82*	*80*	*3*	*3*	*9*	*10*	*1*	*1*
Coeslin	754	701	21	18	93	90	4	2
872 M. 811 W.	*263*	*233*	*6*	*5*	*39*	*36*	*1*	*0*
Colberg	880	837	28	17	105	114	6	7
1019 M. 975 W.	*295*	*294*	*5*	*7*	*40*	*32*	*4*	*3*
Dramburg	627	639	31	24	57	34	3	2
718 M. 699 W.	*239*	*249*	*9*	*10*	*22*	*8*	*2*	*0*
Lauenburg	794	756	54	22	98	70	5	7
951 M. 855 W.	*146*	*148*	*8*	*4*	*15*	*19*	*3*	*1*
Neustettin	1467	1338	55	48	131	104	4	1
1657 M. 1491 W.	*312*	*263*	*13*	*9*	*26*	*22*	*0*	*0*
Rummelsburg	626	633	29	26	56	55	3	4
714 M. 716 W.	*84*	*86*	*4*	*2*	*6*	*10*	*1*	*0*
Schivelbein	300	299	14	17	32	23	0	0
346 M. 339 W.	*94*	*92*	*6*	*2*	*13*	*10*	*0*	*0*
Schlawe	1204	1152	55	33	124	172	4	5
1384 M. 1386 W.	*277*	*252*	*8*	*7*	*25*	*27*	*2*	*3*
Stolp	1686	1664	70	55	187	200	16	8
1959 M. 1927 W.	*378*	*326*	*9*	*3*	*53*	*52*	*6*	*1*
Total:	10166	9627	434	321	1029	1003	51	43
11177 M. 10848 W.	*2436*	*2270*	*83*	*63*	*274*	*253*	*21*	*9*

e. Monats-Tabelle (Geburten).

1886	Insgesammt wurden geboren	Darunter		Darunter		Darunter		Darunter	
		lebend	todt	M.	W.	ehelich	unehelich	Stadt-Kinder	Land-Kinder
Januar . .	2 151	2 076	75	1 121	1 030	1 966	185	516	1 635
Februar . .	1 924	1 824	100	993	931	1 719	205	408	1 516
März . . .	2 116	2 041	75	1 118	998	1 900	216	492	1 624
April . . .	1 894	1 829	65	954	940	1 683	211	468	1 426
Mai . . .	1 810	1 738	72	933	877	1 617	193	425	1 385
Juni . . .	1 617	1 565	52	827	790	1 453	164	376	1 241
Juli . . .	1 777	1 715	62	896	881	1 636	141	501	1 276
August . .	1 805	1 745	60	975	830	1 651	154	491	1 314
September .	1 993	1 926	67	1 009	984	1 786	207	452	1 541
Oktober . .	1 907	1 833	74	1 011	896	1 713	194	478	1 429
November .	1 859	1 798	61	942	917	1 700	159	430	1 429
Dezember .	2 006	1 936	70	1 049	957	1 808	198	489	1 517
	22 859	22 026	833	11 828	11 031	20 632	2 227	5 526	17 333

f. Monats-Tabelle (Geburten).

1887	Insgesammt wurden geboren	Darunter		Darunter		Darunter		Darunter	
		lebend	todt	M.	W.	ehelich	unehelich	Stadt-Kinder	Land-Kinder
Januar . .	2 107	2 012	95	1 084	1 023	1 882	225	499	1 608
Februar . .	1 799	1 733	66	940	859	1 623	176	421	1 378
März . . .	2 105	2 025	80	1 095	1 010	1 887	218	519	1 586
April . . .	1 901	1 819	82	965	936	1 687	214	432	1 469
Mai . . .	1 736	1 661	75	892	844	1 552	184	447	1 289
Juni . . .	1 613	1 563	50	878	735	1 452	161	370	1 243
Juli . . .	1 718	1 651	67	883	835	1 558	160	452	1 266
August . .	1 867	1 804	63	958	909	1 700	167	452	1 415
September .	2 056	1 997	59	1 047	1 009	1 845	211	476	1 580
Oktober . .	1 930	1 865	65	956	974	1 744	186	489	1 441
November .	1 937	1 862	75	1 007	930	1 747	190	429	1 508
Dezember .	2 090	1 990	100	1 077	1 013	1 905	185	496	1 594
	22 859	21 982	877	11 782	11 077	20 582	2 277	5 482	17 377

g. Uebersichts-Tabelle der Geburten.

1888 im Kreise	Insgesammt wurden geboren	Darunter		Darunter		Darunter		Darunter	
		lebend	todt	M.	W.	ehelich	unehelich	Stadt-Kinder	Land-Kinder
Belgard . . .	1 808	1 741	67	938	870	1 650	158	491	1 407
Bublitz . . .	921	881	40	479	442	857	64	189	732
Bütow . . .	1 055	1 011	44	540	515	967	88	189	866
Coeslin . . .	1 639	1 450	189	866	773	1 494	145	592	1 047
Colberg . . .	1 994	1 936	58	1 019	975	1 762	132	680	1 314
Dramburg . .	1 417	1 357	60	718	699	1 321	96	539	878
Lauenburg . .	1 806	1 718	88	951	955	1 626	180	344	1 462
Neustettin . .	3 148	3 040	108	1 657	1 491	2 908	240	645	2 503
Rummelsburg	1 430	1 370	60	714	716	1 314	116	193	1 237
Schivelbein .	685	654	31	346	339	648	37	217	468
Schlawe . .	2 749	2 652	97	1 384	1 365	2 444	305	601	2 148
Stolp	3 907	3 758	149	1 951	1 956	3 475	432	847	3 060
	22 559								

h. Uebersicht der Sterblichkeits-Vertheilung.

Kreise	Jahr-gang	Städte			Plattland			Summa der Gestorbenen	Es starben auf 1000	
		M.	W.	zu-sammen	M.	W.	zu-sammen		Städter	Platt-länder
Belgard . . .	1886	156	135	291	424	422	846	1 137	24,9	24,8
	7	169	156	325	398	386	784	1 109	27,8	23,0
	8	113	119	332	337	305	642	874	19,9	18,3
Bublitz . . .	1186	94	92	186	261	237	498	684	40,3	30,6
	7	58	63	121	205	197	402	523	25,9	24,6
	8	63	54	117	183	147	330	447	25,1	20,2
Bütow . . .	1886	81	79	160	333	294	627	787	32,4	32,6
	7	69	54	123	321	315	636	759	24,9	34,0
	8	88	78	166	274	269	543	709	33,6	28,3
Coeslin . .	1886	268	253	521	407	380	787	1 308	30,6	27,9
	7	184	190	374	325	289	614	988	21,6	22,1
	8	208	180	388	237	234	471	859	22,4	17,0
Colberg . . .	1886	251	235	486	369	331	700	1 186	25,0	22,3
	7	308	289	597	356	302	659	1 255	30,3	21,0
	8	241	205	446	293	303	596	1 042	22,7	19,0
Dramburg . .	1886	205	182	387	286	270	556	943	28,8	24,9
	7	199	180	379	241	246	487	866	28,0	21,6
	8	159	176	335	214	179	393	728	25,2	17,4
Lauenburg . .	1886	142	114	256	447	382	829	1 085	27,9	25,0
	7	126	120	246	416	365	778	1 024	27,0	23,3
	8	123	91	214	419	312	731	945	23,3	22,0
Neustettin . .	1886	295	248	543	780	662	1 442	1 985	31,3	25,3
	7	256	234	489	741	650	1 391	1 880	28,2	24,4
	8	207	187	394	616	505	1 121	1 515	26,6	19,9
Rummelsburg .	1886	80	53	133	441	437	878	1 011	25,8	30,0
	7	73	78	151	443	412	855	1 006	29,3	29,1
	8	59	42	111	338	267	605	716	21,5	21,0
Schivelbein . .	1886	91	73	164	178	143	321	485	28,3	24,3
	7	94	78	172	173	119	292	464	29,9	22,1
	8	81	86	167	130	110	240	407	29,0	18,1
Schlawe . . .	1886	272	263	535	792	752	1 544	2 079	33,9	26,0
	7	247	262	509	943	810	1 753	2 262	31,9	29,2
	8	234	225	459	622	607	1 229	1 688	28,9	20,6
Stolp	1886	381	334	715	1 143	1 039	2 182	2 897	31,9	29,8
	7	278	254	532	1 007	872	1 879	2 411	23,9	24,6
	8	264	262	526	761	712	1 473	1 999	23,4	19,4
Summen	1886	2 316	2 061	4 377	5 861	5 349	19 210	15 587	30,0	26,3
	7	2 060	1 958	4 018	5 569	4 960	10 529	14 547	27,3	24,9
	8	1 840	1 715	3 555	4 424	3 950	8 374	11 929	25,1	20,1
1886—1888		6 216	5 734	11 950	15 854	14 259	38 113	42 063	27,5	23,7

i. Sterbetafel nach Monaten.

1886	Januar	Februar	März	April	Mai	Juni	Juli	August	September	Oktober	November	Dezember
Städtische M. . .	174	143	194	153	232	182	194	188	216	204	188	248
⸗ W. . .	159	148	186	143	215	138	147	158	211	180	185	191
Zusammen	333	291	380	296	447	320	341	346	427	384	373	439
Ländliche M. . .	539	482	581	469	463	402	397	421	470	495	522	620
⸗ W. . .	488	449	527	473	401	349	344	334	477	520	472	535
Zusammen	1 007	931	1 108	942	864	751	741	755	947	1 015	994	1 155
Insgesammt 1886	1 340	1 222	1 488	1 238	1 311	1 071	1 082	1 101	1 374	1 399	1 367	1 594
1887												
Städtische M. . .	196	182	172	188	156	155	168	170	174	174	145	180
⸗ W. . .	198	128	184	191	137	130	165	173	144	162	160	186
Zusammen	394	310	356	379	293	285	333	343	318	336	305	366
Ländliche M. . .	680	531	624	532	462	390	370	353	368	421	405	433
⸗ W. . .	648	496	551	472	359	279	329	292	302	340	401	491
Zusammen	1 328	1 027	1 175	1 004	821	669	699	645	670	761	806	924
Insgesammt 1887	1 722	1 337	1 531	1 383	1 114	954	1 032	988	988	1 097	1 111	1 290
1888												
Städtische M. . .	175	168	172	155	170	133	129	138	150	169	137	145
⸗ W. . .	154	127	166	129	178	118	118	117	139	137	179	153
Zusammen	329	295	338	284	348	251	247	255	289	306	316	298
Ländliche M. . .	473	440	463	360	359	288	232	294	316	375	374	438
⸗ W. . .	403	338	429	303	320	281	269	269	272	345	358	374
Zusammen	876	778	892	663	679	569	501	563	588	720	732	812
Insgesammt 1888	1 205	1 073	1 230	947	1 027	820	748	818	877	1 026	1 048	1 110

k. Sterbeziffer und Zahl der Todtgeburten nach Monaten.

	Todtgeboren			Später gestorben			Beide Gruppen zusammen		
	1886	1887	1888	1886	1887	1888	1886	1887	1888
Januar . . .	75 (12)[1]	95 (11)	80 (12)	1 265	1 627	1 205	1 340	1 722	1 285
Februar .	100 (13)	66 (7)	70 (6)	1 123	1 271	1 073	1 222	1 337	1 143
März . . .	75 (11)	80 (5)	56 (5)	1 413	1 451	1 230	1 488	1 531	1 286
April . . .	65 (9)	82 (14)	72 (7)	1 173	1 301	947	1 238	1 383	1 019
Mai	72 (11)	75 (8)	70 (7)	1 139	1 039	1 027	1 311	1 114	1 097
Juni	52 (7)	50 (5)	56 (5)	1 019	904	820	1 071	954	876
Juli	62 (5)	67 (8)	50 (6)	1 020	965	748	1 082	1 032	798
August . . .	60 (11)	63 (6)	67 (8)	1 041	925	818	1 101	988	885
September .	67 (6)	59 (12)	67 (10)	1 310	929	877	1 374	988	944
Oktober . .	74 (6)	65 (3)	60 (9)	1 325	1 032	1 026	1 399	1 097	1 086
November . .	61 (9)	75 (6)	53 (9)	1 306	1 036	1 048	1 367	1 111	1 101
Dezember . .	70 (9)	100 (10)	56 (10)	1 524	1 190	1 110	1 594	1 290	1 166

[1] Davon unehelich geboren.

I. Uebersicht der Selbstmorde und der tödtlichen Unglücksfälle.

Im Kreise	Im Jahre	Verübter Selbstmord			Erlittene tödtliche Unfälle			Total
		M.	W.	zusammen	M.	W.	zusammen	
Belgard	1886	2	1	3 (0)[1]	15	3	18 (6)	21
	7	3	0	3 (0)	9	2	11 (4)	14
	9	0	0	0 (0)	18	4	22 (7)	22
Bublitz	1886	1	0	1 (0)	6	3	9 (1)	10
	7	0	0	0 (0)	10	2	12 (3)	12
	8	1	1	2 (1)	5	1	6 (2)	8
Bütow	1886	2	0	2 (1)	2	0	2 (1)	4
	7	1	0	1 (1)	7	4	11 (2)	12
	8	0	0	0 (0)	9	7	16 (3)	16
Coeslin	1886	7	2	9 (6)	9	5	14 (3)	23
	7	5	0	5 (4)	2	1	3 (1)	8
	8	7	0	7 (6)	4	2	6 (2)	13
Colberg	1886	7	1	8 (4)	12	5	17 (11)	25
	7	5	1	6 (4)	16	3	19 (11)	25
	8	6	1	7 (6)	15	6	21 (13)	28
Dramburg	1886	3	0	3 (3)	18	3	21 (6)	24
	7	3	1	4 (3)	27	3	30 (9)	34
	8	1	1	2 (2)	16	6	22 (8)	24
Lauenburg . . .	1886	5	0	5 (4)	18	3	21 (7)	26
	7	6	1	7 (5)	21	5	26 (7)	33
	8	3	1	4 (3)	26	5	31 (9)	35
Neustettin	1886	7	1	8 (2)	16	2	18 (2)	26
	7	5	0	5 (2)	10	12	22 (4)	27
	8	3	2	5 (2)	16	4	20 (4)	25
Rummelsburg . .	1886	3	0	3 (0)	12	3	15 (2)	18
	7	1	0	1 (0)	20	0	20 (3)	21
	8	2	0	2 (0)	14	2	16 (2)	18
Schivelbein . . .	1886	3	0	3 (1)	7	0	7 (2)	10
	7	1	0	1 (0)	7	0	7 (1)	8
	8	0	1	1 (1)	10	0	10 (3)	11
Schlawe	1886	8	1	9 (3)	17	6	23 (3)	32
	7	5	0	5 (2)	9	0	9 (2)	14
	8	5	0	5 (3)	12	0	12 (1)	17
Stolp	1886	14	1	15 (8)	33	7	40 (11)	55
	7	6	1	7 (2)	18	2	10 (3)	17
	8	2	1	3 (1)	13	4	17 (5)	20
Summen	1886	62	7	69 (32)	155	50	205 (65)	274
	7	41	4	45 (23)	145	35	180 (50)	225
	8	30	8	38 (25)	158	41	199 (60)	237
1886—88		133	19	152 (80)	458	126	584 (175)	736

[1] In den Städten.

Drittes Kapitel.

Gesundheits - Verhältnisse.

A. Nach allgemeiner Betrachtung.

a. Chronologischer Ueberblick.

Der Beginn der Berichtszeit ist ausgezeichnet durch eine grössere Anzahl von Diphtherie-Epidemien, welche sich in 6 Kreisen (auf dem Lande mehr als in den Städten) aus dem durch besondere Verbreitung dieser Krankheit charakterisirt gewesenen Jahre 1885 in die ersten Monate des Jahres 1886 herüberschleppten; so in den Kreisen Belgard, Bublitz, Dramburg, Schivelbein, Schlawe und Stolp; ausserdem herrschte in Colberg zu Anfang **1886** Diphtherie sporadisch.   Allein bereits während des ersten Vierteljahres, mehr noch im Verlauf des zweiten tritt überall ein Nachlass dieser Krankheit, in einzelnen Kreisen ein Ueberwiegen anderer Ansteckungskrankheiten ein, wie in Belgard, wo bald die Scharlach-Morbidität, vom Juni ab die Masern zu überwiegen anfangen; ferner in Dramburg, wo ebenfalls das Scharlachfieber — zunächst in den Städten Falkenburg, Dramburg, Callies, später auch auf dem Lande — in überwiegender Verbreitung auftritt. Mit grosser Entschiedenheit setzt mit Ausgang des ersten Quartals eine erhebliche Masern-Epidemie im Kreise Schivelbein ein, welche ebenfalls zuerst in der Kreisstadt, dann — vom Monat Mai ab — in den Landorten grassirt. — Ohne einem anderen epidemischen Einfluss Platz zu machen erlischt die so ausserordentlich heftige Diphtherie-Epidemie der Stadt Stolp mit dem Monat April. — Im zweiten Quartal 1886 macht eine Scharlach-Epidemie in den ländlichen Orten des Belgarder, Masern in denen des Bütower und Coessliner, auch des Neustettiner Kreises den wesentlichsten Antheil der epidemischen Vorkommnisse aus.   Gleichzeitig nimmt an der Masern-Verbreitung die Stadt Schivelbein einen hervorragenden Antheil, während in anderen Kreisen eine besonders auffallende Neigung zu entzündlichen Krankheiten der Athmungsorgane hervortritt, so in Rummelsburg, in Colberg und in Bublitz, wo Pneumonien in fast epidemischer Häufigkeit herrschten.   Beim Uebertritt in die wärmere Jahreszeit häufen sich auch die Fälle von Keuchhusten, der in Belgard, Colberg, Schivelbein, Schlawe und Stolp so lange in mehr sporadischer Verbreitung beobachtet worden war.   Durch eine hohe Kindersterblichkeit waren im zweiten Theile des Jahres ausgezeichnet die ländlichen Orte der Kreise Belgard und Schlawe; im letztgenannten hatte sich eine bereits in das Jahr herübergenommene Diphtherie-Epidemie zu grosser Verbreitung und Tödtlichkeit entwickelt.   Im Kreise Belgard war es mehr eine Mischform von Diphtherie und Scharlach, welche immer mehr um sich griff und sich zu einer schweren Epidemie herausbildete, die noch mit Ablauf des Jahres nicht erloschen war. Aber auch an der schweren Masern-Epidemie, welche vom Coessliner Kreise aus mehrere Nachbarkreise überzog, nahm Belgard während der letzten 7 Monate des Jahres 1886 einen bedeutenden Antheil. — Gegen den Herbst erwacht die Diphtherie wieder in Colberg und Neustettin, wo sie sich nunmehr mit Scharlach complicirt und eine Zeitlang in recht bösartigen Formen grassirt; in Schlawe dauert sie mit ununterbrochener Heftigkeit auch über Winters-Anfang noch fort, so dass das epidemische Bild für die westlichen Kreise ein recht ungünstiges ist, während in Stolp nur eine geringe Masern-Epidemie die Aufmerksamkeit besonders fesselte, noch weiter östlich — in Lauenburg — mehr einige, wenn auch nur kleine Abdominaltyphus-Heerde die Ueberwachung herausforderten. Eine Parotitis-Epidemie machte sich während der letzten Monate des Jahres in Colberg bemerkbar.

1887. Auch dieses Jahr brachte den verschiedensten Theilen des Regierungsbezirks, neben weit zurücktretenden sonstigen Epidemien, besonders solche von Bräunekrankheiten.

Hatte die Diphtherie anscheinend nur im Westen — wenn auch auf einem weitgedehnten Territorium — das Vorjahr überdauert, so wachte sie schon in den ersten Monaten 1887 fast überall wieder auf. Sämmtliche Kreise wiesen im ersten Quartal Diphtherie-Erkrankungen auf; doch war in den meisten der weitere Verlauf insofern ein günstiger, als eine vorher nicht bemerkte Gutartigkeit der Erkrankungsfälle im Lauf des Jahres bemerkt wurde, und die Krankheit sich bald zum Erlöschen anschickte. Ausnahmen machten jedoch die Kreise Belgard, Coeslin, Neustettin und Schivelbein. Der Monat April brachte dem vorher so schwer heimgesuchten Schlawer Kreise, der Mai dem Kreise Rummelsburg und Bublitz Befreiung. In Lauenburg, wo bereits mit März ein Erlöschen constatirt wurde, flackerten die Bräuneerkrankungen im Juni und Juli wieder auf. Neben diesen machten sich aber im ersten Theil des Jahres auch noch sonstige Ansteckungskrankheiten bemerkbar: im Belgarder Kreise Typhus fast das ganze Quartal hindurch, — in Bublitz Masern (kürzer), — in Bütow, Colberg, Neustettin, Rummelsburg und Schlawe ebenfalls Masern, — Scharlach in Coeslin, Dramburg, Neustettin, Rummelsburg. In Schivelbein erregen einige aber ganz sporadische Flecktyphus-Vorkommnisse die Aufmerksamkeit. Nur vereinzelt zeigen sich — allerdings in allen Gegenden — Abdominaltyphus und Keuchhusten. Dieses Bild verändert sich kaum während der ersten 6 Monate des Jahres, nur dass im Bütower, Colberger und Schivelbeiner Kreise noch Stickhusten und im Schlawer Kreise eine Röthel-Epidemie zu den bisherigen Erscheinungen hinzutritt. — In der zweiten Hälfte des Jahres und zwar am ersichtlichsten in dem Vierteljahr vom Juli bis September lassen alle epidemischen Einflüsse sichtlich nach. Rötheln und Masern in gutartiger Form und nicht besonders ausgedehnter Verbreitung im Belgarder, etwas Diphtherie im Bublitzer und im Bütower, der gleiche Einfluss im Coesliner, Colberger und Schlawer Kreise, durchweg mehr auf den Süden derselben beschränkt: — Scharlach im Coesliner, Lauenburger, Dramburger und Neustettiner Kreise, andeutungsweise auch in der Stadt Stolp und auf den Varziner Gütern im Rummelsburger Kreise: — dazu eine gewisse Häufung der Pneumonie-Erkrankungen — bilden das epidemiologische Material. Als erwähnenswerth seien noch am Schlusse des Jahres eine gewisse Anhäufung von Syphilis-Fällen in Colberg, eine Trichinen-Epidemie in Falkenburg, eine ungewöhnliche Mehrheit in Pneumonie-Erkrankungen in Neustettin auf dem Lande, und ein gewisses Umsichgreifen conjunctivaler Katarrhe und ansteckender Augenentzündungen hier ausdrücklich bemerkt.

Das Jahr 1888 ist ein von wirklichen Epidemien ansteckender Krankheiten verhältnissmässig wenig heimgesuchtes gewesen. Die vielbeklagte Erscheinung zwar, dass die Diphtherie in den meisten Gegenden Mitteleuropas überhaupt ganz nicht mehr erlischt, theilt es mit allen seinen Vorgängern: es kann kein Kreis namhaft gemacht werden, in welchem nicht im Beginn des Jahres sporadische Diphtherie- oder Croup-Erkrankungen zur Kenntniss gelangt wären. Allein eine Befreiung tritt doch in mehreren bereits in den ersten Monaten ein: in Belgard gegen den März, in Bütow gegen den Mai, in Coeslin gegen den März, in Colberg bereits im Januar (Recidive im Juli und September), in Dramburg und Rummelsburg gegen den April, etwas später in Schivelbein und in Schlawe, wo allerdings eine sich gegen den Jahresschluss erst abschwächende Epidemie bereits im Juli wieder einsetzt. Auch in Neustettin tritt von März bis August eine Unterbrechung ein, in Colberg von April bis September und im Oktober, während im Bublitzer Kreise die Neigung zu Bräuneerkrankungen fast ununterbrochen während des ganzen Jahres 1888 stabil bleibt. Bemerkenswerth gering ist die Zahl der Erkrankungen und besonders auch der Todesfälle während dieses Zeitabschnittes im Kreise Stolp.

An sonstigen epidemischen Einflüssen weist das erste Vierteljahr noch auf: Masern Belgard (Land, — Städte weniger, bis April), Neustettin (Städte — weniger auf dem Lande, bis Ende Februar). — Schivelbein (Stadt, im Januar). — Scharlach: Colberg (Plattland bis August, dann bis September geringe Betheiligung der Städte), — Lauenburg (Januar), — Schlawe (mehr sporadisch). — Keuchhusten: Bütow (bis gegen den Sommer hin), — Rummelsburg (weniger in den Städten, mehr auf dem Lande, bis Anfang Mai), — Stolp (mehr sporadisch auf dem Lande, ebenfalls die erste Jahreshälfte hindurch). Eine Anhäufung von Abdominaltyphen wird in den Städten Colberg, Dramburg, Lauenburg, Schivelbein, den Städten des Neustettiner Kreises (hier auch auf dem Lande), — Keuchhusten auf dem Lande in Bütow und Rummelsburg, — gehäufte Pneumonien in der Stadt Belgard von März bis Mai, gleichzeitig eine Anhäufung von Dysenterien (sonst sehr selten) im Neustettiner Kreise namhaft gemacht. — In der zweiten Hälfte des Jahres 1888 dominirt der Diphtherie-Einfluss in den Kreisen Colberg, Lauenburg, Rummelsburg und Schlawe, auch in Neustettin und zwar mit Ausnahme von Schlawe, wo mehr die Plattlandbewohner betheiligt bleiben, unter der städtischen und ländlichen Einwohnerschaft gleichmässig. Als in mehreren Kreisen verbreitet (Colberg, Bütow, Dramburg) ist demnächst Conjunctivalkatarrh und Conjunctivaltrachom zu nennen. Typhen waren Gegenstand der Aufmerksamkeit, wenn auch nur in relativ wenigen Fällen tödtlich: in Bütow (auf dem Lande im Oktober bis Dezember), in der Stadt Coeslin (Mai bis August), auf dem Lande wie in den Städten des Neustettiner Kreises, wo sie von Mai bis Dezember in mehrfacher Zahl zur offiziellen Kenntniss gelangten. Daneben verdienen Erwähnung: eine Keuchhusten-Epidemie in der Stadt Polzin (Belgarder Kreises) und in den Städten Falkenburg und Callies (Dramburger Kreises). — Scharlach trat — auf vereinzeltem Schauplatz — in Lauenburg (Plattland, weniger Städte) im September bis November, Dysenterie (noch einmal) im Neustettiner Kreise unter den Landbewohnern von Ende November bis gegen Ausgang Dezember 1888 in einer gehäuften Anzahl von Fällen auf.

b. Allgemeine topographische Betrachtung der Gesundheitsverhältnisse.

Im **Kreise Belgard** kamen vereinzelte Abdominaltyphen während der ersten 3 Monate des Jahres 1886, im Januar bis Mai 1887, demnächst im Spätherbst dieses Jahres und in der ersten Hälfte 1888 in der Stadt Belgard und im Oktober 1887 in Polzin vor; von ländlichen Orten werden Buchhorst (1886), Dewsburg (1887), Haferland (1888) besonders namhaft gemacht. — Diphtherie trat in der Kreisstadt in sämmtlichen 3 Jahren: 1886 sporadisch in 12 Fällen (5 †) — 1887 in 58 Häusern (hauptsächlich im I—III)[1] (91 F.) — 1888 in 24 Familien (etwas über 30 F., 10 †) Maximum im II auf.

Die Vertheilung in den ländlichen Orten war wie folgt:

1886	1887	1888
Neulüllfitz (5), Wutzow 33 (mit 5 †), Gr.-Reichow 3 (1 †), Lenzen 2 (1 †), Gr. Rambin 5 (1 †), Roggow IV und V 2 †, Pustchow (3 †), Döbel IV—IX 36 (mit 5 †), Schlennin, Vorwerk, Burzlaff, Warnin 30 (mit 6 †), Ganzkow VIII und IX auch X 38 (mit 9 †). Kowalk V, IX—XI 35 (mit 9 †) Schulschliessung. Damen, Siedkow, Denzin, Damerow (zerstreute Fälle).	Seeligsfelde seit XII, Gr.- u. Kl.-Dubberow seit XII, Sumlow III (10 †), Roggow seit XII (3 †), im III 22 Familien, V 7 †, Denzin III 13 (6 †), Wold, Tychow VI (1 †), Tietzow VII (15 †), Bolkow IX, X 9 (2 †) (Caroussel!), Kowal X 8 (4 †), Warnin, Vietzow XII (4 †), Muttrin XII 12 Famil. (5 †), Cösternitz XI 3 Famil. (2 †), 6 Orte vereinzeltes Auftreten.	Ld. Tietzow III, Gr.-Tychow I—III und X—XII, Zarnefanz VI 9 F., Lasbeck VII (Lehrer-Kind), dauerte bis XII, 38 F. (mit 10 †), Lenzen IX ? F. (2 †), Camissow X 4 F. (2 †), Alt-Sanskow IX 4 ? F. (3 †), Grüssow XI 3 F. (2 †).

Die Erscheinungen des Scharlachs in der Kreisstadt selbst waren durchgehends vereinzelte; der Monat des hauptsächlichsten Auftretens hier 1886 Mai, — 1887: I—II, — 1888 unbestimmt. In Polzin ereigneten sich im X 1888 vereinzelte Fälle. Auf dem Lande in den

---

[1] Mittelst der römischen Ziffern (I—XII) sind in diesem Abschnitt die Monate bezeichnet.

letzten beiden Berichtsjahren kein Scharlachfall, dagegen 1886 mehrere leichte Epidemien in Wusterbarth I, II, leichte Epid. Kl. Voldekow III, Vietzow II—V, Retzin III, Quisbernow mit Polzin (Schulschluss).

Masern (aus dem Coesliner Kreise eingeschleppt). In der Stadt war 1886 der zweite Monat derjenige eines stärkeren Masernausbruches, 1887 war neben Belgard besonders das Städtchen Polzin betheiligt, in dessen Schulen im IV 470 Schüler fehlten. 1888 war in beiden Städten die Betheiligung an Masern kaum nennenswerth.

Von ländlichen Masernheerden bleiben zu nennen:

1886	1887	1888
Bulgrin, Pustchow, Darkow, Burzlaff.	Latzig, Gr.-Tychow, Burzlaff, Coesternitz, Kiekow, Zarnekow, Daskow.	Ld. Döbel I sämmtliche Famil., Damen I—II (Lehrer-Kind), Kl.-Crössin III 11 F., Muttrin III, Kl.-Woldekow IV.

Croupöse Pneumonien häuften sich in der Kreisstadt im II und III 1887 und im V 1888 an. Keuchhusten machte sich ebenda 1886 in den ersten Monaten bis V, 1888 sporadisch, dagegen in diesem Jahre in Polzin im X—XII als Epidemie bemerklich. Der Sitz der contagiösen Augenentzündungen war 1886 das Rettungshaus in Kiekow, 1886 die Städte Belgard und Polzin (Schulen) sowie die ländlichen Orte Dimkuhlen, Kowalk, Schmenzin.

Kreis Bublitz. — Abdominaltyphen traten in der Kreisstadt wie auf dem Lande nur ganz sporadisch auf; es werden von ländlichen Orten genannt: Seeger, Drensch, Wogenthin und Alt-Griebnitz. Die Stadt war ferner Sitz der Diphtherie in 2 Zeiten: I. 1886 und Anfang des Jahres 1888; die ländlichen Schauplätze dieser Krankheit waren

1886	1887	1888
Dubbertech I—II 2 (2 †), Crampe II—V 23 (9 †), Bischofsthum III, VII bis VIII) 21 (8 †). Spor.: Hammer, Porst, Grumsdorf, Hohenborn, Ludwigshof, Friedrichsfelde, Gust, Dargen, Drawehn, Goldbeck.	Grumsdorf I, II, IX 22 (5 †), 2 (1 †), Gr.-Satspe I 25 (11 †), II 15 (1 †), III 2 (1 †), Neudorf I 7 (2 †), II 12 (4 †), III 5 (1 †), IV 7, (1 †), Sassenburg III 4 (2 †), IV 4 (2 †), Ubedel VII—XII 11 (8 †), noch 7 Orte mit vereinzelten Erkrankungen.	Curow, Neudorf, Drawehn.

Scharlach befiel die Stadt im II und III, dann nochmals im VIII 1886 (24 F., 3 †), im Jahre 1887 und 1888 nicht mehr. Von 1887 ab waren auch nur 4 ländliche Orte sehr vereinzelt befallen, 1886 besonders die Orte Friedrichsfelde (VII und VIII) und Neu-Griebnitz (XII).

Masernausbrüche hatte die Kreisstadt vom X 1886 ab mit einem Maximum im XII bis in das Jahr 1887 hinein (128 Fam. mit 3 †).

Auf dem Lande waren epidemisch ergriffen:

1886	1887
Carzin (VII—VIII) 33 (0), Neu-Griebnitz IX—XII 18 (1 †), Alt-Griebnitz VIII bis IX 29 (0), Clannin VI—VIII 86 (2), Koppelsberg, Welschberg VIII 15 (0), Theresienhof.	Friedenshof II und III.

Epidemisch — wenn auch gutartig — trat 1886 der Keuchhusten in der Stadt wie auf dem Lande auf; für 1887 wird noch Sassenburg namhaft gemacht. Eine Anhäufung von Pneumonia crouposa fand 1886 in der Weise statt, dass die Wintermonate dieses Jahres sehr stark, die Sommermonate schwächer betheiligt waren, was die städtische Bevölkerung betrifft, — im Jahre 1887 war das Verhältniss umgekehrt: es standen im Winter 39, im Sommer 36 Pneumonie-Erkrankungen zur Buchung. Für das Jahr 1888 ist im speziellen Theil eine besondere Uebersicht eingefügt. — Contagiöse Augenentzündungen nahmen im Jahre 1888 die besondere Aufmerksamkeit in Anspruch; es stellten sich bei der Untersuchung von 796 Schulkindern 379 katarrhalisch-folliculäre und 66 granulöse Conjunctivitiden heraus. — Sporadische Dysenterie-Erkrankungen ereigneten sich im Sommer 1886 in den Dörfern Gust und Goldbeck.

Auch im **Bütower** Kreise machten die Unterleibstyphen nur einen geringen Theil der epidemischen Morbidität und Mortalität aus, indem in Sommin (I 1886) ein Urlauber aus Colberg, in der Kreisstadt (IV 1886) ein aus Stolp zugegangener Händler und im VI bis VIII 1886 einige Insassen bestimmter Häuser an Typhus erkrankt gemeldet wurden.

1887 handelte es sich um 6 städtische, 5 ländliche Fälle (in Pyaschen), — 1888 um 3 der ersteren und um 6 in der Ortschaft Mangwitz, hier hatte das Auftreten der Fälle ganz den Charakter einer Trinkwasser-Epidemie; 2 Brunnen wurden untersucht und in Folge der Untersuchung für die Entnahme von Trinkwasser geschlossen.

Die Verbreitung der Diphtherie war (vergl. den speciellen Theil) in Stadt und Land besonders 1887 eine bedeutende. Von ländlichen Orten waren befallen:

1886	1887	1888
Sommin, Massowitz, Morgenstern, Strussow.	Moddrow, Gr.-Tuchen, Morgenstern, Petersdorf, Tangen, Damsdorf, Polczen I (2 †), Moddrow † mehr, Gr.-Tuchen 5 †, Morgenstern (stark), Polczen (Hausepidemie 5 †), Gersdorf (Lehrertochter).	Moddrow 87 I, Tangen 87 I (2 †), Hygendorf III (5 † in 7 Fam.), Kl.-Tuchen VI (38 Fam. mit 4 †).

Scharlachfieber — noch vom Jahre 1885 im Kreise vorfindlich — hatte ausser in der Kreisstadt 1886 noch in Kl.-Massowitz seinen Sitz. 1887 und 1888 soll allein in der ersteren je ein vereinzelt gebliebener Fall vorgekommen sein. — Sehr verbreitet — aber auch hier im Allgemeinen gutartig — herrschten im Kreise die Masern 1886 monatelang. Von 20 befallenen Ortschaften werden als hervorragend betheiligt genannt (speziell auch wegen der theilweise mehrfachen Schulschliessungen): Gr.-Tuchen, Damsdorf, Zemmen, Trzebiatkow, Moddrow, Kathkow (Ende IV aus Rummelsburg gekommen). 1887 zeichneten sich nur Strussow und Borntuchen durch eine Mehrheit von Fällen aus, — 1888 ereigneten sich solche nur ganz sporadisch. Keuchhusten fing erst von 1887 ab in bemerkbarer Häufung aufzutreten: mehr als unter der städtischen Bevölkerung im Dorfe Morgenstern. 1888 nahm die Krankheit derart zu, dass sie im VI und VII mehrmals in Dörfern das Impfgeschäft beeinträchtigte. (In Damsdorf vom Lehrerhause verschleppt.) Dampen in allen Häusern, Gramenz (2 Kinder des Lehrers), Sommin (4 Lehrerkinder; Confirmanden-Exclusion), Wusseken (stark befallen). Gleichzeitig ereigneten sich in der Kreisstadt 5 tödtliche Keuchhustenfälle.

Croupöse Lungenentzündungen wurden in den ersten Berichtsjahren nur vereinzelt bekannt; 1888 fand in der Stadt während der Monate I, X, XI eine bemerkenswerthe Anhäufung von Fällen statt. — Augenentzündungen grassirten 1887 mehr auf dem Lande, seit Beginn 1888 auch in der Stadt, wo die Hälfte aller Schulkinder katarrhalisch-folliculäre, eine Anzahl von 29 granulöse Conjunctivitis aufwies. Gr.-Tuchen bildete einen Heerd, jedoch von weniger als 10 Fällen.

Der **Kreis Coeslin** hat Typhuserkrankungen fast die ganze Berichtszeit über aufzuweisen gehabt, aber mit einer Sterblichkeit von zusammen noch nicht 30 †. Die Kreisstadt hatte vom I—XI 1886 8 leichte, 3 schwere Fälle, — 1889 drei Hauptepidemien mit zusammen 4 †, — 1888 eine Anhäufung in gewissen Stadtgegenden, die im VIII und X besonders hervortrat, im IV, V und VII nahezu beseitigt schien. In den Monaten IV—IX 1887 und VIII—X 1888 wurden bakterioskopische Trinkwasseruntersuchungen angestellt. Infektion durch direkte Uebertragungen schien bei zwei Hausepidemien nachgewiesen. Auf dem Lande waren betheiligt die Orte:

1886	1887
Cordeshagen, Gr. Moellen, Rogzow, Schwessin, Gr.-Streitz.	Bitziker, Manow, Gr.-Moellen, Rogzow, Schwessin, Wisbuhr (zus. 9 †). Noch 8 Orte hatten Fälle ohne †.

Durch Diphtherie verlor die Kreisstadt in den einzelnen Jahren 10 resp 9 resp 9 †. Die letztgezählten des Jahres 1888 während der ersten 5 Jahresmonate. Ländliche Betheiligung:

1886	1887	1888
Alt-Banzin V, Repkow X—XII, Laase XII, Schmollenhagen XII, Cordeshagen (8 †), Jamund (1 †), Manow (9 †), Schulzenhagen (9 †), Schwessin (2 †), Sorenbohm (8 †), Varchmin (5 †), Wisbuhr (5 †), Wusseken (14).	Cordeshagen (mit 15 †), Geritz (mit 10 †), Passow (mit 13 †), Tessin (mit 25 †), Wusseken (mit 11 †), noch 11 Ortschaften (mit unter 10 † = F.), Parnow, Rossnow, Repkow, Schwemmin, Gens, Barzelin mit vereinzelten Erkrankungen.	Bitziker (3 †), Cordeshagen, Geritz, Passow, Rogzow, Schulzenhagen I bis IV (19 †!!), Tessin, Wisbuhr, Wusseken (je 2 †).

Scharlachfälle wurden registrirt 1886: in der Kreisstadt, in Jamund und Sorenbohm; — 1887 (V und IV) in Wisbuhr; — 1888 in Steglin, Wendhagen, Lassehne (zusammen 12 †). — Ueber die Ausbreitung der Masern von den nordwestlichen Stranddörfern (kleinen Seebädern) des Kreises von Weihnachten 1885 ab und ihren Gang nach O. und S. (Bauerhufen, Nest, Schwemmin, Parnow, Strippow, Wisbuhr etc. findet sich eine ausführliche Erzählung im speziellen Theil. — Keuchhusten herrschte 1886 und 1887 in Stadt und Land, verursachte dort und hier eine recht erhebliche Sterblichkeit und ist ebenfalls speziell geschildert worden. Im Jahre 1888 schien die Stadt befreit, das platte Land verlor noch 18 Kinder. — Die acuten croupösen Lungenentzündungen bilden gerade in diesem Kreise eine sehr erhebliche Todesursache: 1886 in der Stadt 12, auf dem Lande 7,3 %, — 1887: 9 resp. 7,5 %, — 1888: 11 resp. 9 % der Gesammtmortalität. Die Maxima der Anhäufungen fallen meistens in das 4., zuweilen aber auch in das 1. Jahresquartal.

Die Augenentzündungen blieben in epidemischer Form dem Kreise fern; Todesfälle durch Ruhr ereigneten sich 1887 und zwar 6 in Zewelin von VII—IX, 3 in Wisbuhr (IX); Parotitis grassirte im X—XII 1888.

Aus dem **Colberger Kreise** liegt hinsichtlich der typhösen Erkrankungen nur ein unvollständiges Bild vor, da besonders für die Stadt noch eine Absonderung der Gastrotyphen von den gastrischen Fiebern beliebt wird. Doch lässt sich eruiren, dass 1886 Stadt und Land gleichmässig mit je 9 tödtlichen Fällen betheiligt waren. 1887 fand ein bedeutender Nachlass statt (auf je 5 †), 1888 starb in der Stadt 1, auf dem Lande 3. Die namhaft gemachten ländlichen Orte sind: Degow, Bartin, Ziegenberg, Griebow, Roman, Coelpin, Nessin, Siemoetzel und Drosedow. Frühling und Herbst waren die ungünstigsten Jahreszeiten. — An den Bräunekrankheiten betheiligten sich beide Städte, Colberg wie Coerlin, nicht weniger auch das platte Land massenhaft. Von ländlichen Orten sind besonders folgende zu nennen:

1886	1887	1888
Dörsenthin I (3 †), Henkenhagen, Ziegenberg I (spor.), Wartekow II, Plauenthin I (12 F. mit 4 †), Garrin I—II 26 (mit 2 4 †), Damnitz II 22 (mit 2 †), Alt-Bork III, Wobrow III 8 (mit 4 †), Damgardt V (7m it 3 †), Alt-Werder V, Dassow V—VI nebst Rivolsdorf und Neu-Marrin 13 (mit 7 †); angeblich sind später [bis VIII] noch mehrere hinzugekommen, Bartin V, Henkenhagen VII (s. aber oben), Deep IX, Kl.-Pobloth IX, Gervin X, alle sporadisch, Ganzkow X 28 (mit 8 †), Buessow XI, Alt-Quetzin XII.	Lübschow, Gervin, Gandelin, Rivelsdorf, Zürkow, Neurese, Alt-Marrin (4 †), Simoetzel, Dangardt, Cörlin (3 †), Gr.-Pobloth, Degow; noch 7 Ortschaften mit vereinzelten Fällen.	Ganzkow X – XI (ca. 10 Fälle), Griebow II (4 F.), Peterfitz, Claptow I—II (6 †), Schwartow III 12 F. (3 †), Degow II—IV 9 F. (16 †), Stoikow V, Nessin VI, isol. Haus (1 †), Sternin VIII 400 E. (7 †), Drenow IX (Lehrerkinder), Neurese VII (Fam. Epid. 1 †). Rogzow XII.

Scharlach trat 1886 sehr sporadisch und dabei gutartig auf; die Kreisstadt hatte bei 18 Erkrankungen nur 1 †. Die gleiche geringe Mortalität ergab sich 1887, von ländlichen Heerden wird nur Gaudelin genannt. 1888 kamen in das Colberger Stadtkrankenhaus 7, aus der Stadt wurden angezeigt 140 Fälle, die Sterblichkeit belief sich auf 10 †. Von ländlichen Orten betheiligten sich in diesem Jahre Degow, Simoetzel (2 †) und Sternin. Nachdem die Masern aus dem Coesliner Kreise eingeschleppt waren (längs des Küstenstriches hatte sich die Infektion auch nach W. hin verbreitet) entwickelten sie sich langsam besonders in der Stadt, die 1886 nur 15 (0 †) Erkrankungen, 1887 wurden hier nur 8 F. gemeldet. Die namhaft befallenen ländlichen Orte waren:

1886	1887	1888
Henkenhagen III, Damitz X (Lehrerkinder), Neurese XI (leicht), Trienke X—XI 25 (0 †?), Nessin XII 13 (mit 0 †), Schwedt XII (39 von 97 Schulk. krank, mit 0 †).	Gr.-Jestin, Zürkow (Rötheln ?), Wallnow, Schwartow, Büssow (Rötheln), Rützow, Necknin, Alt-Ouetzin.	Colberger Deep, Necknin, Griebow (sämmtlich V).

Unter Keuchhusten litten 1886 nur einige Orte des Plattlandes: In Drenow II 39 (mit 5 †), Henkenhagen (XII 86 bis II 87), im folgenden Jahre auch die Kreisstadt, aber nur unter vereinzelten Erkrankungen, während im Dorfe Poldemin 22 Schulkinder befallen wurden. Dagegen war das Plattland 1888 frei, in der Stadt gelangten 11 Fälle (Kinder von Kurgästen) in Behandlung. Während die granulöse Augenentzündung in der Stadt Colberg nur ganz vereinzelt festgestellt werden konnte, zeigten sich in Coerlin von ihr 16 Kinder (daneben noch 30 von einer leichteren Form) befallen.

Kreis Dramburg. — Ausser der Kreisstadt sind hier das Fabrikstädtchen Falkenburg und das Ackerstädtchen Callies zu berücksichtigen. Die Plattland-Bevölkerung wohnt nächst der des Kreises Rummelsburg hier am undichtesten (29,9 Bewohner auf 1 qkm).

Abdominaltyphus kam in den Städten in allen 3 Jahren vor, und zwar in Callies und Dramburg sehr sporadisch, mit einer markirten Häufung im Frühjahr 1888. In Falkenburg wurde eine hohe Anzahl — unter Voraussetzung richtiger Diagnosen — sehr leichter Fälle gemeldet, deren Auffassung als Typhen der Widerspruch zwischen Erkrankungen (27 resp. 67) und Todesfällen (0 resp. 5) kaum zulässig erscheinen lässt. Von ländlichen Orten wurden als von Typhus heimgesucht Grünow, Pritten, Klebow, Büddow genannt.

Diphtherie setzte sich im Laufe der Berichtszeit nicht nur in den 3 Städten, sondern auch in vielen ländlichen Ortschaften des Kreises völlig fest, so in Clausdorf, Woltersdorf, Schilde 1886, — in Falkenhagen, Janikow, Golz, Virchow (Friedrichsdorf) 1887, — in Dalow und Güntershagen 1888. Die Häufungen besonders auch der Sterbefälle fanden vorwiegend in den winterlichen Jahreszeiten statt. (Die Beschreibung der Epidemien s. im speziellen Theil). — Günstig waren auch für diesen Kreis die Scharlachverhältnisse, da die in Falkenburg gemeldeten (56) F. nur 1 † zur Folge hatten, und die von Callies und der Kreisstadt gemeldeten Ausbrüche sich nur auf wenige gleichzeitige Fälle bezogen. Von ländlichen Orten waren Zuchow, Alt-Körtnitz, Denzig, Giessen und Gutsdorf (das letztere für 1886 und 1887) zu nennen. 1888 war der Kreis in allen Theilen scharlachfrei. — Masern hatte Dramburg und Umgegend 1886 im April in gegen 1000 F. (12 †), Falkenburg und Callies weniger. Die Betheiligung des Plattlandes war gering. (Friedrichsdorf im V — X 1886.) Schon 1887 fanden 0 †† statt, ingleichen 1888. — Keuchhusten trat 1886 als deutliche Nachkrankheit der Masern in den Städten auf, wo er sich auch die beiden Folgejahre hindurch erhielt. Die Zahl der tödtlichen Fälle betrug insgesammt 12. Von ländlichen Orten wird nur Balster (Mai 1887) als besonders betheiligt genannt.

An Lungenentzündungen sind die 3 Städte ziemlich reich; eine grössere Anzahl tödtlicher Fälle brachte das Jahr 1887, weniger die Herbstmonate 1888. — Die Epidemien von contagiösen Augenentzündungen in den Lehranstalten der Kreisstadt 1887 und 1888 werden im speziellen Theil noch eine besondere Darstellung erfahren.

Zu den epidemischen Ereignissen im **Kreise Lauenburg** lieferte der Abdominaltyphus — im Gegensatz zu anderen Kreisen — einen sehr hervorragenden Beitrag; die Kreisstadt blieb allerdings auch hier nahezu unbetheiligt. Dagegen war es die Umgegend von Leba, 1886 auch dieses Städtchen selbst, demnächst die Zigeuner-Kolonie Czarnowske, in welchen erhebliche Typhusausbrüche erfolgten. Eine ebenfalls in diesem Jahre bereits einsetzende Epidemie, die sich aber noch weit in das Jahr 1887 hinüberzog, gruppirte sich um den Ort Schönehr als Mittelpunkt. Hier herrschte die Krankheit noch bis Ende März des eben genannten Jahres, so dass sie bis hierhin 90 Fälle verursachte. Die Mortalität betrug in Leba 2, in den ländlichen Orten (noch Osseken, Neuhof, Charbrow, Speck, — Roschütz, Gnewin, Garzigar, Jannewitz, Buckowin, Neuendorf, Gr.-Boschpol) total 21 ††.

Ausser Schönehr jedoch etablirte sich 1887 noch ein zweiter sehr bedeutender Typhusheerd in dem die Chaussee von Lauenburg nach Leba beherrschenden Dorf Charbrow (ganz nahe an dem die Kreuzung der S N und O W Chausseezüge bezeichnenden Orte Belgard (Lauenburg). Dieser Ort, in welchem ein bei der Untersuchung ganz ausserordentlich verunreinigt gefundenes Teichwasser die Epidemie bis zum 9. Februar 1888 unterhielt, wurde das Centrum für 9 grössere und kleinere Typhusepidemien auf dem Lande (Koppenow, Adl.-Freest, Speck sind besonders zu nennen). Von den 424 Einwohnern jenes Dorfes erkrankten selbst nicht weniger als 112; die Sterblichkeit betrug in dem ganzen Ortschaftenkomplex 29 †, Leba und Czarnowske hatten in diesem Jahre 13, im Jahre 1888 noch 3 †. Als Typhusheerde des letzteren traten noch hinzu: Ober-Comsow, Kgl.-Freest und Zdewen; doch liess die Epidemie an Intensität erheblich nach, so dass die Zahl der Gestorbenen nur noch 4 betrug.

Sitze der furchtbaren Diphtherie-Epidemie der Jahre 1886 und 1887 waren im Kreise — neben den beiden Städten mit zusammen 20, resp. 10 † — am längsten die Orte Lischnitz, Schönehr; — fast alle Standesämter (ausser Bresin und Wierschutzin) waren betheiligt; von den 711 † des Landkreises überhaupt waren hier 155 = nahe an 22 % durch Diphtherie verursacht. Nicht sehr erheblich besserten sich die Verhältnisse im folgenden, entschieden vielmehr erst im dritten Jahre, denn für 1887 ergaben sich als betheiligt:

Lischnitz. Lüblow, Puggerschow, Neuhof, kl. Epid. Von 707 total †: 129 Diphth. = †
= 16,2 % (noch viele Ortschaften, sporadisch fast sämmtliche Standesämter betheiligt.
Max. I–II, Min. VIII—IX).

1888 starben in Lauenburg noch 6, in Leba noch 3. Neben einigen weniger ergriffenen
Ortschaften lieferten Wunneschin, Rosinenhof, Kl.- und Gr.-Lüblow, Sterbenin, Gr.-Schwichow
und Wierschutzin noch 92 †.

Scharlach war ebenfalls in nicht ganz unbedeutender Höhe zu constatiren. Jedoch
begannen die ländlichen Epidemien erst Ende 1886, so dass in diesem Jahre die Gesammtmortalität nur auf 6, 1887 aber sich auf 18, 1888 auf 19 † belief. Der Ort Labuhn und 5
Nachbarorte waren erheblich, Leba ebenfalls, aber doch nur in dem Grade betheiligt, dass dort
1888 1 Kind †. — Die Gesammtzahl der Maserntodesfälle war in den Städten 7 (1886) —
auf dem Lande während des Trienniums 13 resp. 16 resp. 3. Die eigentlichen ländlichen
Heerde der Masern waren Wierschutzin (1886) und Labuhn (1887), dieses als Centrum von
8 noch befallenen ländlichen Orten.

Die Lungenentzündungen zeigten, obwohl im Kreise nicht gerade selten, epidemische
Anhäufungen nicht. Keuchhusten herrschte 1886 auf dem Lande bis zum November in
erheblichem Grade (55 ländliche, 19 städtische †); 1887 und 1888 erfolgte eine bedeutende
Abnahme auf 18 resp. 20 †. 1887 war (im I und II) besonders Leba betheiligt. Die
Erscheinungen der Augenbindehaut-Affectionen waren in sämmtlichen drei Jahren
unbedeutend.

Kreis Neustettin. Die Typhus-Ereignisse waren nicht erheblich. — Der Typhus trat
nicht besonders bösartig, in den Städten deutlich vereinzelt und auch in ländlichen Orten nur
in wenigen Fällen gleichzeitig auf. Namhaft betheiligt erschienen von letzteren:

1886	1887	1888
Pinnow, Buchwald, Persanzig, Hütten, Schneidemühl (7 F.), Kl.-Küdde (aus Arnswalde importirt).	waren es mehr die Städte, sowohl Neustettin, wie Tempelburg, Baerwalde und Ratzebuhr, daneben noch drei Landorte: insgesammt 12 †.	war das zweite Halbjahr befallen, Baerwalde und Ratzebuhr besonders der Sitz; — die Zahl der insgesammt ergriffenen ländlichen Ortschaften 12 (darunter Lottin besonders zu nennen); die Zahl der ††: St. 3, Land 11.

Die Diphtherie-Erkrankungen wurden in den Städten sorgfältig gemeldet:

Neustettin hat deren 98 (16 †), Tempelburg 33 (6 †), Ratzebuhr 20 (3 †), Baerwalde
einige 20 (4 †) im Jahre 1886. Im Jahre 1887 stieg die Zahl der †† in der Kreisstadt
auf 28, in Tempelburg auf 15, in Ratzebuhr auf 8, während sich Baerwalde weniger betheiligte.
Auch 1888 lieferten die Städte noch 29 Diphtherie-††. Die Anzahl der ländlichen Sterbefälle (mit 1886: 149 — 1887: 253 — 1888: 175) vertheilte sich auf die Orte:

1886	1887	1888
Raddatz (10), Flakenheide (10), Storkow (5), Luebgust, Poehlen, Bulgrin, Bewerdiek, Zemmin, Eschenriege, Streitzig, Grünwald, Gr.-Küdde, **Dallenthin**, Patzig (stark VII—XII), Wusterhausen, Orth, Priebkow, Klötzin, Pielburg, Raddatz, Persanzig.	Sparsee, Persanzig, Streitzig, Wurchow, Gissolk, Altenwalde neben 10 weniger stark befallenen Ortschaften.	besonders Naseband, Dallenthin, Mossin, doch hatten die in den Vorjahren befallenen auch noch mehrfach Epidemien, so dass (die kleineren eingerechnet) 30 Orte hier zu nennen wären.

Scharlachfieber zeigte sich in den Städten, besonders im IV. Quartal 1886, in welchem aus den vier Städten 55 F. mit 7 † zur Kenntniss kamen; 1887 fiel das Maximum der Städte auf I—III mit 27 F. (5 †), 1888 wurden in Neustettin und Tempelburg noch 46 F. (aber nur mit 1 †) gemeldet. Die ländliche Betheiligung hielt sich in entsprechenden Grenzen; die Verbreitung war 1886 nur gering, 1887 beschränkte sie sich auf 2, 1888 auf 7 Ortschaften. — Durch Masern wurden nur wenige Sterbefälle herbeigeführt: 1886 in Stadt und Land 13, 1887: 18, 1888: 3. Die Verbreitung war demgegenüber eine sehr beträchtliche, nämlich ausser dem Gebiet der 4 Städte:

1886 in:	1887 in:	1888 nur noch:
Flederborn, Thurow, Schneidemühl, Kl.-Dallenthin, Hammer, Praelang, Wurchow, Flakenheide, Neu-Valm, Zechendorf, Juchow, Kl.-Küdde.	Grabunz (30 F.), Clausshagen (80 F.), Hammer und Schneidemühl (34 F.), Neu-Liepenfier (30 F.), Schwarzsee (mehrere †), Streitzig (43 F. mit 2 †).	Einige Plätze in der Umgegend von Baerwalde (namhaft gemacht: Zülkenhagen).

Keuchhusten war nur in unbedeutender Verbreitung bemerkbar; er verschuldete Alles in Allem 8 †† und beschränkte sich mit wenigen Ausnahmen auf die Städte. — Auf das Verhalten der Augenentzündungen ist in dem speziellen Theile näher eingegangen. Doch verdient hier noch besonders hervorgehoben zu werden, dass der Kreis Neustettin der Sitz einer Anzahl kleiner Dysenterie-Heerde wurde und zwar 1886 in der Kreisstadt selbst, in Ratzebuhr, Sassenburg, Osterfelde, — 1887 in der Kreisstadt, in Tempelburg und Baerwalde, — 1888 in Neustettin Umgebung (Abbau), in Ratzebuhr, wiederum in Osterfelde, in Gramenz, Zuchen und Briesen, — so dass sich eine Summe von 69 gemeldeten Erkrankungen (mit 7 †) ergab. Die Jahreszeit war keineswegs die heisse ausschliesslich, sondern es betheiligten sich 1887 die Monate I—III, 1888 die Monate XI—XII.

Abgesehen von den Bräunekrankheiten herrschten im **Kreise Rummelsburg** durchweg günstige epidemische Verhältnisse. So betrug die Mortalität des Typhus im dreijährigen Zeitraume für Stadt und Land zusammen 14 (wobei 1888 noch eine unzweifelhafte Einschleppung durch beurlaubte Soldaten nachzuweisen war), — die des Scharlachfiebers Alles in Allem 10 (ausschliesslich ländliche: Pritzig, Seelitz, Varzin, Lodder 1886 und erste Monate 1887), — die des Keuchhustens — bei ziemlich erheblicher Verbreitung, aber entschiedener Benignität — 1886: 16, 1887: 3, 1888: 9. Die Zahlen der an Diphtherie gestorbenen Kinder waren dafür aber auch um so höher, indem 1886 auf dem Lande 175, 1887 gar 217 erlagen und erst 1888 die Zahl der Opfer hier auf 78 herunterging. In der Kreisstadt erhielt sich noch im letzten genannten Jahre die Zahl der Diphtherietodten auf 26, nachdem sie einmal von 7 des Jahres 1886 auf 27 des Jahres 1887 hinaufgeschnellt war. Das Maximum der 1886er Fälle fiel auf die Monate III—IV und X—XII, als Heerde waren die Orte Lubben und Treten von fatalster Bedeutung. 1887 waren es die nämlichen, von denen die Diphtherie trotz dauernder und wiederholter Schulschliessungen in die Umgebungen verschleppt wurde. Es bildeten sich neue Heerde in Barnow, Gr.-Volz, Reinwasser; wiederum waren die Monate I—III und X—XI die deutlich charakterisirte Zeit der grössten Verbreitung und Bösartigkeit.

Im Jahre 1888 waren es die ersten Jahresmonate, welche allein die Zeit der grössten Verbreitung repräsentirten; die vorwiegend befallenen Oertlichkeiten waren die Kreisstadt, ihre nächsten Umgebungen und der Ort Bartin. — Einigermassen ähnlich mit ihren Ergebnissen, wenn auch nur 1886 und bei der grossen Verbreitung, welche sie damals annahmen, doch bedeutend weniger tödlich waren die Masern. Sie wurden aus dem Stolper Kreise besonders in die Umgegend von Bartin eingeschleppt, verbreiteten sich hier gewaltig, spätere Centra: Waldow, Wustrow, Reinwasser; — gegen 1887 und während dessen erster Monate noch: Puddiger, Wussow, Chorow, Püstow, Kl.-Schwirsen, Börnen, Georgenhof. 1888 erfolgte das Erlöschen (mit nur noch 2 Todten in der Kreisstadt). Die Mortalität 1886 belief sich auf 107 †, 1887 auf 14 †. — Die croupöse Lungenentzündung häufte sich II—IV 1886 in mehreren Heerden zusammen, von denen die Folgejahre nichts mehr zeigten. — Ueber den Untersuchungsbefund an 60 städtischen Schulkindern in Bezug auf Augenentzündungen s. speziellen Theil.

Der kleine **Kreis Schivelbein** bietet in epidemiologischer Beziehung schon seit mehreren Jahren, speziell auch 1883—85 und noch früheren Berichten ein gewissermassen erfreuliches Bild dar. Was speziell die Typhusverhältnisse anlangt, so belief sich die Sterblichkeit in der Kreisstadt während des Trienniums auf 4, 1, 3 — auf dem Lande 6, 2, 2 — insgesammt auf 18 †, wiewohl 1886 eine ganze Reihe von Ortschaften (Boltenhagen, Lekow, Völzkow, Nelep, Venzlaffshagen, Falkenberg, Kützow, Nuthagen, Klützkow, Wartenstein) vereinzelte Typhuserkrankungen aufwiesen. 1887 konzentrirten sich dieselben mehr in den Orten Friedewald und Labenz. — Ein eingewanderter Flecktyphusfall (s. speziellen Theil) blieb ohne alle weitere Folge.

Von Bräunekrankheiten, unter denen jedoch hier auch ausgeprägte Fälle von Croup zur Konstatirung gelangten, wurde auch dieser Kreis nicht verschont. Abgesehen von der Kreisstadt, in welcher gleich zu Beginn der Berichtzeit eine Schulschliessung der Diphtherie halber nöthig wurde, und welche 1886: 9 — 1887: 25 und 1888: 49 Kinder an dieser Krankheit verlor, waren es vornehmlich folgende ländliche Plätze, welche die Sterblichkeit von 52, resp. 71, resp. 19 † zu erleiden hatten.

1886	1887	1888
Lekow I—IV, Rützenhagen, Teschenbusch-Schlönwitz I, Briesen, Ilsbruch IV, Pribslaff V, Wopersnow VII, Nelep XII.	Neu-Labenz (Epid. Schule?) V—VII—XI, Grössin (inficirte Wohnungen, 21 Fam., 7 †). Von da nach Beustrin und Balsdrey, Karsbaum, Rützow V—VII (je 1 †), Repzin I—IV (je 1 †); noch 17 Orte hatten vereinzelt gebliebene Diphtheriefälle.	Es traten wie in der Stadt so auf dem Lande (Grössin, Gumtow, Neu-Labenz, Nelep, Schwarzsee, Sinzig) neben Diphtherie auch Croupfälle tödtlich auf.

Scharlach war nur 1886 (II—IV) einigermassen verbreitet — in der Stadt und im Orte Simatzig; 1887 in der Stadt weniger zahlreich aber etwas bösartiger; 1888 garnicht. Die Zahl der †† war 1, 2, 0.

Masern verursachten 1886 in der Stadt 229 Erkrankungen, aber nur 3 ††, 1887 nur noch sporadische Erkrankungen (0 †); auf dem Lande waren 1886 im südlichen Theil des Kreises fast sämmtliche Dörfer verseucht; darunter besonders (mit zusammen 10 †) VII—VIII Volzkow. Im N. Balsdrey IV, Schlenzig V, Semerow VI, Schwarzsee VII, Lekow VII—VIII, Falkenberg VIII, Kreitzig VIII, Technow XII. — 1887 fanden Todesfälle in Stadt und Land in Folge der Masern gar nicht mehr statt. Erkrankungen finden noch sporadisch in der Kreisstadt und im Dorfe Technow Erwähnung.

Keuchhusten 1886 mit 6, 1887 mit 6, 1888 mit 1 † beschränkte sich 1886—1888 auf die Stadt und ergriff in den ersten beiden Berichtsjahren ausserdem die Orte Polchlepp, Klemzow, Liepz, Lekow und Semerow.

Eine Anhäufung croupöser Pneumonien wurde 1887 in Schlenzig bemerkbar (I—II). Die Untersuchungen auf infektiöse Augenentzündungen liessen 1888 in der Stadt einige wenige Fälle verdächtig erscheinen. In Ritzig waren die Erkrankungen auf den Lehrer zurückzuführen, der vom II bis IX eine Anzahl Schulkinder angesteckt hatte.

Ausserordentlich ungünstig gestalteten sich von Anfang der Berichtszeit an die epidemischen Einflüsse im **Kreise Schlawe.** Zwar war die Typhusverbreitung eine anscheinend sehr geringe, da nur aus der Kreisstadt und dem Orte Geest eine bescheidene Anzahl Erkrankungen dieser Art gemeldet wurde. Aber schon die Bösartigkeit dieser Krankheit tritt deutlich hervor, da von den gedachten wenig zahlreichen Fällen im Jahre 1887: 8 — 1888: 12 mit Tode abgingen. Angesichts der unablässigen Anstrengungen, ihrer Herr zu werden, geradezu verblüffend ist die Anzahl der tödlichen Bräunefälle schon in den vier Städten (der Kreisstadt, den Städtchen Pollnow, Rügenwalde und Zanow, wobei jedoch das letztere nur gering betheiligt ist), welche sich 1886 auf 56, 1887 auf 45, 1888 auf 66 belief, — geradezu ungeheuer sind aber die ländlichen Sterbeziffern mit 226 resp. 523 resp. 212 ††. Zwischen den Städten fand insofern eine Abwechselung statt, als 1886 Rügenwalde, 1887—88 Pollnow besonders viele Todte hatte. Der Antheil des Plattlandes übersieht sich aus folgender Aufzählung:

1886	1887	1888
D.-Natzmershagen, Scheddin, Rützenhagen, Schöneberg, Jershöft, Neuenhagen, Lanzig (zus. 59 †), Neu-Kugelwitz.	Es wurde sicher eine grosse Zahl von Krankheitsheerden (nach dem Ausdruck des Physikatsberichts) noch „verschwiegen.“ Neu-Kugelwitz I—II (13 Schulkinder †), Grupenhagen III (aus Carzin eingeschleppt), IV (11 †), Latzig III (10 †, im betr. Amtsbezirk von 61 † 43 % an Diphtherie), Kopahn 86 III (einschl. 2 †), Jershöft III (7 †), noch 2 Orte: Crolower Strand IV (10 †), Stemnitz V—XII (13 †); Plötzenhagen, Coccejendorf VII (3 †), Palzwitz, Drosedow VII—VIII (26 F. 5 † resp. 18 F. 7 †), Alt-Järshagen VII—VIII 24 F. (10 †), Beesow VI—XI 45 F. (20 †), Sachshöhe, Alt-Kugelwitz X (2 †), Alt-Krakow 8 F. (6 †), Kuddezow 5 F. (3 †), Borkow 4 F. (4 †), Sydow (30 †).	Martinshagen seit XI (31 † bis II, sporad. F. noch 4 Orte), Wusterwitz II—V (1 †), Stemnitz V—VI (3 †), Schmarsow VII (Hausepid. 2 †), Besow V—VII (4 †), Seebuckow (2 †, Lehrerkinder), Quaesdow, Lantow V—XII 40 F. (15 †), Codezow 9 F. (3 †).

Scharlach. Die Anzahl der am Scharlachfieber erlegenen Fälle betrug 5 resp. 0, resp. 2 in den Städten — 5 resp. 5 resp. 21 auf dem Lande, es hat also in diesem Kreise und zwar unter seiner ländlichen Bevölkerung ausnahmsweise ein Steigen dieses epidemischen Einflusses im dritten Berichtsjahre stattgefunden.

Die ländlichen Orte, welche 1886 besonders befallen waren, gruppirten sich um Pollnow und Schlawe. Im Jahre 1887 waren es z. Th. noch die nämlichen, im Jahre 1888 Quatzow, so dass die Scharlachepidemie im Ganzen einen Zug von N. und W. nach SO. innegehalten hat.

An der allgemeinen Masernverbreitung und Masernsterblichkeit ist der Kreis Schlawe besonders 1886 stark betheiligt gewesen, indem in den vier Städten 32, auf dem Lande 106 Kinder dieser Krankheit erlagen. Auch für diese Todesursache stellte — neben der Kreisstadt — das Städtchen Pollnow ein wesentliches Kontingent; auf dem Lande waren die

Orte: Vitte, Sachshöhe, Symbo, Büssow, Freetz, Kopahn, Petershagen, Pustamin, Schlockow, Alt- und Neu-Paalow, Nitzlin, Rützenhagen, Eventhin und Rügenwaldermünde im Jahre 1886, — 1887 Sydow (und 10 Orte in dessen nächster Umgebung), sowie Rüstow, Cammin und Schwartow besonders betheiligt. In keinem der genannten blieb die Zahl der Erkrankungen unter 80—100, die der †† unter 20—30 zurück. Im Jahre 1888 erscheint dann der Kreis von Masern völlig gereinigt.

Am Keuchhusten starben 8 resp. 2 resp. 2 städtische und 95 resp. 27 resp. 14 ländliche Kinder. Die Verbreitung dieser Infektionskrankheit schloss sich sehr eng an die der Masern an; theilweise sind es genau dieselben ländlichen Plätze, welche als Hauptheerde des ungünstig ausgehenden Stickhustens namhaft gemacht werden. Doch tritt für die Monate I bis III 1887 dazu noch der Amtsbezirk Suckow. — Von croupösen Pneumonien hatte der Kreis nicht hervorragend zu leiden. Der Verdacht einer heerdweisen Häufung derselben erwuchs, als während der Monate V—IX 1886 dem Schlawer Stadtlazareth davon 11 Fälle zugingen. Die tödlichen Fälle von 32—37 pro anno, unter welchen die tödlichen Brustfell-Entzündungen mit verrechnet sind, stimmen in ihrer Zahl mit der früherer Jahre überein.

Die contagiösen Augenentzündungen schienen bei den Untersuchungen 1888 auf eine Familie im Orte Göritz beschränkt.

Neben dem soeben behandelten Kreise gestalten sich vergleichsweise die epidemiologischen Erfahrungen der Berichtsperiode hinsichtlich des (in der vorigen so ausserordentlich verseucht befundenen) **Kreises Stolp** zu einem mässig befriedigenden Bilde. Die Typhen zeigten beziehentlich ihrer Tödlichkeit (11, 11, 5 in der Stadt — 24, 58, 19 auf dem Lande) einen sehr erheblichen, wenngleich nicht absoluten Nachlass.

Die Sterblichkeit des ersten Jahres bezog sich besonders auf die Plätze Dammen und Beversdorf; zurücktretender auf Garde, Mahnwitz, Schmolsin, Vixow, Hohenstein, Rowe, Redlin; — 1887 auf den Flecken Stolpmünde und dessen nähere Umgebungen, welche auch 1888 noch verseucht waren und die grösste Mehrzahl der †† lieferten. Besonders namhaft zu machen sind die Orte Hohenstein, Saleske, Kl.-Sillkow, Redlin, Ueberlauff.

Durch Diphtherie litt die Stadt noch 1886 erheblich, so dass nicht weniger als 81 Fälle, die in den 179 zur Meldung gebrachten Familien, in denen Erkrankungen auftraten, (wohl in mehr als 300 Fällen) behandelt wurden, erlagen. 1887 reduzirte sich diese Zahl auf 37, 1888 auf 7. Gleichzeitig hatte das Plattland 1886 noch 721, 1887 noch 476, 1888 noch 206 Diphtherie-Todesfälle. Es hat sich eben der nämliche verderbliche epidemische Einfluss, welcher 1883—85 in der Stadt allen Bekämpfungsmethoden zu trotzen und aller ergriffenen sanitätspolizeilichen Vorkehrungen zu spotten schien, 1886 und 1887 in gleicher unerhörter Stärke auf das Landvolk übertragen. Wiewohl es vergebliche Mühe wäre, durch Namhaftmachung der zahlreichen befallenen Orte auch nur eine annähernd vollständige Aufzählung zu bewirken (da in mehr als der Hälfte der Epidemien gar kein Arzt herbeigeholt worden ist), — so sollen doch diejenigen Schauplätze genannt sein, aus deren Lage eine Auffassung von dem im Ganzen überzogenen Terrain gewonnen werden kann.

So 1886:	So 1887:	So 1888:
Flinkow, Vietkow I, Glowitz, Holzkathen, Wendisch-Silkow, Hohenstein II, Nippoglense IV, Wobesde, Kl.-Nossin VII, Dünnow VIII, Schwuchow, Kl.-Nossin IX und X, Katkow, Podewilshausen XI, Quackenburg, Sorchow XII.	Stolpmünde, Podewilshausen, Zitzewitz.	Beckel, Gr.-Crien, Lupow, Rowe, Viatrow, Flinkow, D.-Carstnitz, Culsow, Kl.-Silkow.

Die Verbreitung des Scharlachs war eine nicht ganz unbedeutende, die Tödtlichkeit eine mittlere, da in den Städten von ungünstigem Ausgange waren 5 F. (ausschliesslich 1886), auf dem Lande 50, resp. 14 resp. 10 F.

Als durch die Zahl ihrer Erkrankungen ausgezeichnet figuriren:

1886	1887	1888
Flecken Stolpmünde, dann Neumühl, Cublitz, Ulrichsfelde, Hohenstein, Nesekow, Arnshagen, Dünnow, Horst, Müzenow. (Fast sämmtlich in den Mon. VII—XII.)	Klucken, Holzkathen. (Gegen Ende des Jahres.)	Stryckershagen, Saleske, Garde, Crampe.

Masern waren — besonders noch 1886 — sehr verbreitet in allen Theilen des Kreises, ihre Bösartigkeit erwies sich in diesem Jahre noch als ziemlich gross: Von den in der Stadt gemeldeten 390 Fällen † genau 10 % nämlich 39. Die Erkrankungsziffer würde sich darnach aus 29 †† auf nur ca. 300 für das Plattland berechnen, war aber zweifellos bedeutend erheblicher, wie denn auch eine lückenhafte Meldung selbst für die Stadt noch immer wahrscheinlich ist. Der Nachlass im Jahre 1887 war für die Stadt (5 †) ein ganz erheblicher, 1888 (0 †) ein absoluter. Die Landbevölkerung war 1887 noch einer Steigerung dieses Krankheitseinflusses ausgesetzt (43 †), während derselbe auch für sie 1888 (3 †) nahezu zum Stehen kam. Einzelne Orte des Plattlandes hinsichtlich der Masern-Infektion zu nennen, wäre zwecklos, da die letztere keinen ersichtlichen Gang innehielt (wahrscheinlich weil der Kreis von Schlawe und von Rummelsburg und Bütow, vielleicht noch vom O. (Lauenburg) her, mindestens aber von W und S 1886 gleichzeitig mit Masern verseucht wurde). Für das Jahr 1887 soll sich die Zahl der hervorragend inficirten ländlichen Plätze auf 18 belaufen haben. Völlig frei von Keuchhusten blieb seit 1886 die Stadt Stolp, während die Landbevölkerung daran 70, resp. 58 resp. 23 Kinder verlor. Als hervorragende Schauplätze dieser Krankheit wurden ermittelt: Dammen, Beversdorf, Birkow, Crampe, Criewen, Cublitz, Raths-Damnitz, Lüllemin, Rützow, Sorkow und besonders auch Stolpmünde (während der Sommermonate).

B. Spezielle Darstellung der Gesundheitsverhältnisse.

1. Infektionskrankheiten.
   a. Cholera.
   b. Pocken.
   c. Typhusgruppe.
   d. Ruhr.
   e. Bräunekrankheiten.
   f. Scharlach.
   g. Masern.
   h. Keuchhusten.
   i. Croupöse Pneumonie.
   k. Tuberkulose.
   l. Kindbettfieber.
   m. Kontagiöse Augenentzündung.
   n. Syphilis.
   o. Zoonosen (Gesundheitsschädigungen durch Thiergifte).
   p. Andere Infektionskrankheiten.
2. Kindersterblichkeit:
Besondere Ursachen derselben —
Ernährungsverhältnisse der Kinder im 1. Lebensjahre —
Haltekinder und deren Beaufsichtigung.
3. Andere Krankheiten.

1. Infektionskrankheiten.

a. Cholera (Cholera Indica).

Wiewohl bereits im Laufe des ersten Berichtsjahres Ereignisse, welche eine Bedrohung durch Cholera in Aussicht stellten, zur Einschärfung der Schutzmassregeln Anlass boten, ist doch weder in diesem noch in den beiden folgenden Jahren innerhalb des Regierungsbezirks ein Fall vorgekommen, welcher auch nur einen bezüglichen Verdacht gerechtfertigt oder einen Arzt zu einer Fehldiagnose veranlasst hätte. Die ausserordentlich geringe Disposition der Bevölkerung zu Brechdurchfällen (im Kindesalter), zu akuten Darmleiden (bei Erwachsenen) dürfte mit Hinblick auf derartige an anderen Orten zu Cholerazeiten nicht selten allarmirende Verwechselungen hier hervorzuheben sein.

Um jedoch in jedem Falle die Fühlung mit den nachgeordneten Behörden sicher zu stellen und jedem Vorkommniss sofort näher treten zu können, welches auch nur den leisesten Choleraverdacht hätte erregen können, wurde die nachstehende Verfügung erlassen:

Coeslin, den 4. Oktober 1886.

Nachdem der Herr Minister der geistlichen, Unterrichts- und Medizinal-Angelegenheiten, Angesichts des erweiterten Ausdehnungsgebietes, welches die Cholera in den jüngstvergangenen Wochen auf europäischem Boden gewonnen, die allgemeinen bezüglichen Erlasse vom $\frac{\text{25. April 1879}}{\text{14. Juli 1884}}$ in Erinnerung gebracht hat, nehme ich Veranlassung, die Kreisbehörden und Polizeiverwaltungen auf folgende, zum Theil bereits in meiner Verfügung vom 31. Juli 1884 hervorgehobenen Punkte besonders hinzuweisen.

Es soll vor Allem jeder, auf eine unvermuthete Einschleppung oder Annäherung der Cholera wirklich hindeutende Vorgang auf's Genaueste amtsärztlich untersucht und schleunigst, event. telegraphisch, hierher gemeldet, im Uebrigen das Melde- und Anzeigewesen genau dem Ministerial-Erlass vom 25. April 1879 entsprechend gehandhabt werden. Hierbei und in allen bezüglichen amtlichen Berichten ist die rückhaltloseste Offenheit geboten.

Gleichzeitig erscheint es jedoch zur Verhütung jeder Beunruhigung nothwendig, die Meldungen wie die etwa zu ergreifenden Massnahmen als rein behördliche Schritte zu behandeln und nicht eher in die Oeffentlichkeit zu bringen, als bis gegründete Anhalte gewonnen sind, die fraglichen Vorkommnisse als im obengedachten Sinne gefahrdrohende zu betrachten. Ein besonderer Werth ist darauf zu legen, dass die Vorsitzenden der Sanitäts-Kommissionen sich in voller Kontinuität hinsichtlich der lokalen Missstände erhalten, welche in den von mir im Sommer des vorigen und des laufenden Jahres angeordneten ausserordentlichen Sitzungen der städtischen Sanitäts-Kommissionen zur Besprechung gelangt sind. Falls (wie bei verdächtigen Krankheitsfällen selbstverständlich) an einem Platze die Sanitäts-Kommission zusammentritt, wird ferner die Frage nach der Beseitigung der oben erwähnten Missstände in den Vordergrund der Diskussion zu stellen und in diesem Sinne — ebenfalls schleunigst — an mich zu berichten sein.

Die Herren Landräthe ersuche ich ergebenst, den in dieser Verfügung angedeuteten Direktiven auch auf dem platten Lande rechtzeitig eine prompte Ausführung zu sichern.

Der Regierungs-Präsident.

b. Pocken.

An Variola oder Variolois ist während der Jahre 1886, 1887, 1888 im Bereich des Regierungsbezirks Niemand gestorben oder erkrankt. (Einige aus dem Neustettiner Kreise Mitte 1887 und aus dem Bütower und Belgarder Kreise 1888 gemeldete Fälle von Varicellen entbehren jeder Bedeutung.)

Noch im vierten General-Sanitätsbericht war eine — allerdings ganz beschränkt gebliebene — kleine Epidemie mit 20 Erkrankungen und 4 Todesfällen zur Beschreibung gelangt, die sich im Lauenburger Kreise abgespielt hatte. Ihr Ursprung durch Einschleppung

Seitens einer umherziehenden Tagelöhner-Familie in einem Dorfkrug war so klar, dass eine verdoppelte Aufmerksamkeit auf derartige vagirende Familien voll gerechtfertigt schien. Allerdings gaben auch, was die benachbarten Regierungsbezirke anlangt, nicht Pocken, sondern (zwei Male) dort ausgebrochener Flecktyphus die Veranlassung, eine dauernde Achtsamkeit auf kranke Vaganten und Reisende den nachgeordneten Behörden besonders einzuschärfen.

Die auf die Pocken-Statistik, auf die Konstatirung und sofortige Meldung von Pockentodesfällen, auf die Einführung der animalen Lymphe und auf die Beachtung und Meldung etwa auftretender Impetigo contagiosa bezüglichen Erlasse und Instruktionen, wie sie von höherer Stelle ergingen, wurden durch Spezialverfügungen insinuirt und nach Bedürfniss durch Anweisungen an die Standesbeamten, Amtsvorsteher, besonders die beamteten und Impfärzte verdeutlicht.

(Dieses Material bildet den Inhalt der Anlage No. IV).

Die dem vorigen Bericht einverleibt gewesenen Tafeln über die Impferfolge und Impfschädigungen, die Honorare der Impfärzte sind diesmal nicht wiederholt; auch ist von einer vollständigen Wiedergabe der sämmtlichen Impfungen und Wiederimpfungen in tabellarischer Zusammenstellung Abstand genommen und dafür im Text das vergleichsweise ein allgemeineres Interesse darbietende Material zur Berücksichtigung gelangt. In der Eintheilung der Impfbezirke ist, wie sich aus dem in extenso mitangelegten Tableau ergiebt, eine Aenderung nicht eingetreten. Unter den 41 Impfbezirken ist der Impfbezirk Stolp mit (nach der Volkszählung von 1885) 75 965 Bewohnern der weitaus grösste, der Impfbezirk Reinfeld, Kreis Belgard, mit 3 433 Bewohnern der kleinste. Im kombinirten Impfbezirk Stolp-Lupow betrug die Zahl der Ortschaften 213, die der Impfstationen 65: die Impfbezirke Coeslin und Colberg (Städte) umfassten dagegen nur je eine Ortschaft und bildeten je eine Impfstation. Die Zahl der Impfstationen des Kreises Schivelbein beträgt seit 1884: 19. — Im Dramburger Kreise ist (laut Beschluss des Kreisausschusses) jede Ortschaft Impfstation; derselbe zählt sonach 59 Impfstationen auf 59 Ortschaften.

$$\text{Von } \begin{Bmatrix} 17\,911 \\ \hline 19\,471 \\ \hline 19\,289 \end{Bmatrix} \text{ impfpflichtig gebliebenen kleinen Kindern sind } \begin{Bmatrix} 15\,926 \\ \hline 17\,704 \\ \hline 17\,372 \end{Bmatrix} =$$

$$\begin{Bmatrix} 85{,}1\ \% \\ \hline 94{,}0\ \% \\ \hline 90{,}2\ \% \end{Bmatrix} \text{ mit Erfolg geimpft worden.} \quad (1885: 91{,}9 \ — \ 1884: 91{,}3\ \%.)$$

Ohne Erfolg wurden geimpft:

$$\text{zum ersten Mal } \begin{Bmatrix} 619 \\ \hline 384 \\ \hline 526 \end{Bmatrix} (1885: 340),$$

$$= \text{ zweiten } = \begin{Bmatrix} 185 \\ \hline 18 \\ \hline 51 \end{Bmatrix} (1885: 12),$$

$$= \text{ dritten } = \begin{Bmatrix} 8 \\ \hline 11 \\ \hline 9 \end{Bmatrix} (1885: 6),$$

$$\text{mit unbekanntem Erfolge } \begin{Bmatrix} 98 \\ \hline 121 \\ \hline 90 \end{Bmatrix} —$$

gegenüber 51 des Jahres 1885 und 98 im Jahre 1884. Hiernach hat sich sowohl die Zahl der ohne Erfolg geimpften Kinder sehr bedeutend (um 554) als auch die der Nachschau entzogenen Erstimpflinge nicht unwesentlich (um 47) vermehrt.

Die meisten Fehlimpfungen hatten aufzuweisen die Kreise:

1886	Misserfolge des Gesammterfolges	der im Kreise erzielten Resultate
Schlawe	1,67 %	12,8 %
Stolp	1,75 =	8,7 =
Coeslin	1,09 =	16,5 =
1887		
Schlawe	0,79 =	5,3 =
Coeslin	0,35 =	4,3 =
Colberg	0,33 =	3,9 =
1888		
Rummelsburg	0,188 =	2,3 =
Bublitz	0,140 =	3,6 =

Die besten Erstimpfungs-Resultate hatten dagegen die Kreise Bütow (1887) und Schivelbein (1888) mit 0 % Misserfolgen, — Bublitz (1887) mit 0,14 % Misserfolgen, — Dramburg (1887) mit 0,36 % und Coeslin (1888) mit 0,46 % Misserfolgen.

Dagegen stehen sämmtliche Ergebnisse des Jahres 1886 hinter den in den beiden nachfolgenden wie hinter die in den Vorjahren verzeichneten weit zurück und zwar dem grösseren Theil nach lediglich in Folge der erstmaligen, ausgedehnteren Anwendung animalen Impfstoffs.

$$\text{Von } \begin{Bmatrix} 15\,094 \\ 15\,551 \\ 14\,915 \end{Bmatrix} \text{ impfpflichtig gebliebenen Schulkindern sind } \begin{Bmatrix} 12\,382 \\ 14\,422 \\ 13\,049 \end{Bmatrix} = \begin{Bmatrix} 82,0\ \% \\ 87,1\ \% \\ 87,5\ \% \end{Bmatrix}$$

mit Erfolg geimpft worden. (1885: 87,3 — 1884: 89 %.) Dagegen ohne Erfolg:

$$\text{zum ersten Mal } \begin{Bmatrix} 1\,131 \\ 1\,022 \\ 866 \end{Bmatrix} \text{ (1885: 1032)}, —$$

$$= \text{ zweiten } = \begin{Bmatrix} 811 \\ 324 \\ 399 \end{Bmatrix} \text{ (1885: 222)}, —$$

$$= \text{ dritten } = \begin{Bmatrix} 126 \\ 194 \\ 159 \end{Bmatrix} \text{ (1885: 85)}, —$$

$$\text{mit unbekanntem Erfolge } \begin{Bmatrix} 84 \\ 97 \\ 55 \end{Bmatrix}$$

gegenüber 74 des Jahres 1885 und 106 des Jahres 1884.

Bei der Wiederimpfung hatten die meisten Misserfolge die Kreise:

1886		
Stolp	mit 4,7 %	des Gesammterfolges
Schlawe	= 3,9 =	= =
Coeslin	= 2,6 =	= =
1887		
Schlawe	= 2,2 =	= =
Stolp	= 2,2 =	= =
1888		
Schlawe	= 4,2 =	= =
Coeslin	= 1,69 =	= =
Belgard	= 1,55 =	= =

Die verschwindensten Misserfolge bei der Wiederimpfung hatten dagegen die Kreise Neustettin, Lauenburg, Schivelbein, Colberg und Bütow.

Noch vor dem Beginn der Impfcampagne wurden jedesmal die zur Sicherung der gehörigen Ausführung des Impfgeschäftes unter dem 6. April 1886 erlassenen Vorschriften und Anweisungen sowohl den Impfärzten und privaten Aerzten, wie den Ortspolizeibehörden zur Kenntniss und Beachtung eingeschärft; ebenso auch die Verhaltungsvorschriften für die Angehörigen der Impflinge in sämmtlichen Kreisen gedruckt, um in ausgiebigster Weise vor den Impfterminen oder doch mindestens anlässlich derselben den die Impflinge begleitenden Personen eingehändigt zu werden. Es enthalten demgemäss auch die meisten bezüglichen Generalberichte der Physiker Notizen darüber, dass den Anweisungen gemäss verfahren worden sei. —

Nach dieser Vorbereitung und nach durchgängig rechtzeitiger Bekanntmachung der öffentlichen Impftermine durch die Kreisblätter begannen diese Termine mit dem Monat Mai jährlich in fast allen Kreisen und fanden ihren Abschluss theils schon früher, theils mit Ausgang des Monats August.

Als Räumlichkeiten für die Vornahme des Impfgeschäfts dienten die vorher besonders einer Reinigung unterzogenen Schulen und die Wohnungen der Gemeindevorsteher und zwar in der Vertheilung, dass überall sonst die Schulen numerisch überwogen, mit Ausnahme des Kreises Schlawe, wo zwischen beiden Arten von Lokalitäten ein umgekehrtes Verhältniss stattfand. Als Wartezimmer räumten die Lehrer vielfach Theile ihrer eigenen Wohnungen ein. Nur ausnahmsweise kamen die Sprechzimmer der Aerzte und noch seltener Gasthöfe als Impflokale zur Anwendung.

Unter Ungunst der Witterungsverhältnisse kamen Klagen 1886 nicht vor; 1887 herrschte in mehreren östlichen Kreisen empfindliche Kälte; 1888 traten im Kreise Schlawe lokale Ueberfluthungen der Chausseen und Wege als direkt hindernde Einflüsse Seitens der Witterung auf. Epidemische Einflüsse, welche das Impfgeschäft hätten beeinflussen können, wurden in sämmtlichen Kreisen — mit Ausnahme von Dramburg, wo sie gänzlich fehlten — auf ihre Bedeutung geprüft; so machten in Belgard (1886 und 1888) Masern, (1886 und 1888) Diphtherie und (1886) Varicellen, — in Bublitz Diphtherie, — in Bütow (1886) Masern und (1887) Diphtherie, — in Cöeslin (1886) Masern und (1886 und 1888) Keuchhusten, — in Colberg (1886) Diphtherie, (1887) Keuchhusten, (1888) Masern und Scharlach, — in Lauenburg (1886 und 1887) Masern und (1886) Diphtherie, — in Neustettin (1886 und 1887) Masern und (1886) granulöse Augenentzündung, — in Rummelsburg, wie in Schivelbein (1886) Masern, — in Schlawe (1886) Scharlach, Diphtherie, Masern und Keuchhusten, (1887 und 1888) Diphtherie, — in Stolp (1886 und 1888) Diphtherie und (1886) Keuchhusten — Anspruch auf sorgfältige Erwägungen, nach deren Ergebniss im Belgarder, Bütower, Colberger, Stolper an je einem Orte, — im Lauenburger, Rummelsburger, Schivelbeiner Kreise an zwei, im Neustettiner und Schlawer Kreise an mehreren Impfstationen die Ausführung der Impfung um einige Wochen verschoben wurde. Der Kreisphysikus in Schlawe hielt es für angezeigt, in der Umgegend des Ortes Sydow, in welchem während und nach der 1885er Impfcampagne hauptsächlich die Impetigo contagiosa aufgetreten war, einige Ortschaften von dem nächstjährigen Impfplan auszuschliessen. — Eine etwaige Ausbreitung ansteckender Krankheiten durch die Impfung ist nirgends konstatirt worden.

Von 42 Aerzten, welche in der Berichtszeit als öffentliche Impfärzte fungirten, waren beamtete Aerzte 20; hierunter befanden sich die 12 Physiker sämmtlicher Kreise und 8 Kreiswundärzte (2 kommissarische). Von den 19 bis 22 Privatärzten, welche zu Impfärzten Seitens der Kreise bestellt worden waren, fungirte der grössere Theil gleichzeitig in kommunalärztlichen Stellungen. Irgend welche Klagen über Mangel an Pflichterfüllung sind gegen die Impfärzte beider Kategorien von keiner Seite angebracht worden.

Das energische Vorgehen, welches schon seit einigen Jahren den Kreislandräthen gegenüber den Ortspolizeibehörden, die bei Aufstellung der Impflisten Lässigkeit oder Säumigkeit bewiesen, besonders zur Pflicht gemacht worden ist, hat die gute Folge gehabt, dass in 11

Kreisen an der Führung der Impflisten gar keine Ausstellung zu machen war, und nur im Neustettiner Kreise die Abstellung einiger Unordnungen durch den Landrath verfügt werden musste.

Strafmandate gegen säumige Eltern resp. wegen vorschriftswidriger Impfentziehung wurden im Belgarder, Neustettiner, Stolper, Coesliner, Colberger, Schlawer und Lauenburger Kreise (letzteren in maximo mit 9) erlassen und erledigt.

Die Impftechnik hat insofern Fortschritte zu einer einheitlichen Handhabung erkennen lassen, als die öffentlichen Impfärzte sich des Stiches oder der Impfnadel nicht mehr bedienen.

Unter den neu angegebenen Instrumenten ist die „Nickel-Lanzette" mehrfach zur Anwendung gelangt, ohne jedoch ein entschiedenes Uebergewicht gegen die gebräuchlichen (kleinen) Lanzetten zu gewinnen.

Die Zahl der Impfschnitte schwankte zwischen 3 + 3 oder 5 + 5 und 6 oder 8. Die Impfung beider Arme ist dem hartnäckigen Widerstande der Mütter gegenüber aller Orten nicht durchführbar. Bei Wiederimpfungen wurden überwiegend 5 und 6 Impfverwundungen applicirt.

Nahezu völlig durchgeführt erscheint auch die Verwendung thierischer Lymphe, wenngleich seitens einzelner Impfärzte im Dramburger und Neustettiner Kreise noch einige Posten humanisirter Lymphe mit alterprobten sehr günstigen Ergebnissen zur Verwendung gelangten. Einer steigenden Beliebtheit erfreut sich unter den Lieferungsquellen für Thierlymphe die Lymphebereitungs- und Versendungsanstalt von Pitschke in Gerbstädt; daneben wurde Krückmann in Neukloster, die Lymphbereitungsanstalt von Chalybaeus in Dresden, von Risel in Halle, von Pissin in Berlin viel in Anspruch genommen, während Protzen in Elberfeld nur an einen Kreis Lymphe während des Jahres 1888 abgesetzt zu haben scheint. Dass auch ganz vorzügliche Bezugsquellen ausnahmsweise Lymphstoff abgeben, welcher aus zum Theil noch unbekannten Gründen versagt, geht aus den Fehlimpfungen im II. Impfbezirk des Kreises Schlawe hervor, welcher mit seinen mangelhaften Resultaten die Gesammtergebnisse des Kreises und des Regierungsbezirks in ungünstiger Weise herabgedrückt hat. — Der Kreisbericht meldet hierüber: „Die Lymphe war animale Lymph-Pasta und war durch die liebenswürdige Bereitwilligkeit des Vorstehers der staatlichen Lymphebereitungs-Anstalt in Halle, des Physikus R. der Kreisverwaltung gratis geliefert worden. — Dieselbe war rein und selbstverständlich unverdächtig; der Erfolg war überall ein vorzüglicher, mit Ausnahme des Bezirks Schlawe II. Dr. M., der Impfarzt in diesem Bezirke, hatte sowohl bei Vaccinanden, wie Revaccinanden absoluten Misserfolg, d. h. nur bei drei Impflingen und einem Wiederimpfling war schwacher Erfolg zu konstatiren. Es muss angenommen werden, dass die Lymphe auf dem Transport von Halle nach hier, vielleicht durch Temperatureinflüsse verdorben ist, da einerseits der Lieferant angiebt, dass von dem Kalbe, welchem seine Lymphe entnommen, nur dies Lymphquantum wirkungslos verimpft worden ist, andererseits aber wieder Dr. M. seit 15 Jahren Impfarzt und mit der Technik der Impfung völlig vertraut ist."

Trotz des erheblichen numerischen Ausfalles an Impfresultaten in diesem vereinzelten Bezirk übertreffen die Gesammtergebnisse, welche mittelst animaler Lymphe im Jahre 1888 erzielt wurden, die des Jahres 1886, in welchem hier zuerst in beträchtlicherem Umfange solche Lymphe zur Anwendung kam, ganz bedeutend und stehen auch den jüngsten verhältnissmässig sehr günstigen Ergebnissen des Jahres 1887 keineswegs nach. Klagen über ungleichmässige Wirkungen der Lymphe, wie sie sich früher wiederholt erwähnt fanden, sind — abgesehen von dem oben behandelten vereinzelten Vorkommniss — in den Kreisimpfberichten nicht mehr zur Erwähnung gebracht. Bei der Mannigfaltigkeit der Bezugsquellen für thierische Lymphe, welche fast ausnahmslos zuverlässigen Impfstoff in sich gleichbleibender Güte producirt und versandt haben, gewinnt die Ansicht immer mehr an Boden, dass die Controlmassregeln für diese Seite der Impfanforderungen genügend sind, und dass auch die Technik während der jüngsten Jahre eine bedeutende Entwickelung nach dem Ziele durchgemacht hat, Misserfolge möglichst zu vermeiden. Wissenschaftliche Beobachtungen hat (wie seit einer Reihe von Jahren so auch für 1886 bis 1888) der Kreisphysikus (Sanitätsrath Dr. Friedlaender) in Lauenburg seinem Impfbericht einverleibt. Die 1886 zur Prüfung gewählten Themata bezogen sich auf die Frage, ob nicht die Bauchgegend der Kälber zur Anbringung der Impfpusteln ungeeigneter sei, als andere vor Druck und Unsauberkeit besser zu schützende Körperstellen (die Flanken), — 1887 auf die Feststellung der Veränderungen, welche Kälberlymphe eingeht, wenn sie mit Glycerin, mit Lanolin, Oleum Ricini und Eucalypti, mit Paraffin, Naphthalin, Jodoform, Fel Tauri, Mastix, Kaliseife und Spiritus dilutus in verschiedenen Verhältnissen gemischt wird. — Die im Jahre 1888 vorgenommenen Untersuchungen erstreckten sich auf die Haltbarkeit der aus verschiedenen Bezugsquellen stammenden Lymphe gegenüber dem Einfluss der feuchten und trockenen Luft und auf die Vorzüge resp. Nachtheile der consistenteren und verdünnteren Lymphe-Sorten. Die Ergebnisse sind so mannigfaltig und setzen eine so detaillirte Rekapitulation voraus, dass von einer solchen ohne besonderen Anlass an dieser Stelle zunächst Abstand zu nehmen war. Impferkrankungen ernsterer Art oder gehäuften Auftretens sind im Jahre 1886 gar nicht vorgekommen. Stärkere Pustelentzündungen, leichte Haut- und Drüsenentzündungen, einige Tage sichtbar gebliebene Röthungen wurden ganz vereinzelt in den Kreisberichten über Bublitz, Coeslin, Lauenburg, Rummelsburg und Stolp, ein mittelstarkes Erysipel in dem aus Bütow, einige Ekzeme in dem aus Stolp erwähnt. Ein Todesfall hat nicht stattgefunden.

Impetiginöse Ausschläge wurden, wie bereits oben hervorgehoben werden musste, nirgend beobachtet; ebensowenig Rothlauf, Entzündungen und Eiterung des Unterhautzellgewebes, Verschwärung oder brandige Beschaffenheit der Impfpusteln, Blutvergiftungen chronische Hautausschläge oder irgend welche auf Uebertragung von Syphilis deutende Erscheinungen. Wegen konstitutioneller Krankheiten wurden zwar in sämmtlichen Kreisen geringe Prozentsätze solcher Kinder, welche sichtlich an Skrophulose oder atrophischen Zuständen litten, von der Impfung einstweilen zurückgestellt.

Dazu gesellten sich im Coesliner ganz ausnahmsweise (in keinem sonstigen Bericht wird ein zweiter Fall erwähnt) der Verdacht auf konstitutionelle Syphilis einmal; in dem nämlichen Kreise einige wegen Rachitis, — im Bütower und Stolper Kreise einige wegen Verdachts auf Tuberkulose zurückgestellte Kinder.

c. Typhusgruppe. Unterleibstyphus.

Wenn bereits 1885 ein wesentlicher Nachlass des Abdominaltyphus sowohl hinsichtlich der Verbreitung als hinsichtlich der Tödtlichkeit festgestellt werden konnte, so zeichnet sich die Berichtsperiode 1886—1888 durch ganz ausnahmsweise günstige Verhältnisse in Bezug auf diese Krankheit aus.

Unter der Bevölkerungsgruppe von 20—50 Jahren betrug im ganzen Regierungsbezirk die Typhussterblichkeit 1886: 53 in den Städten, 138 auf dem Lande;

$$1887: 52 \; „ \; „ \; „ \quad 100 \; „ \; „ \; „$$
$$1888: 38 \; „ \; „ \; „ \quad 64 \; „ \; „ \; „$$

insgesammt 143 + 302 = 445 während der 3 Jahre.

Stark betheiligt war im Jahre 1886 allein der Kreis Lauenburg, in dessen nördlichen und östlichen Theilen nach Massgabe der im vorigen Abschnitt genannten Ortschaften fast das ganze Jahr hindurch Typhusheerde bestanden. Aetiologisch interessant war die Art, in welcher sich verwahrloste Trinkwasserverhältnisse und Verschleppung resp. direkt erwiesene Ansteckung in die Vermehrung der Fälle theilten.

Kleinere Epidemien wiesen die Kreise Colberg (Stadt und Land, besonders auch die Kreisstadt), Neustettin, Schivelbein und Stolp auf; im ersteren waren es 6, in Neustettin 7, in Schivelbein 10 ländliche Orte, welche mit einer grösseren Anzahl von Kranken, aber nur wenigen Todesfällen betheiligt waren. — Im Coesliner Kreise gruppirte sich die Epidemie in der Weise, dass neben 8 leichten und 3 schweren Fällen (1 † in der Kreisstadt) noch die unmittelbar in der Nachbarschaft derselben, nach dem Ostseestrande zu belegenen Ortschaften (5 an der Zahl mit 10 †) betheiligt waren; doch schleppten sich hier auf dem Lande Erkrankungen von verschiedener Schwere vom Februar bis November hin. Noch sind als mittelschwere Ausbrüche die in Falkenburg (Dramburger Kreis), an mehreren ländlichen Orten des Kreises Schlawe, die zusammen 17 † hatten, hier zu nennen, während die sonst oft und schwer vom Typhus betroffene Stadt Schlawe nur 3 Todesfälle aufweist. Ganz vereinzelte Fälle traten in einigen ländlichen Ortschaften der Kreise Bublitz, Bütow, Dramburg (zwei Heerde im September und Dezember) Rummelsburg auf. Die Stadt Stolp hatte 11 Todte, aber angeblich nur 28 Erkrankungen.

Auch im Jahre 1887 verhalten sich die Kreise Bublitz, Bütow und Rummelsburg nahezu refractär gegen den Abdominaltyphus und in gleich günstige Verhältnisse kommen noch die Kreise Coeslin, Neustettin, Schivelbein und Schlawe. Alle diese weisen nur ganz sporadische Erkrankungen oder kleine Hausepidemien mit sehr geringer Tödtlichkeit auf; nur in der Stadt Bütow selbst stieg (bei 3 †) die Zahl der Erkrankungen auf 6. Auch in Colberg erhob sich in der Kreisstadt, wie im ganzen sonstigen Kreise die Zahl der Typhustodten auf nicht über je 5, was seit vielen Jahren — besonders für Colberg Land — als niedrigste Ziffer gelten kann. Das Hauptinteresse concentrirt sich sonach auf den Lauenburger, Dramburger und Stolper Kreis, von denen — und zwar vorwiegend mit der plattländischen Bevölkerung — der erste in der Höhe von 42, der Dramburger in der Höhe von 8, der Stolper Kreis mit 69 Typhustodten sich auszeichnete. Von diesen gehörten dem Plattlande 29, resp. 8, resp. 58 an und unter diesen letzteren dem Flecken Stolpmünde allein 15 †. Im Lauenburger Kreise liessen sich 9 Heerde unterscheiden, an denen der Typhus (besonders heftig) in der Ortschaft Charbrow, von wo nach fast allen Richtungen hin Verschleppungen stattfanden — in den ersten Monaten des Jahres heftig grassirte. Die Kreisstadt Lauenburg selbst nahm an dem Ausbruch erst von Mitte des Jahres Theil und erlitt dann einen Verlust von 13 Todten. Als erste Entstehungsursache wurde das Wasser des grossen Teiches in Charbrow angeklagt, aus welchem damals noch nahezu die gesammte dortige Bevölkerung ihr Trink- und Nutzwasser bezog.

Im Dramburger Kreise wurden auch aus den Städten (Kreisstadt, Callies und ganz besonders Falkenburg) sehr fleissig Erkrankungen an Abdominaltyphus gemeldet, doch ereignete sich in keiner ein Todesfall. Unter den ländlichen Orten war Büddow der Mittelpunkt, der angebliche Anlass des Ausbruches Verschleppung von einem Begräbniss. 7 ländliche Orte waren hier im Ganzen betheiligt. — Für Belgard lagen die Verhältnisse 1887 so, dass in Stadt und Land 8 Todesfälle zu beklagen waren, an denen sich die Kreisstadt mit 2 † betheiligte, obwohl im Januar, Februar, Mai, September und November Erkrankungsfälle zur Meldung kamen, Polzin war im Oktober, mehrere ländliche Orte im April am fühlbarsten betheiligt. — Die Summe von 102 Typhustodesfällen im Jahre 1888 (statt der aus der Summe von 444 des Trienniums durch Berechnung sich ergebenden 148) zeigt zwar einen günstigen Stand der Krankheit, aber eine relative Befreiung von derselben nur für die Kreise Belgard, Bublitz, Bütow, Colberg, Rummelsburg und Schivelbein, in denen die Gesammtzahl der tödtlichen Ausgänge je 5 nicht überschreitet und für alle 6 Kreise nur 24 beträgt. Von den restirenden 78 Todesfällen lieferte die meisten der Stolper Kreis mit 24 (davon jedoch nur 5 aus der Stadt), ihm schliesst sich der Schlawer mit 12, der Neustettiner mit 12, der Dramburger und Lauenburger mit je 7 — und am nächsten der Coesliner Kreis mit 14 Todesfällen (5 in der Kreisstadt, 9 auf dem Lande) an. In der Stadt Coeslin waren es einige wohlausgeprägte Heerde, welche im Januar, August und Oktober die Mehrzahl der schweren Fälle lieferten, während in den Monaten April, Mai und Juli die Zahl der Erkrankungen auf ein Minimum sank. Bei 2 schweren Hausepidemien schienen Trinkwasser-Infectionen unzweifelhaft nachgewiesen. Die ländlichen Ortschaften, welche an diesem Ausbruch theilnahmen — 14 an der Zahl — waren in unmittelbarer Nähe der Kreisstadt belegen, von ihnen lieferten 8 gar keinen †, die übrigen 6 (die Namen sind im vorhergehenden lokalbeschreibenden Abschnitt einzeln aufgeführt) die 9 Todesfälle. — Im Stolper Kreise gehörten die 19 Todten dem Flecken Stolpmünde (5), demnächst den Orten Hohenstein, Saleske, Kl.-Silkow, Ueberlauf und Reblin an. — Was den Lauenburger Typhusausbruch anlangt, so ist derselbe als der Ausläufer und Endtheil der im Jahre 1885 bereits begonnenen Epidemie zn betrachten. Die Stadt lieferte noch 3, das platte Land 44 F. Doch hörten die Erkrankungen auch nach dem Monat Februar noch nicht auf, obgleich die Sterbeliste von Charbrow am 9. ej. mit dem 20. Todesfall (auf 424 Einwohner) ihren Abschluss erreichte. — Für Dramburg fiel das Maximum der Erkrankungen und der grössere Theil der 5 † (in den Städten) auf den Februar und Mai. Hier wie in Schlawe konnte hinsichtlich der Entstehungsursache nichts Positives ermittelt werden, während für Neustettin der schlechten Beschaffenheit des Wassers mit derselben Bestimmtheit die Schuld beigemessen wird, wie dies für die Coesliner, Lauenburger und Belgarder Epidemien behauptet und — was wenigstens die Ergebnisse der angestellten Wasseruntersuchungen anlangt — auch erhärtet wurde.

Noch c: Typhusgruppe. Rückfallfieber kam in keinem Erkrankungs- oder Todesfalle zur Kenntniss.

Noch c: Typhusgruppe. Flecktyphus. Nach den Untersuchungen über die Flecktyphusmortalität in Preussen von Dr. Simon (D. Vierteljahrsschrift f. öffentl. Gesundheitspflege Band XX), welche die Jahre 1876 bis 1883 umfassen, ist die Betheiligung des Regierungsbezirks Coeslin eine die Westpreussen's und Posen's bei weitem nicht erreichende gewesen. Der Zeit nach betheiligten in 5 (von jenen 8) Jahren sich nur der Kreis Stolp, in 4 der Kreis Neustettin, in 3 Schlawe und Belgard. In 2 Jahren waren Colberg, Schivelbein, Dramburg und Rummelsburg, in 1 Jahre Bublitz und Bütow befallen, während der Kreis Coeslin während jener Berichtsperiode völlig frei blieb. An der Mortalität war mit 3,01—5,00 auf je 10000 Lebende einzig der Kreis Belgard betheiligt; in den Kreisen Colberg, Schlawe, Stolp, Schivelbein, Dramburg und Neustettin betrug die Sterblichkeit 1,01—3,00 und in den nicht soeben aufgezählten Kreisen war sie unter 1,00 oder 0 auf 10000 Lebende. Dies war die Lage bis Ende 1883.

Während im IV. Generalbericht (Seite 72—73) neben zwei vereinzelten Flecktyphusfällen eine nicht unbedeutende Epidemie im Rummelsburger Kreise zu schildern war, welche im I. Quartal 1884 46 Erkrankungen mit 10 † umfasste, sind für die Berichtszeit lediglich 4 ganz vereinzelte Flecktyphusfälle in den Kreisen Colberg-Coerlin, Neustettin und Schivelbein zu erwähnen, von denen 2 in der Kolonie Meierei, 1 in Schützenhof, 1 in der Stadt Schivelbein sich ereignete. Die Zeit der Erscheinung waren die Frühlingsmonate des Jahres 1887, mit Ausnahme des Falles Schützenhof, welcher bereits im Januar dieses Jahres spielte. (Die Domaine Schützenhof liegt 10 km nördlich von der Kreisstadt.) Hier ergriff der Flecktyphus in einer Tagelöhnerfamilie 1 Person, den Familienvater, und tödtete denselben. Eine Quelle, aus welcher die Infektion sich hätte herleiten können, wurde trotz der peinlichsten Nachforschungen nicht aufgedeckt. Da der Gestorbene niemals auswärts gewesen war, konnte er sich nur durch Berührung mit einem Durchreisenden angesteckt haben; ein solcher war indess nicht zu ermitteln. Der Bericht an die Centralstelle wurde unter dem 11. Januar 1887 erstattet. Der Fall blieb gänzlich isolirt, da auch aus der Familie niemand weiter erkrankte.

Einen völligen Gegensatz zu diesem in seiner Herkunft immerhin räthselhaften und gänzlich zusammenhanglosen Fall bilden die beiden Fälle in der Kolonie Meierei und der Fall, welcher in Schivelbein angehalten und auf seine Entstehung untersucht wurde. Der Hergang (welcher nach Massgabe der Erlasse vom 19. Dezember 1878 resp. 27. Januar 1880 ebenfalls sofort mit allen Einzelnheiten an die Centralstelle gemeldet wurde) war folgender: Im April 1887, und zwar am 29., kam in Schivelbein ein Bäckergeselle A. von der Arbeiterkolonie Meierei an, welcher sich am 30. April auf dem Polizeibureau krank meldete. Die Diagnose wurde auf Flecktyphus gestellt, daraufhin die Herberge, in welcher er die Nacht zugebracht hatte, desinfizirt und er selbst im Krankenhause isolirt. Der weitere Verlauf der Krankheit bestätigte die Diagnose. Nach seiner Entlassung wurde sein Zimmer im Krankenhause ebenfalls desinfizirt. Es traten keine weiteren Erkrankungen ein.

Der A. war, nach seiner Aussage, früher auf der Meierei beschäftigt gewesen und von dort zu einem Schäfer nach Peterfitz gegangen; hier erkrankte er am 25. April, ging am 28. nach der Meierei zurück und verbrachte dort die Nacht vom 28. zum 29. April.

Anlässlich der von der Polizeiverwaltung in Schivelbein an das Colberger Landrathsamt erstatteten Anzeige fand nun die amtliche Feststellung von 2 Flecktyphusfällen in der Kolonie Meierei statt und zwar einerseits an dem Schlächtergesellen Sch., der dort am 4. April fieberhaft erkrankt war, und andererseits an einem Gärtner H., der mit jenem in einem Zimmer gewohnt hatte und die ersten Spuren einer fieberhaften Krankheit am 29. April zeigte. Sch. hatte mit höchster Wahrscheinlichkeit den später nach Schivelbein gewanderten A. ebenso angesteckt, wie den nahezu am gleichen Tage wie dieser bettlägerig gewordenen H. Es kam also darauf an, den Ursprung der Ansteckung des aus Preussen zugewanderten Sch. zu ermitteln. Aus seinen Erinnerungen konnte derselbe zu diesen Ermittelungen nichts beitragen: er leugnete absolut, mit Kranken seiner Art zusammengetroffen zu sein. Bei den Regierungen, aus deren Bereich Aufenthaltsorte in seinem Wanderpass eingestempelt waren, wurden Nachfragen gehalten; jedoch kamen sowohl aus Frankfurt a. O. (wegen Soldin) wie aus Stettin (wegen Alt-Damm, Freienwalde und Wangerin) nur Nachrichten des Inhalts, dass dort Flecktyphusheerde oder Flecktyphuskranke nicht zur Kenntniss gekommen wären. Dass der Sch. die Krankheit auf seiner Wanderschaft acquirirt, dürfte nach der Inkubations-Berechnung als sicher anzunehmen sein und ebenso, dass sein Vordermann ebenfalls weiter gewandert ist, ohne einen der Orte, wo beide mitsammen genächtigt haben, mit weiterer Ansteckung zu verseuchen. Auch in Peterfitz (s. o.) kamen Fälle, die sich an den A. hätten anreihen können, nicht vor.

Flecktyphusfälle wurden noch von Aerzten vermuthet, jedoch bei der amtlichen Recherche nicht als solche anerkannt, in Falkenburg (April 1886: Sepsis im Wochenbett resp. nach Abort), in Hammerbach, Kr. Belgard (April 1887: Unterleibstyphus), in Ueberlauff, Kr. Stolp (Juni 1888: Unterleibstyphus).

d. Ruhr.

Einige kleine Epidemien von Dysenterie kamen in der diesmaligen Berichtsperiode (im Gegensatz zu den meisten der vorangegangenen) zur Beobachtung. In Gramenz (Neustettiner Kreis) traten im April bis Juni 1888 Ruhrfälle hervor, die schon nicht mehr als ganz sporadische gelten konnten, dazu noch 24 Fälle in 3 Orten der Umgegend, von denen 2 erlagen. Von Juli bis September häuften sich 11 Fälle (mit 1 †) in Ratzebuhr an. Von Oktober bis Dezember machte sich eine Epidemie von Ruhrerkrankungen in einem Neustettiner Abbau (Erkrankungen 5, † 2) bemerkbar, so dass der Neustettiner Physikatsbericht zu einer Summe von 69 Erkrankungen mit 7 † kommt. Auch 1886 hatte man bereits in Neustettin, Adl.-Sassenburg, Ratzebuhr und Osterfelde, — 1887 in: Neustettin, Tempelburg und Baerwalde sporadische Ruhrfälle bemerkt. Völlig vereinzelt hielten sich dieselben in 2 Orten des Bublitzer Kreises (1886) und in 2 des Stolper Kreises (1888), — während der Coesliner Bericht über 1887 in der Nähe der Kreisstadt 2 Orte nahmhaft macht (Zewelin und Wisbuhr), in denen vom Juli bis September des soeben genannten Jahres 6 resp. 3 tödtliche Ausgänge von Ruhrerkrankungen vorgekommen sind.

e. Bräunekrankheiten (überwiegend Diphtherie).

Es hat bereits die allgemeine Darstellung der topographischen Verhältnisse keinen Zweifel darüber lassen können, dass speziell die Diphtherie keinen Kreis und keinen Strich im Regierungsbezirk verschont oder übergangen hat, dass sie die weitaus alle anderen beherrschende Todesursache für · die heranwachsenden Altersklassen darstellt und dass sie eine unverkennbare Neigung zeigt, in den meisten grösseren Orten stationär zu werden. Nur wenn man die Sterblichkeitsverhältnisse der Bräunekrankheiten in Kombination mit denen des Scharlachfiebers zusammen betrachtet, ergiebt sich ein einigermassen tröstliches Bild der gegenwärtig behandelten Berichtsperiode. Während der drei Jahre 1883, 1884, 1885 tödteten nämlich diese beiden Krankheiten 9240 Personen — grösstentheils kindlichen Alters, — während des Trienniums 1886, 1887, 1888 nur 7598: 1642 weniger. Allein dieser Nachlass kommt lediglich auf die geschichtlich genügend bekannte Eigenthümlichkeit der Scarlatina, in gewissen Absätzen ganz plötzlich nachzulassen, so hier statt mit einer Sterblichkeitsziffer von 2564 † im Lauf der ersteren drei Jahre, mit einer solchen von 331 † im Lauf der zum Bericht stehenden aufzutreten. Von der Diphtherie mit Hinzunahme des Croups ist dagegen neuerdings wieder eine Steigerung der Tödtlichkeit, ein Anwachsen der Fälle von 6676 auf 7267 — nicht weniger beträgt der Verlust der drei Berichtsjahre in sämmtlichen Kreisen — zu verzeichnen. Unter diesen Verhältnissen kann die Lage der Sanitätspolizei dieser Krankheit gegenüber nur, wie schon so oft hervorgehoben, als eine trostlose bezeichnet werden, da während aller sechs Jahre die vorgeschriebenen Massregeln überall mit gleicher Schärfe zur Kenntniss und soweit menschenmöglich auch zur Ausführung gebracht wurden. Sicher wird man zu ihnen in eine direkte Beziehung weder das Hinaufschnellen der 1886er Sterbeziffer auf 3046 — 1887, noch aber das Absinken der letzteren bis auf 1544 † während des dritten Berichtsjahres zu setzen berechtigt sein.

Die Hauptschauplätze der Diphtherieausbrüche des Jahres 1886 waren: Belgard (Land) 266 †, Bütow (Stadt und Land) zus. 152 †, Colberg (Land) 145 †, Dramburg (Städte, Kreisstadt und Falkenburg) 163 †, Lauenburg (Land) 155 †, Neustettin (Stadt Bärwalde und Land) zus. 149 †, Rummelsburg (Land) 175 †, Schlawe (Land) 226 †, Stolp (Land) 721 †.

1. Die 13 ländlichen Orte des Kreises Belgard, welche die meisten Todesfälle lieferten, liegen, wie sich aus ihrer Namensnennung im vorhergehenden Abschnitt ergiebt, vorwiegend im südlichen Theil des Kreises. Auf die Zahl der Erkrankten lässt sich ein Schluss machen, wenn man berücksichtigt, wie einige dieser lokalen Epidemien nur 16—18 % Sterblichkeit zeigten. Die vornehmlichste Jahreszeit war der Frühling: April und Mai; doch zogen sich an einzelnen Plätzen — theilweise und Wiederkehr — die Erkrankungen bis in den September, ja bis in den November hin. Die Stadt Belgard hatte in diesem Jahre nur 12 Erkrankungen mit 5 †. Auf dem Lande fanden mehrfach Schulschliessungen statt.

2. In Bütow war die Kreisstadt mit 24, das platte Land mit 148 † betheiligt. Der Zug und die Richtung, welche die Epidemie innehielt, war in nordwestlicher Richtung von der Kreisstadt. Schon im Januar zeigten sich Fälle, vom März ab wurde die Verbreitung eine grosse. Da vielfach die Kinder der Lehrer ergriffen wurden, mussten häufig Schulschliessungen angeordnet werden. Auf die lokale Epidemie im Bütower Schullehrer-Seminar, welche hier erst gegen den Schluss des Jahres um sich griff, beziehungsweise auf die Massnahmen, mit welchen man ihr entgegen zu wirken suchte, wird am Ende dieses Kapitels noch einzugehen sein.

3. Die Stadt Colberg verlor von 51 gemeldeten Diphtheriekranken 19. Von den ländlichen Orten, 22 an der Zahl, welche vom Januar bis zum Mai 145 Kinder verloren, lagen die am schwersten heimgesuchten im SO. des Kreises. Aber auch noch bis in den September und November hinein grassirte die Krankheit an einigen ländlichen Plätzen. Schulschliessungen waren mehrfach erforderlich, mussten sogar in einzelnen Fällen wiederholt werden. Einzelne

Ortschaften — ganz im S. des Kreises belegen — waren nur in Form sporadischer Erkrankungsfälle mitbetheiligt.

4. Von den Dramburger Städten war 1886 besonders das Fabrikstädtchen Falkenburg befallen, aber auch die Kreisstadt und das ganz im S. belegene Ackerstädtchen Callies wurden stark heimgesucht, so dass der Verlust an städtischen Kindern 102 † betrug (fast sämmtlich im Alter von 1—10 Jahren). An den 20 ländlichen Todesfällen betheiligten sich vornehmlich 3 im W. des Kreises belegene Ortschaften, in welchen die Krankheit monatelang stationär blieb.

5. Lauenburg. Die Kreisstadt war mit 14, das Fischerstädtchen Leba mit 6 † betheiligt; eigentliche Epidemien hatten ihren Schauplatz auf dem Lande. Nahezu alle ländlichen Standesämter meldeten Diphtherie-Todesfälle; während sich jedoch die Anhäufungen bei den meisten auf die Monate September und Oktober (wie auch in den beiden Städten) beschränkten, hatten Schönehr und Lischnitz (die hier noch einmal ausdrücklich genannt werden müssen) mit noch 3—4 anderen ländlichen Ortschaften das ganze Jahr von Februar ab Diphtherie-Todesfälle und brachten dieselben auf die Zahl von 145 = 22 % sämmtlicher (711) ††.

6. Während in der Kreisstadt Neustettin 98 Diphtherie-Erkrankungen, darunter 16 mit tödtlichem Ausgange gemeldet werden (in Tempelburg 33 mit 6 †, in Ratzebuhr 20 mit 3 †), erreichte in dem Städtchen Bärwalde die Mortalität 20 †. Unter den ländlichen Orten waren die nach W. (dem Schivelbeiner Kreise zu) belegenen 10 Schauplätze der Epidemie heftig (6 Schulschliessungen) —, die 11 in unmittelbarer Nähe der Kreisstadt und nach S. belegenen milder und kürzer betheiligt. Eine Ausnahme machte hier das (einige Kilometer von Neustettin nordwestlich belegene) Dorf Dallenthin, in welchem von Juli bis Dezember die Seuche sich mit besonderer Bösartigkeit und Hartnäckigkeit hielt.

7. Einen noch nie in solcher Stärke beobachteten Diphtherieausbruch bestand das Plattland des Rummelsburger Kreises in den Monaten März bis April, Oktober bis Dezember 1886 (zwei Epidemien), während die Kreisstadt nur 7 Diphtheriekranke durch den Tod verlor. Am erheblichsten konzentrirte sich die ländliche Epidemie in den nördlich und nordöstlich von der Kreisstadt belegenen Orten und trat theilweise hier so verheerend auf, dass von 41 †† des Dorfes Lubben überhaupt nicht weniger als 31 der Diphtherie zuerkannt werden mussten. Aehnlich lagen die Verhältnisse in Treten.

8. Schlawe- Land: 523 Diphtherie-Todte. Von den Städten war die Kreisstadt mit nur 6, Pollnow mit einigen, Rügenwalde dagegen mit 34 † betheiligt gewesen. Hauptausbruch November und Dezember, zweitheftiger Ausbruch im Mai, dritter Ausbruch im September, so dass eigentlich zeitlich drei Epidemieen zu unterscheiden sind. Hauptschauplatz aller drei Epidemieen war das durch die Kreisstadt, die Stadt Rügenwalde und das Dorf Lanzig markirte Dreieck, Hauptcentrum die diesem Dorf nahe benachbarte Ortschaft Natzmershagen, neben welcher sich 9 Orte in besonders hervorragender Weise betheiligten. Hier wurde bitter über den Mangel an Meldungen geklagt (nur 99 Krankheitsmeldungen waren eingegangen); auch hatte, wie sich bei einer späteren Untersuchung herausstellte, ein gewohnheitsmässiger Kurpfuscher (Geistlicher) in verschiedener Weise Schaden gestiftet.

9. Im Stolper Kreise befanden sich bereits mit Verlauf dieses Jahres Stadt und Land in Bezug auf Diphtherie in einem unverkennbaren Gegensatz. Während die Kreisstadt in den Jahren 1882 bis 1885 enorme Diphtherie-Verluste gehabt hatte, beginnt — etwa nach dem ersten Drittel 1886 — unter den städtischen Kindern sich ein erheblicher Nachlass zu zeigen, während auf dem Lande (mit 721 †) erst in diesem Jahre die Höhe der perennirenden, an die ungeheuerlichsten Seuchenausbrüche reichenden Stolper Diphtherie-Epidemie erstiegen wird. Auch hier handelt es sich wieder um mehrere getrennte Zeitabschnitte: die Monate Februar, April, Juli-August, November-Dezember bieten verschiedene Maxima der Morbidität und Mortalität, wenn man will 4 getrennte Epidemien, dar. Das vollständige Verzeichniss der befallenen Orte, soweit Nachrichten und Meldungen vorlagen, brachte der topo-

graphische Abschnitt: als besonders heimgesuchte Centra seien jedoch hier die Orte: Flinkow, Vietkow, Glowitz, Holzkathen, Silkow, Hohenstein für die erste, — Nippoglense für die zweite, — Wobesde einerseits (NW.), Klein-Nossin andererseits (S.) für die dritte (letzteres auch für die vierte) und endlich Schwuchow, Ratkow, Podewilshausen, Quakenburg, Sorchow für die das Jahr abschliessende (aber auch noch weit nach 1887 hinüberreichende) Epidemie nochmals ausdrücklich genannt. Die Zahl der Schulschliessungen war 16.

Von Klein-Nossin wurde die Krankheit nach dem Bütower Kreise übertragen. — Neben diesen 9 — oder zeitlich auseinandergerechnet 15 — grossen Epidemieen würden Ausbrüche wie in Coeslin Land, Schivelbein Land, Stolp Stadt in von Diphtherie freien Zeiten und Gegenden selbstverständlich interessant und wichtig sein. Sie treten indess sehr zurück dem Obigen gegenüber und wohl noch mehr Angesichts der Diphtherie-Ausbrüche im Jahre 1887. — Es handelt sich Alles in Allem um 3046 Sterbefälle und eine — soweit die Meldungen aus den Städten der Berechnung einen Anhalt bieten — mindestens 6 fache Erkrankungsziffer: also ca. 20000. Die am bösesten betheiligten Gebietstheile sind: mit 568 † Schlawe (Land allein 523), mit 523 † Stolp (Land allein 476), mit 326 † Neustettin (Städte und Land ziemlich gleichmässig), mit 282 † Bütow (Land allein 219), mit 261 † Belgard (Kreisstadt 39, Pollnow und Land 222), mit 244 † Rummelsburg (Land allein 217), mit 192 † Colberg (Stadt und Land nahezu gleich), mit 170 † Dramburg (Land allein 125). — Lauenburg Land, Bublitz Land, Coeslin Land müssen, obwohl die Sterbeziffern auch hier an hundert oder etwas über hundert reichen, schon als minderbetheiligt gelten. Nicht volle 100 Diphtherie-Sterbefälle zählt allein der kleine Kreis Schivelbein (Kreisstadt 25, Land 71 †).

1. Im Schlawer Kreise hatte sich in einzelnen Plätzen die Seuche aus dem Vorjahre herübergeschleppt, so in der Stadt Pollnow, im Orte Neukugelwitz, wo sie in den ersten Monaten hauste. Die Hauptepidemie grassirte indess im März und April auf dem unter 1886 (8) beschriebenen, nordwestlich von der Kreisstadt belegenen Schauplatze an 8 weniger und an 8 sehr stark befallenen ländlichen Orten. Aber auch in südwestlicher Richtung von der Kreisstadt schreitet die Krankheit in heftiger Weise vor; der Amtsbezirk, dessen Mittelpunkt der Ort Latzig bildet, zählte nicht weniger als 43 Diphtherietode unter 61 † überhaupt = 70,2 %. Die Aufzählung der einzelnen Ortschaften im lokalbeschreibenden Abschnitt weist nach, dass bald keine Theile des Kreises ermittelt werden können, die in diesem Jahre von Diphtherie verschont blieben; die Herbstmonate zeigen indess wieder eine Konzentration auf das nordwestlich von der Kreisstadt belegene Gebiet, so dass hier nunmehr die vierte grosse Epidemie ihren Schauplatz findet. An manchen Orten wird die Einschleppung vom Physikus nicht bloss vermuthet, sondern direkt nachgewiesen; am hervorragendsten treten als Anlässe solcher Verschleppungen wieder die noch immer nicht völlig abzuschaffenden Leichenfeierlichkeiten hervor; auch Lehrerkinder sind als Ausgangspersonen für umfangreiche lokale Ausbrüche vielfach bezeichnet.

2. Stadt Stolp hat — mit dem Maximum im April — nur 104 Diphtheriekranke mit 37 †. In Stolpmünde dagegen grassirte die Krankheit mit grosser Heftigkeit in über 80 Familien und mit ähnlicher Heftigkeit in 13 ländlichen Orten, milder in noch 9 bekannt gewordenen (s. Aufzählung im topographischen Abschnitt). Leichenausstellungen und Begräbnissfeierlichkeiten werden auch hier mehrfach der Weiterverbreitung angeschuldigt. Schulschliessungen mussten in 14 Fällen angeordnet werden.

3. Die Stadt Neustettin verlor in zwei getrennten Epidemieen einige 20, Tempelburg in einer Frühjahrs-Epidemie 5, Ratzebuhr in den Monaten Juli bis September 8, Bärwalde das ganze Jahr 1887 hindurch nur einige Kinder an Bräunekrankheiten. Neustettin Land zählte gegen 300 Diphtherie-Todte. Es litten hauptsächlich die zwischen der Kreisstadt und Bärwalde, in zweiter Reihe aber auch die nach O und NO belegenen ländlichen Ortschaften (westpreussische Grenzen). Die Zahl der Schulschliessungen betrug 8.

4. In der Kreisstadt Bütow waren 33, auf dem platten Lande im Kreisbereich 249 †
an Diphtherie zu beklagen. Eine grosse Anzahl von Hausepidemieen fand im W und S
des Kreises in den grössern Dörfern statt. Auch hier machten häufig die Lehrerkinder den
Anfang der Epidemie, was den Erfolg haben musste, dass eine grosse Anzahl von Schulschliessungen unvermeidlich war. Ein Herüberschleppen der Erkrankungen aus dem Stolper
Kreise, wie es im Vorjahre mehrfach wahrscheinlich gewesen war, konnte 1887 nur in zurücktretender Weise stattgehabt haben.

5. Auch für dieses Jahr bleiben für den Kreis Rummelsburg die Orte Treten und
Lubben Mittel- und Ausgangspunkte eines enormen Diphtherie-Ausbruches, der eine Mortalität von 217 Fällen auf dem Lande zur Folge hatte, während sich in der Stadt nur
27 Fälle als tödtlich erwiesen. Die Epidemie klang mit den ersten Jahresmonaten (Januar
bis Ende März) aus, während welcher die genannten Orte allein je 26, resp. 23 Kinder verloren. Die Epidemie würde auf diesem Schauplatze, den mit genannten noch 7—8 Dörfer
bildeten, ihre Endschaft erreicht haben, wenn nicht (infolge von „Aussingen" beim Begräbniss
eines Lehrerkindes) noch eine zweite Epidemie ganz im Süden des Kreises (Mittelpunkt
Reinwasser) in mörderischster Weise ihre Erscheinung gemacht hätte.

6. Kreis Belgard. Die Kreisstadt wurde das ganze Jahr über von Diphtherie nicht
frei und hatte 91 Erkrankungen mit 29 †. Das Maximum der ersteren im Frühlings- und
Herbstquartal, der †† im Herbst und Sommer. 58 Häuser wurden verseucht, davon nicht
wenige wiederholt. 10 Kinder wurden tracheotomirt. Schulen wurden mehrmals geschlossen.
In dreien von den 22 befallenen ländlichen Orten musste der Seuchenausbruch als Fortsetzung
der Ende 1886 dort beobachteten Diphtherie-Erkrankungen angesehen werden. In der Mehrzahl trat das Maximum der Morbidität und Mortalität im April bis Juni, — in einer dritten
Gruppe (SO.) des Kreises dagegen im Oktober bis Dezember ein. Für diese letztere Gruppe
ergeben die Untersuchungen des Kreisphysikus einen bestimmten Heerd: das Dorf Bolkow,
und einen bestimmten Infektionsträger: ein wanderndes Karoussel. An 7 Orten wurden die
Schulen auf längere Wochen geschlossen.

7. Colberg Stadt und Coerlin Stadt waren mit 94, das platte Land des Colberg-
Coerliner Kreises mit 98 Fällen an der Diphtherie-Sterblichkeit betheiligt. Gemeldet waren
in der Stadt Colberg (trotz der recht eingehend gehandhabten Krankenmeldepflicht) nur 179
bezügliche Erkrankungen (eine unzweifelhaft hinter der Wirklichkeit weit zurückbleibende
Ziffer, da die Stadt Coerlin nur 3 von den 94 † lieferte). Die befallenen ländlichen Ortschaften gehörten überwiegend dem W des Kreises an: ca. 10, während 7 bis 8 den Gang
der Krankheit nach O (nach dem Coesliner Kreise hin) markiren. Die dem Kreisphysikus
zugegangenen Ausweise waren in vieler Hinsicht mangelhaft; so notirte derselbe nur 3 Schulschliessungen, während in Wirklichkeit deren 5 Statt hatten.

8. Im Kreise Dramburg waren unter Berücksichtigung der nächsten Umgebungen der
Kreisstadt für diese 130, für Callies 56 Krankheitsmeldungen notirt; die Zahl der tödtlichen
Ausgänge betrug unter Hinzunahme von Falkenburg 45. Auf dem Lande kamen zwei getrennte Epidemien zum Ausbruch, deren erste (Februar) in den Orten Janikow und Golz,
deren zweite (Dezember) in Friedrichsdorf (Virchow und Woltersdorf) ihren Heerd hatte.
Hinsichtlich des Effekts der Schulschliessungen liegen hier Beobachtungen vor, deren Wiedergabe am Schluss dieses Kapitels erfolgen soll.

Neben diesen 16 grösseren und den kleineren 3 Epidemieen der Kreise Lauenburg,
Coeslin, Bublitz (sämmtlich Land) verdient als 20. Epidemie dieses Jahres noch die im Kreise
Schivelbein Erwähnung, welche in Stadt und Land gleichzeitig in der ersten Jahreshälfte
auftrat und hier 71, dort 25 Opfer forderte. Es erfolgte jedoch der Hauptausbruch in der
Stadt erst nach mehrmonatlicher Pause gegen das Ende des Jahres hin. Die Epidemie hielt
im Kreise keinen bestimmten Zug ein, sondern verbreitete sich (wie aus den Namen der
Orte im topographischen Abschnitt hervorgeht) mehr sprungweise. —

Das Jahr 1888 mit einer Diphtherie-Sterblichkeit, die nur 50% der im Vorjahre ermittelten betrug, wies doch noch ganz erhebliche Epidemien auf und zwar die ausgedehntesten und tödtlichsten in den Kreisen Schlawe, Stolp und Neustettin (sämmtlich Land), wo je über 200 † sich ereigneten; die demnächst erheblichen betrafen Bütow Land, Belgard Land und Rummelsburg Land, mit 78 bis 142 †; am wenigsten befallen waren die Kreise Colberg, wo auf dem Lande 68 (Stadt 21), Bublitz (Land 68, Stadt nur 6), Schivelbein (Stadt 49, Land 19), Coeslin, wo zusammen nur 41 †† durch Diphtherie herbeigeführt wurden.

1. Die Stadt Schlawe war mit 36, die anderen 3 kleinen Städte des Kreises mit zusammen 30 Fällen betheiligt; unter den ländlichen Orten ragt als Centrum und wegen besonders gehäufter Todesfälle (31) die Doppelortschaft Alt- und Neu-Martinshagen (südwestlich von der Kreisstadt belegen) hervor. Eine sehr erhebliche Betheiligung weisen aber auch noch mehrere nordwestlich nach dem Stolper Kreise hin belegene Dörfer auf, während sich dieses in den beiden Vorjahren betheiligt gewesene Kreisgebiet nunmehr von der Seuche ziemlich befreit hat. Der Zeit nach lassen sich weder in den Städten noch auf dem Lande getrennte Epidemieen unterscheiden, da in sämmtlichen Monaten Todesfälle erfolgten, am häufigsten um die Mitte des Jahres: Juni und Juli; die Zahl der am entschiedensten betheiligten ländlichen Orte beträgt 13.

2. Unter der städtischen Bevölkerung von Stolp gelangten nur 28 Fälle zur Meldung, was — bei nur 7 † — dem thatsächlichen Verhältniss nahezu entsprochen haben dürfte. Die Hauptsumme der 206 ländlichen Todesfälle entstammte den im N. und O. des Kreises (nach Lauenburg hin) belegenen Ortschaften (etwa 16 an der Zahl), obwohl der W. und S. keineswegs ganz frei war.

3. Der Kreis Neustettin verlor aus seinen 4 Städten 29, von seiner ländlichen Bevölkerung 175 jugendliche Personen in Folge von Diphtherie und Croup. Die Verbreitung war während der Jahreszeiten eine ziemlich ungleiche, besonders auf dem Lande, wo von Januar bis März 6 Orte (vorwiegend nach W. von der Kreisstadt belegen), von April bis Juni 10 Orte (mehr im S.), von Juli bis September 7 ländliche Orte (in verschiedenen Himmelsgegenden des Kreises) und vom Oktober bis Dezember die Umgegenden der Städte Ratzebuhr und Tempelburg betheiligt waren (etwa 9 ländliche Orte). Diese Epidemie war mit Ausgang des Jahres 1888 noch nicht erloschen.

Es folgen auf diese (5—6) Epidemien die der Kreise Bütow, Rummelsburg und Belgard, deren städtische Bevölkerung in den letztgenannten nur unbedeutend, in Bütow in der Höhe von 53 † betheiligt war. Was diesen letzteren Ausbruch anlangt, so handelt es sich um 95 Familien, in denen einzelne Krankheitsfälle auftraten und zwar wesentlich in den ersten 3 Monaten des Jahres (die Maximalbetheiligung fiel mit 24 † auf den Januar); doch hatte auch noch der Juli 7 † aufzuweisen. Unter den ländlichen Diphtherie-Heerden waren einige (Modrow, Tangen) in denen die Seuche nur als Fortsetzung aus dem Jahre 1887 her betrachtet werden konnte. Gegen die Mitte des Jahres nahm die Krankheit einen entschiedenen Zug nach SW. an und verschwand dann aus dem Kreise, ohne in den Nachbarkreis Rummelsburg nochmals überzutreten. — Dieser letztere hatte nämlich seine Hauptepidemie dieses Jahres in den Monaten Januar bis März überwunden, wenigstens was seine südlicheren Gegenden anbetrifft. Im N. kamen (offenbar in Zusammenhang mit den Schlawer Verbreitungsheerden) noch zu späteren Jahreszeiten vereinzelte und mehr lokalisirt gebliebene Ausbrüche vor (Bartin). — Was Belgard anlangt, so erlosch ebenfalls für die Städte, welche überhaupt nur mit 16 † sich betheiligten, die Diphtherie dieses Jahres bereits im ersten Quartal. Auf dem Lande brachten nicht nur die Sommermonate (Juni und Juli) neue Ausbrüche im S. des Kreises, sondern es begann auch in der nächsten Nachbarschaft des Kreises (nach SW. hin) im Spätherbst noch eine neue Epidemie, welche eine der Anfangsepidemien des Jahres 1889 gleichzeitig bildete.

Die Colberger Epidemien waren 1888 überwiegend ländliche; es lassen sich 2 Anhäufungen unterscheiden, von denen die des Frühjahrs ihren Heerd hatte in den östlichen Theilen des Kreises, während die Ausbruchstellen in den Herbstmonaten fast ausschliesslich den südlichen Gegenden des Kreises (nach dem Schivelbeiner hin) angehörten. Hier war es in erster Reihe die Kreisstadt selbst, welche aber nicht bloss von Diphtherie, sondern daneben auch noch in erheblichem Maasse von Croup zu leiden hatte: 49 † = 2,8 % der Gesammtmortalität. Die Zeit dieses grossen Sterbens fiel in die Monate Oktober und November. 9 ländliche Orte hatten zusammen einen Verlust von 19 †. — Die 41 Sterbefälle endlich des Coesliner Kreises vertheilten sich an die Stadt mit 9 (2,3 % der Gesammtmortalität) während der Monate Januar bis Mai, — mit 32 † (davon 25 im Januar bis März) auf 9 ländliche Orte, von denen Schulzenhagen mit allein 19 † nochmals eine namentliche Erwähnung verdient. Die übrigen wolle man im topographischen Abschnitt, auf dessen Details hier einige Male zurückverwiesen werden musste, benannt finden.

Es bleibt noch eine eigenthümliche diphtherische Lokalepidemie zu erwähnen, welche im November und Dezember im Bütower Seminar grassirte. „Schon in früheren Jahren spielten unter den Zöglingen dieser Anstalt diphtheritische Erkrankungen eine nicht geringe Rolle, aber in solcher Häufigkeit waren sie noch nicht beobachtet worden: im November kamen 14 (im Dezember allerdings nur noch 2) in Behandlung. Da nur ein Krankenzimmer vorhanden war, welches höchstens für 3 ausreichte, oft aber gleichzeitig 4—5 erkrankt waren, und die folgenden Tage wieder neue Krankenmeldungen brachten, so entstand eine grosse Verlegenheit, die Kranken sämmtlich unterzubringen, und namentlich die diphtheritischen von den anderweiten Erkrankten (Masern, Rheumatismus, Lungenentzündung) zu sondern. Schliesslich musste die Krankenstube völlig geräumt werden, da sie zu einem Infektionsheerde auszuarten drohte, welcher die ganze Anstalt gefährdete. Die Patienten wurden in ein Reconvalescenten- und ein Arbeitszimmer verlegt, die eigentliche Krankenstube aber Wochen lang gelüftet, ihre Wände und Dielen frisch gestrichen und der Raum durch ergiebige Entwickelung von schwefliger Säure desinficirt. Neue Fälle sind seit Neujahr nicht aufgetreten.

Die Erkrankungen haben sämmtlich einen günstigen Ausgang genommen, weil es in den meisten Fällen zu einem necrotischen Zerfall nicht gekommen ist und ärztliche Ueberwachung von Anfang an stattgefunden hat.

Die Diphtherie ist auch unter den die Anstalt bewohnenden Lehrerfamilien kein ganz seltener Gast. Begünstigt wird ihr öfteres Auftreten durch die hohe, den Winden stets ausgesetzte Lage des Gebäudes und durch die in den Räumen beständig herrschende Zugluft. Welche andern Momente (und ob namentlich die Missstände des Krankenzimmers) dazu mitgewirkt haben, darüber werden noch spätere Erfahrungen zu sammeln sein." Aus Veranlassung der Bütower Epidemie wurde auf eine Verbreitungsweise, welche früher mehrfach beobachtet worden war, mittelst nachstehender Verfügung an den betreffenden Landrath nebst den übrigen Landräthen aufmerksam gemacht:

Coeslin, den 10. März 1888.

Indem ich gern davon Kenntniss nehme, dass die von der dortigen Sanitäts-Kommission zwecks Bekämpfung der Diphtherie-Epidemie erörterten und Seitens der betheiligten Behörden ins Werk gesetzten Massnahmen bis jetzt zu dem gewünschten Erfolge geführt haben, ersuche ich Euer Hochwohlgeboren ergebenst, die geeigneten Vorkehrungen ins Werk zu setzen, um dem gelegentlich des bevorstehenden Umzugstermins drohenden Wiederaufflackern der Seuche rechtzeitig entgegenzuarbeiten.

Gerade vermöge des städtischen Wohnungswechsels werden sehr häufig Bedingungen geschaffen, welche kinderreiche, von der Diphtherie so lange verschont gebliebenen Familien in bedenkliche unmittelbare Berührung mit verseuchten Lokalitäten bringen.

Aehnliche Erfahrungen liegen über Neuerkrankungen vor, welche sich zuweilen unmittelbar im Anschluss an die Wiedereröffnung der Schulen nach den Ferien bemerkbar machen und zu einem nicht unbeträchtlichen Theil auf die Empfänglichkeit der frisch eingeschulten Kinder zurückgeführt werden müssen.

Euer Hochwohlgeboren wollen deshalb die Polizeiverwaltung zu Bütow anweisen, alle stärker durch Diphtherie heimgesucht gewesenen Wohnungen zu ermitteln und, falls dieselben von Familien mit Kindern zum Ostertermin neu bezogen werden sollen, diesem Umzuge eine zweckentsprechende Desinfektion vorausgehen zu lassen. Auch werden die Schulvorstände auf den oben hervorgehobenen Punkt aufmerksam zu machen und in sämmtlichen Schulen vor Wiederbeginn des Unterrichts auf eine recht sorgfältige Reinigung der Klassenzimmer besonders für die jüngsten Altersstufen nachdrücklich hinzuwirken sein.

Coeslin, den 10. März 1888.

Abschrift lasse ich dem Kaiserlichen Gesundheitsamte in Ausführung des Ministerial-Erlasses vom 4. März 1886 ergebenst zugehen.

Der Regierungs - Präsident.

Was die Art der Weiterverbreitung der Krankheit anbetrifft, so war in keinem Falle eine Uebertragung durch den Schulverkehr nachzuweisen. Die Anordnung, dass Kinder aus erkrankten Familien die Schule nicht besuchen dürfen, ist wohl ziemlich strikte durchgeführt worden und konnte es, weil bei den meisten Fällen von Diphtherie Aerzte oder doch wenigstens die Krankenschwestern zugezogen werden. Eine direkte Ansteckung fand in den Familien statt, gewöhnlich waren, wenn ein Kind Diphtherie bekam, nach 3 bis 5 Tagen sämmtliche Kinder der Familie befallen; wurden die Kinder mehr isolirt, so blieben sie zuweilen verschont, zuweilen erkrankten sie nach längeren Zwischenräumen, 7 bis 8 Tagen. Eine Uebertragung durch gesunde Personen schien mehrmals wahrscheinlich, hauptsächlich aber dürfte durch die Infektion der Wohnungen die Krankheit erhalten und verbreitet worden sein, wenigstens erklärt sich durch die Annahme, dass der Krankheitskeim längere Zeit an der Wohnung haftet und wirkungsfähig bleibt, die Art der Weiterverbreitung am leichtesten. Wenn eine Familie ergriffen war, so traten die nächsten Erkrankungen in der Nachbarschaft oder auch in demselben Hause nach 4—8 Wochen ein. Es erkrankten z. B. in einer jüdischen Familie 2 Kinder am 6.—11. VI., ein jüdischer Knabe, welcher später täglich viel in dem Hause verkehrte, erkrankte am 13. VIII., die Wohnung der Eltern dieses Knaben wurde am 1. X. von einer anderen Familie bezogen, welche drei kleine Kinder hatte und dieselben nirgends hingehen liess. Das erste der Kinder erkrankte am 31. X., die beiden andern einige Tage darauf; am 15. XII. wurde in der Familie des Hauswirths ein Kind krank und gleich darauf die übrigen drei. Diese Beispiele könnten noch durch eine Reihe ähnlicher Beobachtungen vermehrt werden.

f. Scharlach.

Tödtliche Ausgänge durch Scharlach ereigneten sich 1886 182, 1887 78, 1888 91. An diesen Sterbeziffern nahmen die Kreise Dramburg und Schivelbein nur mit 1 resp. 3, die Kreise Coeslin und Rummelsburg mit je 10, Belgard, Bütow, Colberg mit etwas über 20, Lauenburg mit 33, Bublitz mit 34, Schlawe mit 38, Neustettin mit 47 und Stolp mit 79 †† Theil. Epidemische Häufungen kamen im Ganzen sieben Male, davon sämmtliche mit einer Steigerung von über 20 † (mit Ausnahme von Schlawe 1888) im Jahre 1886 vor. Diese Epidemien waren:

1. In Stolp (Land) ein deutlicher erkennbarer Ausläufer der Epidemie von 1885. Betheiligt waren — neben dem Flecken Stolpmünde — besonders die Orte Neumühl, Cublitz,

Ulrichsfelde, Hohenstein, Nesekow, Arnshagen, Dünnow, Horst, Wutzenow. In einem Theil derselben pflanzten sich noch in der zweiten Jahreshälfte zahlreiche Erkrankungen fort. — Während des ganzen Jahres kamen dagegen in der Stadt Stolp nur 20 Erkrankungsfälle (mit 5 †) vor.

2. Bublitz (Stadt). Die letzten Scharlachfälle waren vorher dort im Februar 1885 vorgekommen. Die neue Epidemie beruhte auf Einschleppung. Im März 1886 trat ein aus Berlin nach Bublitz überführtes Bäckermeisterkind dort mit den Symptomen einer Nephritis in ärztliche Behandlung. Diese Affektion hatte, (so führt der Bericht des Physikus aus) „sich . nach eingehender Ermittelung im Anschluss an eine in Berlin überstandene Ausschlagskrankheit entwickelt. Die Natur derselben war aber, da sie nur leicht auftrat, ärztlicherseits nicht festgestellt worden. Zweifellos war dies Scharlach gewesen und die Folgekrankheit Nephritis scarlatinosa. Denn Mitte April erkrankte die 3jährige Tochter des betreffenden Bäckermeisters an ausgesprochenem Scharlach, welcher Erkrankung dann die aufgeführten folgten; natürlich begünstigte der geschäftliche Verkehr in dem Hause des Bäckermeisters und das Abholen von Backwaaren die Verbreitung des Scharlachgifts; es liess sich auch feststellen, dass in den Familien, die ihre Backwaaren von dem genannten Bäcker bezogen, die Krankheit zuerst auftrat. Dass die Krankheit jetzt keine grösseren Dimensionen angenommen hat, liegt darin, dass der grösste Theil der Kinder von Bublitz durch die vorjährige Scharlachepidemie durchseucht ist.“

3. Neustettin. Die Kreisstadt war an der im Kreise ziemlich verbreiteten 1886er Epidemie mit 27 Krankheits- und 5 Todesfällen betheiligt, welche sich hier fast ausschliesslich im Januar bis März ereigneten. Eine weit längere Zeit hindurch war Tempelburg verseucht, ohne dass jedoch während des ganzen betreffenden Halbjahres vom Juli bis Dezember die Sterblichkeit über 5 † hinausging. Die Zahl der ländlichen Orte, an welchen sich die sonstigen 13 † ereigneten, wird auf nur 2 angegeben.

4. Die demnächst erheblichste Epidemie ist die im Schlawer Kreise (vornehmlich Land) 1888 beobachtete. Die Stadt betheiligte sich nur mit 18 Erkrankungs- und 2 Sterbefällen; der Rest von 21 † fiel auf 5 ländliche W. und NW. von der Kreisstadt belegene Orte.

5. 20 Todesfälle endlich verursachte die im Neustettiner Kreise näher verfolgte Epidemie, welche schon deshalb als eine von der sub 3 beschriebenen getrennt behandelt werden muss, weil weniger Neustettin, Tempelburg und das Plattland, als vielmehr das Städtchen Bärwalde an derselben betheiligt war. Hier betrug und zwar im Quartal von Oktober bis Dezember die Zahl der bekannt gewordenen Erkrankungen 51, die der statistisch ermittelten Todesfälle 7. Der Rest von 13 Fällen vertheilte sich theils an die oben genannten Städte mit 2 resp. 1, — theils ohne eine heerdweise Anhäufung erkennen zu lassen — in weiten Grenzen über das platte Land.

Die kleineren Epidemien, von denen zwei — nämlich 1886 (6) Bütow (Land) und 1888 Lauenburg Land (7) — mit gegen 20 Todesfällen abschliessen, hatten sehr markirte Centra, nämlich die des Bütower Kreises den Ort Klein-Massowitz, die des Lauenburger Kreises das Dorf Labuhn. Beide gehören nicht den genannten Jahren allein, sondern mit einem bedeutenden Theil ihrer Erkrankungen noch den resp. Vorjahren an.

Mit zahlreichen Scharlacherkrankungen aber nur wenig erheblicher Mortalität sind noch namhaft zu machen: Falkenburg und Callies neben 5 ländlichen Orten Dramburger Kreises; im ersteren Städtchen gelangten 1886 nicht weniger als 56 Fälle zur Meldung; Gesammtmortalität: 1 Fall. — Stadt Stolp mit 2 ländlichen Orten Ende 1887; in ersterer 24 Fälle gemeldet; Mortalität in Stadt und Land 14 †. — Stadt Colberg mit drei in der Umgebung befallenen ländlichen Orten im Juli bis September 1888, in ersterer angezeigt 140 Erkrankungen. Gesammtmortalität: 8 Fälle in der Stadt, 10 auf dem Lande. — Die 1888er Epidemie endlich des Kreises Stolp war eine rein auf das platte Land beschränkte, welche während der Monate Juli bis September — bei recht zahlreichen Erkrankungen — im Ganzen 10 Opfer forderte.

g. Masern.

Das sporadische Vorkommen von Maserfällen begrenzte sich weder in räumlicher noch in zeitlicher Beziehung so scharf, dass jedem einzelnen Kreise oder jedem Berichtsjahre diese mehr folgenlos verlaufenen Erkrankungen genau nachgerechnet werden könnten. Auch trägt zur Verwischung des allgemeinen Bildes von dieser Krankheit noch die Gutartigkeit bei, mit welcher sie vielfach auftrat, so dass selbst numerisch nicht unbeträchtliche Anhäufungen, gegen die selbst Massnahmen ergriffen wurden in Gestalt der Schulschliessungen, bei Mangel eines Todesfalles und bei der Lückenhaftigkeit der ländlichen Krankheitsmeldungen, ohne Spur für die statistische Aufzeichnung vorübergehen. —

Ihrer Gesammtzahl nach stellten sich die durch die Masern verursachten Sterbefälle auf 686 im ersten, 261 im zweiten, 22 im dritten Berichtsjahre, also im Triennium auf 969. Das Jahr 1888 kann umsomehr als ein von Masernepidemien freies Jahr betrachtet werden, als sich die 22 † ganz vereinzelt (bis auf 7 noch der 1887. Epidemie des Belgarder Landkreises zugehörige) bemerkbar machten. — Grosse Epidemien mit über 100 † hatten: Bütow Land, Coeslin Land, Rummelsburg Land, Schlawe Land: sämmtlich 1886. Ihnen schliesst sich die im Landkreise Schlawe 1887 beobachtete Anhäufung (mit 77 tödtlichen Ausgängen) unmittelbar an. Zu einer Zahl von 30—50 Sterbefällen führten die Ausbrüche in Coeslin Stadt (genau 50 †), Schlawe Stadt 1886 (32 †), Stolp Stadt und Land 1886 (39 : 29 †), Colberg Stadt 1887 (genau 29 †), Stolp Land 1887 (43 †). Mithin sind aus diesen grösseren Epidemien 1886 477 ländliche auf 123 städtische, 1887 29 ländliche auf 120 städtische Verstorbene zu verrechnen.

1. Die Bütower Masernepidemie, die zu 16 tödtlichen Ausgängen in der Kreisstadt, zu 117 auf dem Lande während des Jahres 1886 (und in direkter Fortsetzung 1887 noch zu 7 ländlichen) Todesfällen führte, hängt nachweisbar, wie auch ihrem ganzen geographischen Zuge nach, mit der Rummelsburger zusammen (vgl. die einzelnen Etappen in der topographischen Uebersicht). Es waren 20 Ortschaften mit weit über 700 Erkrankungen betheiligt. Schulschliessungen wurden in bedeutender Anzahl, an einigen Orten wiederholt, angeordnet.

2. Die Coesliner Epidemie. — Seiner sonstigen Betheiligung an Masern nach hätte im Jahre 1885 Coeslin ganz übergangen werden können, wenn nicht die wenigen Masernfälle am Schlusse des Jahres in der weiteren Folge eine so fatale Bedeutung gewonnen hätten. Ein Schifferssohn, selbst Schiffer, der vorher 14 Tage in Rügenwaldermünde sich aufgehalten hatte, kam zum Besuch seiner Angehörigen zu Weihnachten nach Bauerhufen, einem Stranddörfchen zwischen Coeslin und Colberg. Ohne dass er Zeichen einer Krankheit verrathen hätte, wurde er später als masernkrank erkannt; leider indess erst, nachdem er sämmtliche Weihnachts- und Neujahrs-Tanzvergnügungen in Bauerhufen und Umgegend mitgemacht hatte. Mit Jahresschluss legte sich ein Theil der jungen Mädchen, mit denen er reichlich getanzt, masernkrank nieder und ihnen folgten rapide die masernempfänglichen, längere Zeit nicht durchseuchten Schul- und jüngeren Kinder der ganzen Umgegend. In mächtiger Ausbreitung durchzog in den ersten 6 Monaten des Jahres 1886 die auf diese Weise begonnene Epidemie den Westen des ganzen Regierungsbezirks unter besonderer Betheiligung der Kreise Coeslin, Schivelbein und Schlawe.

Von diesem letzteren aus begegnete sich die Epidemiewelle mit der sehr bösartigen Epidemie des Stolper Kreises, die in Quakenburg, Labuhn, Lüllemin, Wendisch Plassow bereits den Winter 1885 über geherrscht hatte. Noch ist (mit mässiger Sterblichkeit) als an diesem Epidemie-Ausbruche betheiligt der Kreis Belgard hier mit aufzuführen, in dessen nördlicheren Theilen die Masern an 5—6 ländlichen Orten bis Juni 1886 herrschten.

3. Ausser dieser von W. her ihm zugeführten Masernepidemie hatte der Kreis Schlawe noch eine zweite, wahrscheinlich mit der Rummelsburger zusammenhängende. Es setzte diese im Oktober 1886 frisch in den südlicheren Theilen des Kreises ein und dauerte bis spät in den März 1887 hinein. Ausser dem Centralpunkt (Dorf Sydow, welches allein 24 Todesfälle erlitt, waren noch drei grössere Dörfer (Ristow, Cammin und Schmarsow) durchschnittlich mit über 50 Erkrankungen (4—7 †) und noch zehn ländliche Orte von geringerer Höhe betheiligt. Die Stadt Schlawe hatte jedoch während des ganzen Jahres nur sechs Maserntodesfälle.

4. Während die Epidemie des Coesliner Kreises, soweit sie sich in das Jahr 1887 herüberschleppte, nur noch drei Opfer in vier der Kreisstadt benachbarten Orten forderte und im Februar für Stadt und Land erlosch, machte sich bereits im Vorfrühling dieses Jahres in Colberg eine Vermehrung der Masernfälle geltend. Im September und Oktober dürfte (bei 29 † auf dem Lande, 3 † in den Städten Colberg und Coerlin) die Zahl der Erkrankungen auf reichlich 600 gestiegen sein. Befallen wurden elf Orte, in einigen derselben hat es sich jedoch nach Ausspruch der behandelnden Aerzte nicht um Masern, sondern um Rötheln gehandelt. Die Zahl der Schulschliessungen betrug sieben.

5. Mit dieser Epidemie im Zusammenhange stand die mit ihren total 20 tödtlichen Fällen ziemlich gutartige Belgarder Epidemie des Jahres 1887. In der Stadt Polzin war im April die Anzahl der Erkrankungen eine sehr bedeutende: 470 Schüler fehlten in den städtischen Schulen. In der Stadt Belgard wurde ein ähnlicher Standpunkt im Juni erreicht, als wiederholt Schulschliessungen erfolgen mussten und in 195 Familien masernkranke Kinder vorhanden waren. Doch waren hier wie in den acht befallenen ländlichen Ortschaften schwere Fälle eine Ausnahme, die Rekonvalescenzvorgänge prompt und leicht.

6. Während dieser Frühling- und Sommermonate waren noch die Kreise Dramburg, Schivelbein, Neustettin von Masern überzogen und nicht ganz baar an tödtlichen Ausgängen derselben, besonders der letztere, dessen 18 † sich auf die Kreisstadt, die Städtchen Bärwalde und Ratzebuhr und auf 15—20 (vielleicht aber auch noch eine Reihe nicht namhaft gemachter) ländliche Orte vertheilten. In den Städten war der Sommer, auf dem Lande mehr der Spätherbst und beginnende Winter die Hauptsaison für diesen Masernausbruch. Die Zahl der Schulschliessungen, zu welchen er die Veranlassung gab, betrug hier vier.

7. Der Kreis Schivelbein, welcher 1886 eine seiner verbreitetsten und heftigsten Masernepidemieen durchgemacht hatte, da 292 städtische Schulkinder krank waren, fast sämmtliche Dörfer, besonders im Süden des Kreises (April bis Juni 1886) Theil hatten und nicht weniger als 10 in der Stadt und 32 auf dem Lande erlagen, hatte sich 1887 derart befreit, dass in den ersten fünf Monaten kaum Erkrankungsfälle beobachtet wurden und erst im Juni — wahrscheinlich in Folge von Einschleppung — einige schwerere Fälle (mit sechs tödtlichen Ausgängen) sich ereigneten. Auf dem Lande nahm wesentlich die Ortschaft Technow daran Theil.

8. Stolp hatte als Fortsetzung seiner 1886er Epidemie in der Stadt 1887 noch eine Anzahl Erkrankungen (21) im Januar und Februar, die nicht ganz gutartig gewesen sein können, da nahezu $\frac{1}{4}$ (5) starben. 18 Ortschaften in allen Theilen des Kreises lieferten noch 43 †; — 1888 war der Stadtkreis völlig, das Land soweit befreit, dass nur noch 3 Maserntodesfälle zur statistischen Ermittelung kamen.

h. Keuchhusten.

Die Sterblichkeit in Folge von Keuchhusten und aus demselben entwickelten katarrhalischen Lungenentzündungen betrug im gesammten Verwaltungsbezirk und während des ganzen Berichts-Trienniums 706 — mit der Vertheilung, dass die einzelnen Jahre 397 (1886) 177 (1887) und 132 (1888) partizipierten. Hinsichtlich der örtlichen Vertheilung stehen

Kreise mit grossen Epidemieen solchen die nahezu verschont blieben resp. unter 10 † zurückbleibende Mortalität hatten, gegenüber. Letztere waren Bublitz (1886, 1887, 1888), Bütow (1886, 1887), Colberg (1888), Dramburg (1887, 1888), Rummelsburg (1887, 1888), Schivelbein (1886, 1887, 1888).

In sämmtlichen drei Berichtsjahren waren dagegen an der Keuchhustensterblichkeit betheiligt: Coeslin, Lauenburg, Neustettin, Schlawe, Stolp; vorwiegend 1886 und 1887: Colberg; vorwiegend 1886 und 1887: Belgard, Rummelsburg. Die bedeutendsten Epidemieen waren die in Schlawe Land (1886 und 1887), in Coeslin und in Stolp Land (1886 resp. 1887), in Lauenburg Land (1886), deren Sterbezahlen in den Grenzen von 50 bis 95 † sich bewegten. — 20 bis 27 Kinder verloren: Belgard, Stadt und Land zusammen (1886), Schlawe Land (1887), Stolp Land (1886). Gegen 20 † jedoch darunter, zählten noch Colberg Land (1886), Lauenburg Stadt (1886), Coeslin Land (1887), Stadt (1888), Neustettin Land (1888) und Schlawe Land (1888).

1. Die grosse Schlawer Epidemie war eine echte Winter-Epidemie, deren Anfänge sich bereits in die Herbstmonate 1885 zurück verfolgen lassen. Neben der Kreisstadt war das Plattland in sehr grosser Ausdehnung betheiligt, so dass sich, besonders wenn man die grosse Indolenz des Landvolkes berücksichtigt, bestimmte Verbreitungsbezirke kaum, einzelne Ortschaften, ohne Irrthümer zu begehen, noch weniger eruiren lassen. Eine völlige Befreiung des Kreises fand zu keiner Jahreszeit statt; doch scheint sich die Epidemie mit dem Spätherbst 1886 mehr nach den östlichen Grenzen gezogen zu haben, um hier mit

2. der Stolper Epidemie des nämlichen Jahres zusammen zu fliessen. Zwar ist in diesem Kreise auch der (nördlich belegene) Flecken Stolpmünde stark betheiligt. Der Hauptheerd der Krankheit lag jedoch im S. und, besonders im SO. des Kreises, nach der Schlawer Kreisgrenze hin.

3. Hinsichtlich der Coesliner Epidemie von 1886, an welcher die Kreisstadt mit 12, das Plattland mit 49 tödtlichen Fällen betheiligt war, liefert der Physikatsbericht die folgende Schilderung:

„Der Umstand, dass die ersten Fälle den hiesigen Aerzten im Monat Juli, also bald nach beendeter Pockenimpfung, zur Kenntniss kamen, giebt dem Verdachte Raum, dass diese nicht schuldlos an der Verbreitung der Krankheit gewesen sei. Der Beweis ist allerdings nicht zu führen, da der Berichterstatter, welcher die städtische öffentliche Impfung vollzogen hat, sich nicht entsinnen kann, ein mit Keuchhusten behaftetes Kind unter seinen Impflingen beobachtet zu haben. Dass aber trotzdem ein oder gar mehrere derartige Kinder, bei welchen gerade während des Impfaktes der charakteristische Anfall nicht zum Ausbruch kam, sich im Impflokal befunden haben können, wer wollte dies in Abrede stellen? Die Thatsache, dass vor Vollziehung der öffentlichen Impfung weder in der Stadt noch auf dem Lande die Krankheit in grösserer Ausbreitung geherrscht hat, steht nun einmal unumstösslich fest. Die Zahl der erkrankten Individuen lässt sich nicht einmal annähernd feststellen. Nach dem Eindruck, welchen die hiesigen Aerzte von der in Rede stehenden Epidemie gewonnen haben, ist dieselbe wenigstens in der Stadt eine sehr ausgebreitete gewesen. Meist wurden nur solche Kinder von derselben ergriffen, welche sich noch nicht im schulpflichtigen Alter befanden, da die älteren Kinder bei Gelegenheit der grossen Masernepidemie (1885) zum grössten Theil bereits durchseucht waren. Dadurch gewann die Seuche auf den Schulbesuch im Allgemeinen keinen grossen Einfluss. Als charakteristisch für dieselbe ist noch hervorzuheben, dass ausser jenen in den jüngsten Altersklassen stehenden Individuen verhältnissmässig zahlreiche Erwachsene von ihr ergriffen worden sind und zwar in so hartnäckiger Weise, dass die Anfälle über die sonst als normalmässig angesehene Dauer von 8—10 Wochen wesentlich längere Zeit anhielten. Als charakteristisch ist endlich hervorzuheben, dass die Anfälle nach Wochen langer Sistirung, in Folge deren die Kranken sich nicht bloss in der Rekonvalescenz, sondern als genesen betrachteten, auf irgend eine schädliche Einwirkung aufs neue mit früherer Heftigkeit ausbrachen und die Patienten auf Wochen und Monate wieder heimsuchten. Die Mortalität, wie sie in der städtischen Standesamtsliste mit 13 Fällen $= 3,3\,\%$ aller Todesfälle angegeben ist, entspricht nach meinen Informationen bei Weitem nicht der Wirklichkeit und ich vermuthe, dass ein grosser Theil der Keuchhustentodesfälle in Spalte „Aller übrigen Krankheiten" untergebracht ist. Die den Todesfall anmeldenden Angehörigen schreiben nämlich in solchen Fällen den Tod ihres Kindes nicht den Folgen des Keuchhustens zu, dessen charakteristische Anfälle alsdann längst geschwunden sind, sondern irgend einer anderen Ursache."

Nichtsdestoweniger kann schon die offizielle Mortalität dieser Epidemie als eine recht hohe bezeichnet werden, da sie (mit 12 †) in der Stadt 2,4 %, auf dem Lande aber (mit 49 †) sogar 6,4 % der Gesammtmortalität ausmachte.

4. und 5. Wie 1886 der Keuchhusten von Schlawe (vielleicht bereits von Coeslin oder gar von Colberg) aus nach östlicher Richtung vorschreitend den Kreis Stolp überzog und verseuchte, so gelangte er — indem hier die Epidemie 1887 noch fortdauerte, merkwürdigerweise unter ganz auffallend geringer Betheiligung der Kreisstadt während des ganzen Trienniums — während des Sommers und Herbstes noch weiter nach O in den Lauenburger Kreis, befiel hier hauptsächlich die im nördlicheren Zuge gelegenen Gebiete des Plattlandes und setzte sich im November 1887 im Städtchen Leba fest, welches an der erheblichen Mortalität (von 84 †) den verhältnissmässig bedeutendsten Antheil nahm. Auch im Jahre 1886 war allerdings die Sterblichkeit durch Keuchhusten im Kreise Lauenburg eine sehr erhebliche gewesen, doch war der Schauplatz dieser Epidemie ein von der aus dem Westen neu herangezogenen ein sichtlich getrennter. Da in Bütow 1886 nur wenig Keuchhusten war, die Lauenburger Epidemie sich auch mehr im Osten des Kreises bemerkbar machte, liegt es nahe, an eine Einschleppung resp. Vervielfältigung der Infektion von Westpreussen her zu denken, wo 1885 ebenfalls Keuchhusten vielfach auftrat.

6. Ein nachweisbarer Zusammenhang existirte noch für die Colberger Landepidemie 1887 mit der gleichzeitigen resp. vorjährigen des Coesliner und Belgarder Kreises sowie

7. und 8. für die 1888er Schlawer und Stolper Keuchhusten-Ausbrüche (verschwindend in den Städten, häufig und bösartig [in 14 resp. 23 Fällen tödtlich] auf dem Lande).

9. und 10. Einer eigenen Darstellung bedürfen dagegen die Neustettiner Epidemieen, welche in den Jahren 1886 und 1887 die städtische wie die ländliche Bevölkerung dieses Kreises nahezu gleichmässig betrafen. Von 10 † 1886 war die Mortalität des Jahres 1887 auf 34 † gesteigert und zwar nahezu auf den nämlichen Schauplätzen im W. und S. des Kreises, als deren Hauptcentra die Städte Bärwalde resp. Tempelburg namhaft zu machen waren. In den ersteren hatte noch Ende 1886 der Keuchhusten mehr sporadisch und gutartig sich gezeigt. Im April bis Juni 1887 grassirte er in gegen 20 Familien und wurde mehrfach tödtlich. —

Endlich ist ausser der Lauenburger ländlichen Epidemie von 1886 noch die gleichzeitig in Bütow Land (20 †) hervorzuheben. In einem Orte (Damsdorf, südwestlich von der Kreisstadt) wurde sie nachweisbar vom Lehrerhause aus verschleppt, herrschte auch noch in drei anderen Orten unter den Lehrerkindern (in Sommin waren 4 Kinder des Lehrers nacheinander keuchhustenkrank), führte in mehreren Dörfern zur Aufschiebung des Impfgeschäfts, fünfmal zu Schulschliessungen und mehrere Male zur Sistirung des Konfirmanden-Unterrichts.

i. Cronpöse Pneumonie.

Die Lungenentzündungen aller Art werden in der offiziellen Statistik summarisch mit den Brustfellentzündungen aufgeführt, so dass sich die auf diese Weise entstandenen Zahlenangaben nur mit grösster Vorsicht und vielen Rückhalten für eine übersichtliche Skizze des Verhaltens der akuten, infektiösen Lungenentzündung verwerthen lassen, welche dieses Kapitels eigentlicher Gegenstand ist. Dazu kommt noch, dass jene Zahlen in nicht seltenen

Fällen mehr ein Ausdruck dafür sind, in welchem Umfange ärztliche Hülfe gesucht wird und den Umständen nach gewährt werden kann, als dafür, wie viele der sub rubro gemeldeten Erkrankungen und tödtlichen Ausgänge sich genau mit der Diagnose und den Voraussetzungen grade dieser Form von Lungenleiden decken. Hierauf führt schon die gewaltige Differenz in den Sterbezahlen der einzelnen Kreise und dies ganz besonders bei Vergegenwärtigung des Modus, unter welchem die Krankheitsmeldungen in den ländlichen Amtsbezirken abgegeben und angenommen werden.

Ausserordentlich hohe Ziffern für Lungen- und Brustfellentzündungen weisen die Berichte über Belgard (1886: 51, 1887: 33), Coeslin (1886: 121, 1887: 78, 1888: 64), Lauenburg (1886: 58, 1887: 59, 1888: 79), Neustettin (1887: 41, 1888: 79), Schlawe (1886: 63, 1888: 53) und Stolp (1887: 83, 1886: 126) auf, sämmtlich berechnet auf die Altersstufen vom 20.—50. Lebensjahre.

Demgegenüber sind gebucht für Bublitz während sämmtlicher 3 Jahre nur 30 (Stadt und Land zusammen), für den ganzen Kreis Schivelbein 52, Dramburg 44, Rummelsburg 41, Bütow 30, Colberg sogar nur 27 tödliche Lungen- und Brustfellentzündungen.

Jedenfalls lässt sich jedoch trotz der entstandenen Bedenken soviel abnehmen, dass alle Kreise diese Krankheit in ziemlicher Verbreitung kennen, — dass keineswegs die an der See belegenen Landstriche ausschliesslich (wenn auch sichtlich stärker) von akuten Affektionen der Athemorgane befallen werden, — und dass die einzelnen Jahre nicht eben grosse Unterschiede hinsichtlich der Frequenz zeigen.

Was den als zweiten berührten Punkt anlangt: die geographischen Bedingungen für ein frequenteres oder sparsameres Auftreten der croupösen Pneumonie an sich, so gewähren die Zusammenstellungen eine nicht uninteressante Anschauung derselben, welche unter Ausscheidung aller verwandten Brustaffektionen über einen Binnenkreis (Bublitz) und einen der See benachbarten Kreis (Lauenburg) von den betreffenden Kreisphysikern mit grosser Sorgfalt zusammengestellt sind und nachstehend ihre ausführliche Wiedergabe finden.

Bei keiner anderen Krankheit wird eine derartige Gleichmässigkeit ihres Auftretens bezüglich der Zahl und des Charakters beobachtet, wie gerade bei der primären Lungenentzündung. —

Ueber die örtliche und zeitliche Verbreitung der vom Physikus beobachteten — nicht der überhaupt im Kreise Bublitz während der Berichtszeit aufgetretenen — Fälle von Lungenentzündung giebt die Tabelle auf Seite 65 Aufschluss, die Gesammtzahl der Erkrankungen beträgt 94 mit 6 Todesfällen = 6,3 %.

„Die Wintermonate Dezember bis Mai zeichneten sich besonders durch die Häufigkeit der Erkrankungen aus: Stellen wir Winter- und Sommerhalbjahr hinsichtlich der Morbiditätsfrequenz gegenüber, so entfallen von 94 Erkrankungen auf das Winterhalbjahr 64 = 68 %, auf das Sommerhalbjahr 30 = 31,9 %, die grösste Morbiditätsziffer entfällt auf die Monate Februar und März, die niedrigste auf den Monat August. — Es entspricht dieses Resultat auch den andererseits gemachten Beobachtungen, dass auf die Winter- und Frühlingsmonate $\frac{2}{3}$, auf die Sommer- und Herbstmonate $\frac{1}{3}$ der pneumatischen Erkrankungen entfallen. Dass ein Einfluss der Jahreszeiten auf die Frequenz der Lungenentzündung stattfindet, daran ist wohl kein Zweifel; über die Art der Einwirkung meteorologischer Verhältnisse aber auf den Pneumoniecoccus sind die Akten noch nicht geschlossen. Der alte Erfahrungssatz, dass die Pneumonie auch vorzugsweise eine Krankheit der arbeitenden und in schlecht ventilirten und engen Räumen wohnenden Bevölkerungsklassen ist, findet auch in den diesjährigen Beobachtungen seine Bestätigung."

Zeitliche und örtliche Verbreitung der von dem Referenten während des Jahres 1888 behandelten Fälle von croupöser Lungenentzündung (Kr. Bublitz).

No.	Namen der Ortschaft	Einwohnerzahl	Januar	Februar	März	April	Mai	Juni	Juli	August	September	Oktober	November	Dezember	Summa der Erkrankungen	Davon	
																genesen	gestorben
1	Bublitz	4460	2	7	3	1	6	3	3	—	1	—	1	7	34	34	—
2	Drensch	450	1	—	—	—	—	—	—	—	—	—	1	—	2	2	—
3	Kl.-Carzenburg	510	1	—	—	—	—	—	—	—	—	—	—	—	1	1	—
4	Porst	883	1	—	—	1	—	1	—	—	1	—	—	1	5	5	—
5	Cartzin	252	2	—	1	—	—	—	1	—	—	—	—	—	4	4	—
6	Wogenthin	176	—	2	—	—	—	—	—	—	—	—	—	1	3	3	—
7	Drawehn	928	—	1	—	2	—	1	—	—	—	—	1	—	5	5	—
8	Grimmsdorf	469	—	1	1	—	—	—	—	—	—	—	—	—	2	2	—
9	Neu-Griebnitz	109	—	1	1	—	—	—	—	—	—	—	—	—	2	2	—
10	Clannin	395	—	1	—	—	1	1	—	—	—	—	—	1	4	3	1
11	Brückenkrug	?	—	—	1	—	—	—	—	—	—	—	—	—	1	1	—
12	Ernsthof	97	—	—	1	1	—	—	—	—	—	—	—	—	2	2	—
13	Goldbeck	332	—	—	1	—	—	—	—	—	1	1	3	—	6	6	—
14	Dargen	320	—	—	1	1	—	—	—	—	—	1	—	—	3	2	1
15	Neu-Bublitz	?	—	—	1	2	—	—	—	—	—	—	—	—	3	3	—
16	Friedrichsfelde	101	—	—	1	—	—	—	—	—	—	1	—	—	2	1	1
17	Curow	614	—	—	1	—	—	—	—	—	—	—	—	—	1	—	1
18	Rosenhof	83	—	—	—	1	—	—	—	—	—	—	—	—	1	1	—
19	Zeblin	188	—	—	—	1	—	—	—	—	—	—	—	—	1	1	—
20	Ubedel	457	—	—	—	—	1	—	—	—	—	—	—	—	1	1	—
21	Sassenburg	481	—	—	—	—	1	—	—	—	—	—	—	—	1	1	—
22	Stepen	347	—	—	—	—	—	1	—	—	—	—	—	—	1	1	—
23	Alt-Griebnitz	152	—	—	—	—	—	1	1	—	1	1	—	—	4	3	1
24	Gust	1062	—	—	—	—	—	—	—	1	—	—	1	—	2	1	1
25	Theresienhof	42	—	—	—	—	—	—	—	1	—	—	—	—	1	1	—
26	Jatzthum	316	—	—	—	—	—	—	—	—	—	—	—	1	1	1	—
27	Hohenborn	142	—	—	—	—	—	—	—	—	—	—	—	1	1	1	—
			7	13	13	10	9	8	5	2	4	4	7	12	94	88	6

„In den Akten der Standesämter des Kreises Lauenburg" — heisst es in dem betr. Bericht — „ereigneten sich 38 Todesfälle durch diese Krankheit in den Landgemeinden, und 16 in den Städten während des Jahres 1888.

Sie vertheilen sich auf die einzelnen Monate wie folgt:

	In den Landgemeinden	In den Städten
Januar	4	3
Februar	4	3
März	2	3
April	2	2
Mai	3	1
Juni	3	1
Juli	1	1
August	1	—
September	1	1
Oktober	7	—
November	6	—
Dezember	4	1
	38	16

Juli, August und September haben demnach die wenigsten Todesfälle gehabt.

Die Erkrankungen an Lungenentzündungen waren etwa in demselben Verhältnisse nach Monaten vertheilt, aber die Zahl war eine im Ganzen geringere, dem gegenüber die Sterblichkeit jedoch grösser als sonst. — Es kamen häufiger nicht sehr akute Lungenentzündungen vor, die sich jetzt auf den Sterbelisten befinden, indem unerwartet der Tod eintrat.

Der Charakter der Krankheit schien sich wesentlich gegen früher geändert zu haben, es herrschte vielfach Adynamie vor, ohne dass sich die Excitantien von Erfolg zeigten. Der Kreiswundarzt hatte im Ganzen etwa 60 Fälle zu behandeln, wovon 11 im Januar, 14 im Mai und etwa der vierte Theil in Leba, und von diesem 6 allein im Januar, waren. Ganz eigenthümlich war eine Epidemie im Dorfe Gr.-Ruhnow, Kreis Stolp, wo in den beiden Monaten Februar und März 20 Fälle, meist 2 bis 3 Erwachsene in einer Familie, 4 mit tödtlichem Verlaufe vorkamen. — Wenn man sonst an eine Infektion bei Pneunomie nach den Entscheidungen am Krankenbette zweifeln kann, so trat hier die Ansteckung deutlich zu Tage: nur durch sie ist es erklärbar, dass in einem kleinen Dorfe in so kurzer Zeit so viele Erkrankungen dieser Art vorkommen."

k. Tuberkulose.

Todesfälle in Folge von Tuberkulose wurden während der Berichtszeit etwas über 3000 gezählt; davon gehörten 1632 der Altersperiode von 20—50 Jahre, etwas über 200 den noch jüngeren Lebensstufen, 1200 der Periode des höheren Alters an. Für diese letzteren Fälle weist die Statistik ein merkwürdiges Sichgleichbleiben auf; denn während das Jahr 1886 mit 409, das Jahr 1887 mit 405 einschlägigen Fällen abschloss, erreichte auch das für sonstige Sterblichkeitsverhältnisse theilweise auffallend günstige Jahr hier noch die Ziffer 389. — Die Tuberkulose-Mortalität der mittleren Altersstufen hat eine entschiedene Zunahme gezeigt: sie stieg von 496 † des Jahres 1886 im Folgenden auf 546 und 1888 auf 590 †. Allerdings verdient hierbei hervorgehoben zu werden, dass die Nomenclatur der Preussischen Statistik unter der Bezeichnung „Tuberkulose" nicht allein die Lungenphthisis versteht, sondern vielmehr die tuberkulosen Krankheiten aller Organe und jede Art von „Abzehrung" bei Erwachsenen über 15 Jahren mit einbegreift.

Ihrer Bevölkerungsdichtigkeit nach ist die Reihenfolge der Kreise:	Der Schwindsuchtssterblichkeit nach ergiebt sich die Reihenfolge:
auf den qkm.	Tuberkulose-† auf 1000 Einwohner
Coeslin . . . . mit 60,3 Bewohner	Coeslin . . . . mit 5,82
Colberg . . . . . . = 56,1 =	Colberg . . . . = 5,18
Schlawe . . . . . . = 47,7 =	Stolp . . . . = 5,02
Stolp . . . . . . = 44,2 =	Neustettin . . . . = 4,73
Belgard . . . . . . = 40,6 =	Dramburg . . . . = 4,28
Bütow . . . . . . = 39,5 =	Lauenburg . . . . = 4,07
Schivelbein . . . . = 37,9 =	Schlawe . . . . = 3,70
Neustettin . . . . = 37,1 =	Belgard . . . . = 3,31
Lauenburg . . . . = 34,8 =	Bütow . . . . = 3,11
Dramburg . . . . . = 30,7 =	Schivelbein . . . . . . = 2,86
Bublitz . . . . . = 29,9 =	Bublitz . . . . . . = 2,51
Rummelsburg . . . . = 29,6 =	Rummelsburg . . . . . . = 2,26

Zu den Finkelnburg'schen Ausführungen (auf dem Kongress für Innere Medizin 1889) stellen sich die diesseitigen Ermittelungen so, dass in Bezug auf die Dichtigkeit der Bevölkerung 3 dünnbevölkerte Kreise untenan stehen, während 2 ebenfalls dünnbevölkerte auf eine höhere Stufe rücken; dass die an der Küste liegenden Kreise nicht ausnahmslos das Abnehmen der Sterblichkeit erkennen lassen; dass hinsichtlich der ungünstigen Verhältnisse, ungenügenden Wasserabflusses vielleicht der Kreis Lauenburg (weniger zutreffend Schlawe, wo die Regulirungen gleichfalls sehr schwierig sind) herangezogen werden könnte.

Gegenüber der Stabilität, in welcher die Antheile der Alters-Tuberkulose zu beharren scheinen, lässt sich in der Betheiligung der jugendlichen Gruppen eine deutliche Bewegung, ein Wechsel nach den einzelnen Jahren erkennen und zwar in der Weise, dass hier 1886 das relativ günstigste Jahr ist, 1887 schon ungünstiger und 1888 (mit fast 100 † mehr als 1886) das ungünstigste. An diesem Ergebniss sind besonders die Kreise Bublitz, Colberg, Neustettin betheiligt, während sich die sonstigen auf ihrer gleichbleibenden Linie erhalten oder sogar, wie Schivelbein und Lauenburg, kleine Rückgänge aufweisen.

In den kleinen Industriestädten (Falkenburg, Dramburg) hat sich ebensowenig wie in Stolp eine Steigerung der Schwindsuchtsfrequenz und Mortalität während der Berichtszeit bemerkbar gemacht. — Hinsichtlich der Einflüsse der Geschlechtszugehörigkeit wird man ohne Bedenken Finkelnburg's Ansicht beipflichten können, wenn derselbe ein klares Bild der natürlichen Einwirkungen von der weiblichen Bevölkerung abstrahirt und den Berufszweigen der männlichen dagegen die Bedeutung zuerkennt, die Beziehungen der Krankheit zu den Boden-etc.-Verhältnissen zu verdunkeln.

1. Kindbettfieber.

Die nachstehende Tafel enthält, nach Kreisen und Jahren geordnet,

a. ungeklammert die Zahl der von den Physikern als Fälle von Kindbettfieber festgestellten,

b. in Klammer die Zahl der nach der offiziellen Statistik „im Wochenbett" vorgekommenen Sterbefälle von Frischentbundenen und Wöchnerinnen.

Bei den zahlreichen Veranlassungen, in Folge deren eine Geburt einen für die Mutter ungünstigen Ausgang nehmen kann, besonders auf dem Lande bei bevorzugter Pfuscherinnenbeihülfe oder schwer zu beschaffendem ärztlichen Beistande, müssen a und b strenger unterschieden werden, als dies bei den Grundlagen für die amtliche Statistik bis jetzt möglich ist.

	Ländliche Bevölkerung											
Jahr	Belgard	Bublitz	Bütow	Coeslin	Colberg	Dramburg	Lauenburg	Neustettin	Rummelsburg	Schivelbein	Schlawe	Stolp
1886	4 (7)	0 (0)	? (3)	4 (5)	? (9)	3 (3)	? (11)	6 (6)	9 (12)	1 (1)	6 (10)	13 (27)
1887	? (9)	0 (1)	6 (10)	7 (7)	? (12)	2 (3)	4 (5)	? (14)	11 (15)	2 (2)	7 (9)	? (13)
1888	0 (7)	0 (4)	1 (10)	0 (5)	5 (2)	5 (5)	3 (6)	2 (11)	5 (5)	2 (3)	10 (10)	9 (17)
	Städtische Bevölkerung											
Jahr	Belgard	Bublitz	Bütow	Coeslin	Colberg	Dramburg	Lauenburg	Neustettin	Rummelsburg	Schivelbein	Schlawe	Stolp
1886	0 (2)	0 (0)	1 (1)	3 (6)	0 (0)	0 (0)	0 (0)	1 (2)	1 (2)	1 (1)	0 (0)	2 (2)
1887	2 (4)	3 (4)	1 (1)	4 (4)	2 (3)	1 (1)	1 (1)	1 (3)	0 (0)	2 (2)	3 (9)	1 (1)
1888	0 (0)	0 (0)	3 (3)	3 (5)	0 (0)	0 (2)	1 (5)	3 (4)	0 (0)	1 (1)	3 (3)	2 (3)

Wiewohl einerseits die in die Tagebücher der Hebeammen eingetragenen Daten sicher mangelhaft sind, und manche ländliche Hebeamme jeden Vortheil wahrnehmen mag, um eine in ihrer Praxis vorgekommene Puerperalerkrankung im engeren Sinne nicht zu buchen und .

nicht anzuzeigen, so ist doch auf der anderen Seite ebenso sicher, dass in den standesamtlichen Zahlen auch sämmtliche an Blutungen, an schweren Geburtshindernissen, viele an rückfällig gewordenen oder neu eingetretenen Schwächezuständen und besonders alle jene an Wochenbetterkrankungen jeder Art verstorbenen Personen mit inbegriffen sind, welche eine Hebeamme oder einen Arzt grundsätzlich zu ihren Entbindungen nicht zuziehen, sondern von Hebeammen-Pfuscherinnen oder ohne Hülfe entbunden werden. Nicht genauer wird die standesamtliche Unterscheidung den zahlreichen Vorkommnissen gegenüber sein, welche die Aborte der späteren Schwangerschaftsmonate betreffen, mögen dieselben in Folge von Verletzungen oder in Folge fieberhafter Erkrankungen eintreten: sobald nach einer derartigen Gesundheitsbeschädigung die Frühgeburt eintritt, wird der Fall in seinem weiteren Verlauf — auf dem Lande schon nahezu ohne Ausnahme — als Kindbettsfall aufgefasst, der Anlass theils vergessen, theils für vergleichsweise unwichtig angesehen; jedenfalls aber bei einer ungünstigen Wendung als Wochenbetterkrankung resp. Wochenbetttodesfall im standesamtlichen Register gebucht, da hierin nach der Auffassung des Landvolkes, der Kleinstädter und aller Arten Anhänger des fatalistischen Lebensprinzips eher ein Trost und eine Beruhigung gegeben ist, als ein besonderer Antrieb zur Ermittelung der eigentlichen Todesursache.

Ob sich diesen Thatsachen gegenüber die Vergleiche sonst nach jeder Richtung unbefangener und belehrender Schriften noch aufrecht erhalten können, wie: „Kindbettfieber ist von allen Krankheiten die verderblichste; sie liefert den grössten Prozentsatz an Gestorbenen und übertrifft in dieser Beziehung um ein bedeutendes die Diphtherie" erscheint dem Referenten doch zweifelhaft. Vorausgesetzt 15 000 Mütter gebären (im Regierungsbezirk Coeslin pro anno), und 10 000 Kinder wären für Bräune-Infektion durchweg ein ebenso empfängnissfähiges Material wie die frischentbundene Mutter für verderbliche Wocheneinflüsse es ist, so dürften dem Massstabe der Diphtheriesterblichkeit entsprechend innerhalb 3 Jahren ungünstige Ausgänge des Wochenbettes in viel höherer Zahl stattfinden.

Ob mittelst der neuerdings in Wirksamkeit gesetzten Desinfektionsanweisungen für die Hebeammen ein erheblicher Umschwung auf diesem Gebiet zu erreichen sein wird, darüber sollen im Abschnitt XIII, 4 noch einige Erörterungen angestellt werden.

m. Contagiöse Augenentzündung.

Der erheblichen Verbreitung gegenüber, welche die contagiöse Augenentzündung in den östlicher gelegenen Regierungsbezirken fast dauernd zu besitzen scheint, durfte der Coesliner Bezirk während der Berichtsperiode 1883—85 als ziemlich günstig dastehend bezeichnet werden, da nur in fünf Kreisen (Bütow, Coeslin, Colberg, Neustettin und Schlawe) etwas grössere Heerde mit einiger Beständigkeit zu registriren waren.

Dieser günstige Anblick hat sich während der vorliegenden Berichtsperiode etwas geändert, da wenigstens die Ausbreitung der Augenentzündungen eine zweifellos umfangreichere war, und die bezügliche Berichtlegung aus mehreren Kreisen nahezu in Permanz gesetzt werden musste. Doch hat es sich später und besonders durch den sehr günstigen Erfolg dieser unablässigen Beaufsichtigung herausgestellt, dass bedenklichere und nach der gewöhnlichen Auffassung ansteckende Formen nur in minimaler Betheiligung vorhanden, die überwiegend häufiger — vorzugsweise an Schulkindern — festgestellten Fälle dagegen solche waren, welche nach der älteren Nomenclatur unter die einfachen katarrhalischen Konjunktivitiden gezählt worden wären. Dass auch diese Formen besser mitgezählt, mit Aufmerksamkeit verfolgt und baldmöglichst geheilt als sich selbst überlassen werden, dürfte zur Zeit der fachwissenschaftlichen Auffassung dieser von den Erkrankten meistens kaum bemerkten Affektionen entsprechen, während über den Grad ihrer Infektionsfähigkeit beziehungsweise den Zeitpunkt, an welchem auch für die Bindehautkatarrhe und leichten falliculären Entzündungen die Ansteckungsmöglichkeit beginnt, unter den Ophthalmologen noch sehr verschieden gedacht wird.

In der Hauptsache betheiligt waren:

1886: Im Kreise Belgard die Insassen des Rettungshauses zu Kiekow (vergl. auch 1885), wo sich im Laufe der ersten vier Jahresmonate elf Fälle als der eigentlich granulösen Form der Bindehautentzündung angehörig herausstellten.

In der Stadt Colberg einige Kinder aus Familienhäusern mit durchweg leichten Formen.

In der Stadt Rummelsburg 60 Schulkinder; — hier war ein contagiöser Charakter durch den Gang der Entwickelung unzweifelhaft.

1887: Aus dem Bütower Kreise wurden in der letzten Jahreshälfte vom Lande zahlreiche Augenbindehautentzündungen, die jedoch durchweg einen gutartigen Charakter haben sollten, gemeldet (vergl. jedoch 1888).

Im Dramburger Schullehrer-Seminare machte sich — offenbar aus einem verschleppten Falle eines Seminaristen entwickelt — in den ersten Jahresmonaten ein recht heftiger Ausbruch mit einer nicht unbedeutenden Zahl (sie wechselte in den verschiedenen Phasen der Epidemie) wirklich trachomatöser Entzündungen geltend, der auch auf die Seminar-Uebungsschule übergriff und monatelang Schliessungen beider Anstalten bedingen musste. Eine sehr eingehende Inspektion aller Schulen legte auch in einigen derselben, sowie auch im Rettungshause eine Anzahl bedenklicher und eine grosse Reihe katarrhalischer Affektionen klar.

1888 dauerten die soeben besprochenen Zustände in Dramburg mit wechselnder Intensität noch fort. Es war zu Beginn des Jahres 1889, als eine völlige Befreiung der verseuchten Anstalten festgestellt werden konnte.

In Belgard und Polzin, in den Dörfern Dimkuhlen, Kowalk, Schmenzin wurden (an ca. 60% heran) katarrhalische Bindehautentzündungen ermittelt, die jedoch auf die jugendliche Bevölkerung beschränkt blieben und auch in den schwereren Fällen in 6—8 Wochen heilten.

In Bublitz wurden von 796 untersuchten Schulkindern 448 wegen katarrhalisch afficirter Augen unter Beobachtung genommen, 66 davon als mit beginnender Conjunctivitis granulosa behaftet vom Kreisphysikus behandelt und (ähnlich wie die in Belgard) bald hergestellt.

Auch in Bütow (Stadt) und in Gr.-Tuchen waren zahlreiche Schüler mit katarrhalisch folliculärer Conjunctivitis, 29 mit granularer Form Gegenstand der Aufmerksamkeit, wiederholten Untersuchung und Behandlung. Alle waren im Oktober 1888 völlig heil.

In Coerlin fand man unter 46 nicht völlig an den Augen gesunden Kinden 16 der granulösen Entzündung verdächtige, — im ganzen Lauenburger Kreise, in Schlawe (mit verschwindenden Ausnahmen) in Stolp nur leichte Katarrhe. In einem Orte des Schlawer Landkreises (Ritzig) hatte der Lehrer selbst zuerst (schon vom Februar ab) an folliculärer Augenentzündung gelitten und dieselbe bis zum September unter einer grösseren Anzahl seiner Schüler verbreitet.

Ueber den Gang der Entwickelung, welchen die Augenentzündungen 1888 in Neustettin nahmen, nachdem dorthin eine unzweifelhaft konstatirte Einschleppung erfolgt war, lässt sich der Physikatsbericht in folgender Darstellung aus:

„Im I. Quartal kamen 2 infizirte Seminaristen je 1 aus Dramburg und Pr. Stargard zur ärztlichen Beobachtung hierher, in Wusterhause bei Bärwalde wurden 2 ärztlich behandelt.

Im II. Quartal kamen Massenerkrankungen auf einem Vorwerk von Lottin vor; von 23 polnischen Arbeitern aus der Provinz Posen erkrankten resp. kamen erkrankt an: 14; starke trachomatöse Wucherungen auf der Bindehaut und profuse Eiterabsonderung waren bei ihnen vorhanden. Es wurden die Kranken von den noch Gesunden getrennt, sowie alle Polen aufs strengste von den anderen Ortsinsassen. Unter geeigneter Behandlung: Touchiren mit Cuprum sulfuricum, Eisumschläge, in staubfreier Luft leichte Arbeit, gingen die Erkrankungen langsam in Genesung über. Aehnliche Erkrankungen kamen ein Fall in Ratzebuhr, zwei in Bärwalde vor.

Im III. Quartal erkrankten 2 Gymnasiasten in Neustettin und 2 Personen in Tempelburg.

Im IV. Quartal traten Massenerkrankungen unter den Schülern des hiesigen Gymnasiums auf. Es erkrankten in ziemlich schneller Aufeinanderfolge in Summa 67 Schüler, und zwar auf Prima 3, Secunda A 7, B 1, Tertia A 11, B 7, Quarta 15, Quinta 13, Sexta 10 an starker folliculärer Conjunctivitis mit oft profuser Sekretabsonderung und starker Lichtscheu.

Die einzelnen Klassenzimmer wurden desinfizirt, täglich gelüftet und mit nassem Sand, dem Karbolsäure-Lösung zugesetzt war, ausgefegt. Der Turnunterricht wurde auf 4 Wochen ganz ausgesetzt."

Ueber die nach Massgabe einer Ende April 1888 erlassenen Regierungs-Verfügung im ganzen Bezirk zur Geltung gebrachten verhütenden Vorkehrungen entwirft der Bericht über Belgard eine eingehende und lebendige Schilderung.

„In prophylaktischer Beziehung wurden die Insassen des Kreises durch eine Bekanntmachung des Königlichen Landraths im Kreisblatt vom 26. Juni auf das Herrschen einer ansteckenden Augenbindehautentzündung und die nothwendigsten vorbeugenden Massnahmen hingewiesen und gleichfalls die Amts-, Guts- und Gemeindevorsteher veranlasst, jeden Fall zur sofortigen Anzeige zu bringen. Diese Bekanntmachung wurde ausserdem den sämmtlichen Lehrern des Kreises übermittelt.

Eine zweite Bekanntmachung erschien am 4. August; in derselben sind die spezielleren in jedem einzelnen Fall zur Ausführung zu bringenden Massnahmen niedergelegt.

Den Lehrern der städtischen Schulen in Belgard und Polzin wurden diese Massnahmen ausserdem noch in besonderen Konferenzen, an denen der Kreisphysikus theilnahm, bekannt gegeben. Die in der Verordnung vom 4. August vorgeschriebene desinfizirende Behandlung der Augen durch Anfangs tägliches, später seltneres Einträufeln einer schwachen Sublimatlösung hat in Dünkuhlen, Kowalk, Schmenzin und Belgard Seitens der Lehrer, in Polzin durch den Kommunalarzt stattgefunden. Die mit der schwereren Form der Augenentzündung behafteten Schüler — in Belgard 12, in Polzin 3 — blieben vom Schulbesuch ausgeschlossen.

Die Behandlung derselben geschah in Belgard durch den Kreisphysikus als Kommunalarzt. Bei einer Konferenz mit dem stellvertretenden Divisionsarzt Dr. R. aus Stettin überzeugte sich der letztere bei 7 derselben von dem Vorhandensein einer granulösen Augenbindehautentzündung. In Rücksicht auf das bevorstehende Manöver wurden die Namen derselben der Polizeiverwaltung mitgetheilt und veranlasst, dass die betreffenden Häuser von der Einquartierung verschont blieben.

Für die Stadtschulen in Belgard und Polzin wurde durch Vermittelung der betreffenden Rektoren noch veranlasst, dass in Zukunft alle äusserlich augenkranken Schüler, insbesondere die mit „skrofulösen" Augenentzündungen behafteten, ein für alle Mal von den anderen Schülern isolirt gesetzt und eine regelmässige Behandlung derselben durch Privat- oder Kommunalärzte bewirkt würde."

n. Syphilis.

Die unter dieser Ueberschrift zu besprechenden Verhältnisse sind nicht allein für die Sterblichkeit, sondern auch für die Morbidität und für die öffentliche Gesundheitspflege von untergeordnetem Belang. Nach wie vor kommen in den Garnisonstädten Stolp, Colberg, Coeslin, Belgard und Schlawe einige (vorwiegend mit Tripper) angesteckte Soldaten vor und in den Kommunalkrankenhäusern der genannten Orte, dazu noch in denen zu Neustettin, Rummelsburg, Falkenburg und Tempelburg einige männliche und weibliche Personen mit sekundären und (seltener) frischen Syphilis-Symptomen zur Behandlung. Die sich preisgebenden Weiber sind der Polizei und den Kommunalärzten fast durchweg persönlich, ihrer Vergangenheit wie ihrem Gesundheitszustande nach, bekannt, haben nur kargen und wenig lockenden Verdienst und gerathen sehr bald an die Landespolizei, um im Neustettiner Korrektionshause internirt zu werden. Wo von Zeit zu Zeit der Versuch gemacht wird, Restaurationsbordelle einzurichten, wie in Stolp, Schlawe, Colberg, Coeslin, kommt die Polizeibehörde meistens sehr bald hinter diese Absichten und erzielt im Verwaltungs-Streitverfahren verurtheilende, überwiegend mit Konzessions-Entziehung abschliessende Erkenntnisse. Speziell wurde Coeslin während der Berichtszeit von Winkelbordellen nahezu gereinigt; in Colberg entziehen sich während des Badelebens einige Weiber wohl der behördlichen Aufmerksamkeit, stellen aber ihren Erwerb gegen den Herbst auch von selbst ein und ziehen ab, ohne dass besondere Spuren einer vermehrten Syphilis-Verbreitung nachzuweisen wären.

In Bublitz waren (1887) Ansteckungen einiger Ehefrauen wohl auf ihre — von Reisen zurückgekehrten — Männer zurückzuführen; in Falkenburg wollte 1887 ein Privatarzt 15 Syphilisfälle in Behandlung gehabt haben, was nach den im Allgemeinen sehr übertriebenen Angaben von derselben Seite als fraglich hingestellt bleiben muss; in Leba wurde eine Hebeamme als sekundär syphilitisch erkannt und von der Ausübung ihres Berufs suspendirt. — Als Todesursache fällt Syphilis ganz aus, über syphilitische Neugeborene und Ammen hat sich in sämmtlichen Berichten keine positive Angabe auffinden lassen.

o. **Zoonosen** (auch Gesundheitsschädigungen durch Thiergifte).

Kein Fall von Tollkrankheit beim Menschen, kein Fall von Milzbrand oder Rotz beim Menschen ist zur öffentlichen Kenntniss gelangt. Dagegen führte ein Fall von sicher diagnosticirter Aktinomykosis in Polchlepp — Schivelbeiner Kreises — zum Tode. (Aus dem nämlichen Kreise wurde 1885 ein analoger Fall beschrieben.) — Schlangengift (ausschliesslich der Kreuzotter) wurde Kindern, die in Folge von Unvorsichtigkeit gebissen waren, mehrfach bedrohlich, verursachte jedoch keinen Todesfall. — Ihrer Einführungsweise entsprechend werden die Schädigungen durch thierische Parasiten unter dem Kapitel von der Nahrung (V) abgehandelt.

p. **Andere bemerkenswerthe Infektionskrankheiten.**

Parotitis im Frühjahr 1886 in ziemlicher Verbreitung in der Stadt Schivelbein; ferner im nämlichen Kreise im Juni 1887 auf dem Lande; im März 1887 im Städtchen Falkenburg; im Oktober bis Dezember 1888 in Bütow.

Pemphigus neonatorum 1887 im Lauenburger Kreise Leba und Umgegend: 17 Fälle unter 46 von der nämlichen Hebeamme gehobenen Kindern, eine Beschreibung dieser Epidemie lieferte der Kreiswundarzt (s. unter „Andere Krankheiten").

Rötheln im Oktober bis Dezember 1887 im Kreise Schivelbein, mit starker Betheiligung der Kreisstadt.

Hirnhautentzündung wurde ausschliesslich Seitens einiger Falkenburger Aerzte gemeldet, welche einschlägige Fälle (vor Erlass der darauf bezüglichen allgemeinen Polizeiverordnung vom 18. Februar 1889 resp. der Regierungs-Verfügung im Amtsblatt desselben Jahres Stück 10) in den dortigen Dörfern Bruchhof, Virchow und Neuhof behandelt haben wollten. In Bezug auf die eine dieser Quellen ganz besonders bestreitet der Physikatsbericht die Richtigkeit der Diagnose. Seit Einführung der Meldepflicht fehlen die bezüglichen Angaben, speziell auch in der Statistik und den Krankheitsberichten pro 1888.

2. Kindersterblichkeit.

In Bezug auf die Kindersterblichkeit dürfen die folgenden Ziffern zur Orientirung dienen. Im Regierungsbezirk Coeslin waren von 100 Gestorbenen im Jahre 1883 eheliche Kinder unter 1 Jahre 22,3, uneheliche gleichen Alters 5,1 %, 1884: unterjährige eheliche Kinder 21,9, desgleichen uneheliche 3,8. 1885: unterjährige eheliche 20,4, desgleichen uneheliche 3,1 %; ferner 1886: unterjährige eheliche 27,7, uneheliche bis zu gleichem Alter 4,3 %; 1887 berechneten sich die gleichsinnigen Zahlenverhältnisse auf 24,3 resp. 3,3 %; —

1888 auf 23,6 resp. 4,5 %. Hiernach stellt sich heraus, dass der Durchschnitt der vor Vollendung des ersten Lebensjahres abgestorbenen ehelichen 23,7, der gleichaltrigen unehelichen 4,0 % aller Todesfälle beträgt; beide Kategorien zusammen: 27,7 %. — Demgegenüber vergleiche man die Ausweise über das Absterben der gleichen Altersklasse in Berlin, nach denen 1877 = 44,10, 1778 = 42,87, 1879 = 42,82, 1880 = 42,16 und erst von 1881 ab unter 40 %, nämlich 1881 = 39,52, 1882 = 39,69, 1883 — 37,24, 1884 = 39,19, 1885 = 36,79 % aller Todesfälle innerhalb des ersten Lebensjahres erfolgten. — Als Ursachen für die günstigere Kindersterblichkeit im Regierungsbezirk Coeslin wirken die allgemeinen sozialen Verhältnisse (die Vertheilung von Land und Stadt, die Vertheilung der Berufsklassen in Gestalt des Mangels der Industrie, wohl auch Nationalität und Rasse) mit den allgemeinen bevölkerungsstatistischen (der mangelnden Dichtigkeit, der geringeren Zahl der unehelichen Geburten), sowie mit meteorologischen und klimatischen (Bodentemperatur, Küstenklima, Bodenbenutzung in Gestalt des umfangreichen Feldbaues) auch mit den physiologischen Faktoren (Ernährung durch die Mutterbrust, geringe Syphilisheredität) im vortheilhaften Sinne zusammen, während als ungünstige Umstände der geringe Grad des Wohlstandes und der Bildung, die hohe Geburtsziffer, das Ueberwiegen der Knabengeburten, die grosse Jahresamplitude für die Temperaturschwankungen anzusehen sind.

Das Verhältniss der ehelichen zu den unehelichen Geburten, sowie der Lebend- und Todtgeborenen (die Details nach Kreisen und Geschlechtern finden sich unter „Bevölkerungsbewegung" ziffernmässig dargestellt) ist wiederum in Bezug auf die Frage geprüft worden, ob die allgemeine Lage der Neugeborenen nach dem Familienstande — ob ehelich oder unehelich — auf die Quote der Todtgeburten und somit indirekt auf die Sterblichkeit der frühesten Lebensstufen einen nachweisbaren Einfluss habe, und wie sich Städte und Plattland in dieser Beziehung zu einander verhalten.

Für den Durchschnitt der Berichtszeit und den Regierungsbezirk in toto berechnet, haben die fraglichen Verhältnisse sich wie folgt herausgestellt.

Von 6541 unehelichen Geburten hätten auf jedes der drei Jahre zu entfallen 2180; und auf die Städte nach Massgabe des Verhältnisses der Einwohnerzahlen zu entfallen 553

die faktisch ermittelte Zahl ist jedoch 584

die Städte behalten also hier bereits ein Plus von . . . . 1,9 %.

Von 2550 Todtgeborenen hatten nach obiger Massgabe auf jedes der drei Jahre 853;

auf die Städte zu entfallen 221

die faktisch ermittelte Zahl ist 209

die Städte bleiben also hier im Rückstande und zwar mit . . . . 27 %.

Dagegen hätten von summarisch 299, im Jahresdurchschnitt 99 unehelichen Todtgeborenen nach obiger Massgabe auf die Städte zu entfallen . . . 24,3

die faktisch ermittelte Zahl ist jedoch . . . . 31,5.

Hier gewinnen also die Städte ein Plus von . . . . 72 %.

Der Antheil, welchen die einzelnen Zeitabschnitte des ersten Lebensjahres an der Totalmortalität desselben haben, ersieht sich für das die Berichtszeit abschliessende Jahr 1888 aus den folgenden 3 Tabellen.

Alter in Tagen, Monaten und Jahren	Es starben im Jahre 1888 vor Vollendung ihres fünften Lebensjahres			
	Kinder		darunter uneheliche	
	M.	W.	M.	W.
Regierungsbezirk Coeslin.				
a. Stadtgemeinden.				
Todtgeboren	104	72	21	9
Ueber 0 bis 1 Tag	13	19	5	1
= 1 = 2 Tage	13	10	3	2
= 2 = 3 = ...	5	7	1	1
= 3 = 4 = ...	4	5	0	0
= 4 = 5 = ...	2	2	0	0
= 5 = 6 = ...	6	6	1	3
= 6 = 7 = ...	13	11	2	2
= 7 = 14 = ...	41	39	4	5
= 14 = 30 = ...	63	47	10	9
= 0 = 1 Monat	160	146	26	22
= 1 = 2 Monate	67	59	17	11
= 2 = 3 = ...	62	41	16	12
= 3 = 4 = ...	45	43	7	4
= 4 = 5 = ...	51	38	13	7
= 5 = 6 = ...	44	36	2	2
= 6 = 7 = ...	43	35	8	6
= 7 = 8 = ...	33	28	2	8
= 8 = 9 = ...	27	25	1	2
= 9 = 10 = ...	36	31	4	4
= 10 = 11 = ...	39	14	6	1
= 11 = 12 = ...	16	20	2	3
= 0 = 1 Jahr	613	516	104	82
= 1 = 2 Jahre	119	116	13	13
= 2 = 3 = ...	70	64	4	4
= 3 = 4 = ...	43	56	4	3
= 4 = 5 = ...	44	51	3	1
b. Landgemeinden.				
Todtgeboren	381	292	30	34
Ueber 0 bis 1 Tag	47	27	7	5
= 1 = 2 Tage	55	34	9	6
= 2 = 3 = ...	19	12	1	1
= 3 = 4 = ...	14	13	3	5
= 4 = 5 = ...	16	9	5	2
= 5 = 6 = ...	15	24	3	2
= 6 = 7 = ...	26	26	1	6
= 7 = 14 = ...	127	106	13	48
= 14 = 30 = ...	161	145	20	17

Alter in Tagen, Monaten und Jahren	Es starben im Jahre 1888 vor Vollendung ihres fünften Lebensjahres			
	Kinder		darunter uneheliche	
	M.	W.	M.	W.
Ueber 0 bis 1 Monat	492	388	63	60
= 1 = 2 Monate	180	170	22	19
= 2 = 3 = ...	96	116	16	9
= 3 = 4 = ...	75	73	9	11
= 4 = 5 = ...	64	58	13	6
= 5 = 6 = ...	92	92	14	14
= 6 = 7 = ...	69	72	7	4
= 7 = 8 = ...	46	37	8	8
= 8 = 9 = ...	62	58	10	7
= 9 = 10 = ...	59	57	4	3
= 10 = 11 = ...	59	42	6	6
= 11 = 12 = ...	33	44	6	3
= 0 = 1 Jahr	1327	1107	178	151
= 1 = 2 Jahre	380	352	44	43
= 2 = 3 = ...	200	191	13	16
= 3 = 4 = ...	157	174	14	16
= 4 = 5 = ...	105	107	3	2

c. Regierungs-Bezirk.

Alter in Tagen, Monaten und Jahren	Kinder		darunter uneheliche	
	M.	W.	M.	W.
Todtgeboren	485	364	51	43
Ueber 0 bis 1 Tag	60	46	12	6
= 1 = 2 Tage	68	44	12	8
= 2 = 3 = ...	24	19	2	2
= 3 = 4 = ...	18	18	3	5
= 4 = 5 = ...	18	11	5	2
= 5 = 6 = ...	21	30	4	5
= 6 = 7 = ...	39	37	3	8
= 7 = 14 = ...	168	145	17	53
= 14 = 30 = ...	224	192	30	26
= 0 = 1 Monat	652	534	89	82
= 1 = 2 Monate	247	229	39	30
= 2 = 3 = ...	188	157	32	21
= 3 = 4 = ...	120	116	16	15
= 4 = 5 = ...	105	96	26	13
= 5 = 6 = ...	136	128	16	17
= 6 = 7 = ...	92	107	15	10
= 7 = 8 = ...	99	65	10	16
= 8 = 9 = ...	89	83	11	9
= 9 = 10 = ...	95	88	8	7
= 10 = 11 = ...	68	56	12	7
= 11 = 12 = ...	49	64	7	6
= 0 = 1 Jahr	1940	1623	282	233
= 1 = 2 Jahre	499	468	57	56
= 2 = 3 = ...	270	255	17	20
= 3 = 4 = ...	200	230	18	19
= 4 = 5 = ...	149	158	6	3

Vergleiche der Kindersterblichkeit einzelner Altersstufen.

Einzelne Altersabschnitte wurden aus den vorhergehenden Berichtsjahren zum Vergleiche herangezogen, und daraus die nebenstehende vergleichende Uebersicht zusammengesetzt, ebenfalls unter Berücksichtigung der Geschlechter der städtischen oder ländlichen Abkunft und des Familienstandes.

Noch ausgeprägter jedoch als die gesonderten Altersstufen dies erkennen lassen, zeigt sich der Rückgang der Kindersterblichkeit für 1888 an den hierunter folgenden Jahrestabellen, mittelst deren die Sterbeziffern der noch nicht ein Jahr alten Kinder in gegenseitigen Vergleich gesetzt sind.

1886.

Ueber 7, unter 8 Tagen waren alt: 39 M., 46 W. — davon St. {10, 15} 4, Ld. {29, 31} 7; unehelich 11

15 bis 30 Tage waren alt: 234 M., 200 W. — davon St. {51, 48} 13, Ld. {183, 152} 48; unehelich 61

Ueber 11 bis 12 Monate waren alt: 113 M., 76 W. — davon St. {34, 26} 4, Ld. {79, 50} 15; unehelich 19

0 bis 15 Jahre waren alt: 4732 M., 4326 W. — davon St. {1271, 1169}, Ld. {3461, 3157}

Von letzteren unehelich bis 5 Jahre: 429 M., 378 W. — davon St. {140, 125}, Ld. {289, 253}

1887.

Ueber 7, unter 8 Tagen waren alt: 34 M., 22 W. — davon St. {7, 11} 3, Ld. {24, 24} 3; unehelich 6

15 bis 30 Tage waren alt: 232 M., 164 W. — davon St. {48, 44} 11, Ld. {168, 136} 38; unehelich 49

Ueber 11 bis 12 Monate waren alt: 71 M., 66 W. — davon St. {31, 22} 3, Ld. {44, 40} 13; unehelich 16

0 bis 15 Jahre waren alt: 4155 M., 3726 W. — davon St. {991, 939}, Ld. {3164, 2787}

Von letzteren unehelich bis 5 Jahre: 406 M., 344 W. — davon St. {128, 111}, Ld. {266, 245}

1888.

Ueber 7, unter 8 Tagen waren alt: 23 M., 29 W. — davon St. {10, 12} 2, Ld. {21, 19} 7; unehelich 9

15 bis 30 Tage waren alt: 214 M., 164 W. — davon St. {44, 24} 10, Ld. {170, 144} 38; unehelich 48

Ueber 11 bis 12 Monate waren alt: 55 M., 47 W. — davon St. {15, 21} 4, Ld. {40, 26} 5; unehelich 9

0 bis 15 Jahre waren alt: 2986 M., 2609 W. — davon St. {734, 738}, Ld. {2252, 1871}

Von letzteren unehelich bis 5 Jahre: 321 M., 261 W. — davon St. {93, 81}, Ld. {228, 180}

Die Sterblichkeit der Kinder vor vollendetem ersten Lebensjahre,
nach Kreisen und Familienstand, sowie in Stadt- und Landkinder getrennt.

1886.

Lau-fende No.	Es starben im Kreise	Unterjährige eheliche Kinder		Unterjährige uneheliche Kinder	
		überhaupt	davon in den Städten	überhaupt	davon in den Städten
1	Belgard	320	96	37	10
2	Bublitz	199	51	20	2
3	Bütow	215	46	29	8
4	Coeslin	389	156	71	36
5	Colberg	335	154	65	25
6	Dramburg	269	125	39	14
7	Lauenburg	325	71	64	22
8	Neustettin	529	128	76	17
9	Rummelsburg	327	53	36	7
10	Schivelbein	144	50	19	7
11	Schlawe	555	157	100	24
12	Stolp	721	193	126	54
		4328	1280	682	226
		5010			

1887.

Lau-fende No.	Es starben im Kreise	überhaupt	davon in den Städten	überhaupt	davon in den Städten
1	Belgard	221	56	40	16
2	Bublitz	128	26	13	6
3	Bütow	165	27	17	2
4	Coeslin	289	133	69	23
5	Colberg	296	180	38	16
6	Dramburg	209	118	22	10
7	Lauenburg	200	45	51	10
8	Neustettin	431	121	24	14
9	Rummelsburg	193	18	42	5
10	Schivelbein	129	43	10	4
11	Schlawe	437	100	64	17
12	Stolp	566	125	95	37
		3525	992	485	160
		4010			

1888.

Lau-fende No.	Es starben im Kreise	überhaupt	davon in den Städten	überhaupt	davon in den Städten
1	Belgard	196	60	41	9
2	Bublitz	123	26	13	2
3	Bütow	189	45	20	6
4	Coeslin	228	120	52	22
5	Colberg	289	161	55	25
6	Dramburg	179	92	20	6
7	Lauenburg	200	59	36	10
8	Neustettin	396	119	63	11
9	Rummelsburg	216	30	25	6
10	Schivelbein	80	41	16	7
11	Schlawe	389	104	70	24
12	Stolp	563	189	104	54
		3048	1046	515	182
		3563			

Die Jahre 1886 und 1887, welche wie mit einer grossen allgemeinen Mortalität, so auch mit einer erheblichen Kindersterblichkeit (in Folge der Diphtherie) belastet waren, liessen die Sterblichkeitsziffer für das erste Lebensjahr in den Städten oft bis über 30 vom Hundert der Gesammtsterbeziffern anschwellen, während das Land selten mit über 26 % betheiligt war. Für das Alter von 1—5 Jahren hat die Diphtherie allein zuweilen gegen 20 % der Todesfälle dieser Altersklasse überhaupt gefordert. In einzelnen Kreisen, wo die Verhältnisse es ermöglichten, die leidige Todesursache „Krämpfe" einigermassen zu analysiren, wurden Aufstellungen versucht über den Antheil der einzelnen Krankheiten an der Kindersterblichkeit. Kombinirt man die verlässlichsten dieser Uebersichten, so beziffert sich jener Antheil

für die **Infektionskrankheiten** auf: zwischen 15,6 und 28,8 %; Mittel aus 3 Jahren 18,1 — 1886 das ungünstigste, — 1888 das günstigste Jahr;

für die **Ernährungsstörungen** auf: zwischen 25,5 und 31,3 %; Mittel aus 3 Jahren 28,4 — 1888 das ungünstigste, — 1886 das günstigste Jahr;

für die **Respirationskrankheiten** auf: zwischen 1,7 und 2,4; Mittel aus 3 Jahren 2,1 — 1886 das ungünstigste, 1888 das günstigste Jahr.

(Verglichen mit den entsprechenden Werthen aus den Jahren 1883—85 haben dieselben für Respirationsstörungen als Todesanlässe ihre Höhe vollständig inne behalten, für tödtliche Infektionskrankheiten sich beträchtlich ermässigt, für die Ernährungskrankheiten sich etwas gesteigert. Dieses Verhältniss wird auch in einzelnen Kreisberichten ausdrücklich bestätigt. Doch findet sich viel durchgehender die Bemerkung wieder, dass die Kinder-Cholera als Todesursache noch immer — wegen des Vorherrschens der Ernährung durch die Mutterbrust und überwiegend gute Milch — höchst selten, vielleicht in einzelnen Städten mit nicht guter Wasserversorgung etwas häufiger geworden sei.)

Fände diese Erfahrung nicht bereits in den obigen Aufstellungen, wie in den Zahlen der offiziellen Statistik (die allerdings noch immer viel zu häufig mit der Diagnose „Krämpfe" sich abfinden lassen muss) ihren Rückhalt, so würde ein solcher auch noch zu entnehmen sein aus der Vertheilung der Kindersterblichkeit auf die Jahresmonate. Mit 8—15 % überragen den Jahresdurchschnitt derselben: Dezember, März, Januar und Februar; — dem Jahresdurchschnitt bleibt mit + 4 % der April und bleiben mit 2—5 % Minus nahe: Oktober, August, Juli und November; — und mit 9—20 % bleiben hinter dem Jahresdurchschnitt in Bezug auf die Kindersterblichkeit zurück: September, Mai und Juni.

Die Lage der **Haltekinder** wird in allen Kreisstädten und auch in den kleineren Plätzen, soweit an diesen Kinder in fremde Pflege ausgethan werden, theils von den Polizeibehörden (vierteljährlich und in unvorhergesehenen Terminen) theils von den Bezirksvorstehern und städtischen Pflegern und nicht weniger von den Kreisphysikern kontrolirt.

An Einzelheiten, welche aus den meisten Kreisen bekannt geworden sind, ist Nachstehendes hervorzuheben:

Im Kreise Belgard bezw. in der Kreisstadt, hat die Zahl der Haltekinder zwischen 22 und 33 geschwankt; 2—4 Kinder sind gestorben, durchschnittlich 5 gingen in ländliche Pflege ab; eine Diakonissin übt die Beaufsichtigung der Pflege, unter Mitwirkung des Physikus und des Vaterländischen Frauenvereins.

Im Kreise Bublitz betrug die Durchschnittszahl der Haltekinder 23, der Haltefrauen 22, der jährliche Zugang und Abgang zwischen 7 und 9 Kindern, die grösstentheils uneheliche waren; — Todesfälle 2 pro anno.

In Bütow waren 26 (1866 33) Kinder in Familien untergebracht, welche sie — unter polizeilicher Aufsicht — gut hielten und verpflegten. Eine in einem Falle nöthig gewordene Behandlung an chronischer Blepharitis wurde amtsärztlich besorgt.

Die Stadt Colberg zählte 1886 36 — 1887 49 — 1888 67 zum grösseren Theil uneheliche Haltekinder, die bei Frauen niederen Standes gegen Entgelt und unter Beaufsichtigung durch die Bezirksvorsteher untergebracht waren. Für etwa 60 % zahlen die Mütter, für 40 % die Stadt, letztere 5 Mark pro Monat.

Dramburg. Die Zahl der Haltekinder beträgt schon seit längeren Jahren 23 bis 24. Im Jahre 1886 war der Wechsel besonders gross, indem 16 Zugänge stattfanden. Grösstentheils zahlt die Kommune die Pflegekosten.

In der Stadt Lauenburg wurden 1886 total 68 in fremder Pflege befindliche Kinder gezählt; doch ergab sich bei einer detaillirten Zählung derselben später (1888), dass 21 davon völlig in die Familien aufgenommen waren, in welchen sie bereits längere Zeit lebten. Die Zahl der kontrolirten Pfleger in der Stadt war 25, zu welchen einige ländliche, in der nächsten Umgebung wohnhafte Frauen hinzutraten. Todesfall: 1 im Jahre 1888.

In Neustettin hat sich das Verhältniss herausgebildet, dass sich ein Theil der unehelichen Kinder in Pflege der Familien der unehelichen Mütter befindet. Frauen, die gewerbsmässig das Halten solcher Kinder betreiben, hatten 1888 24 derselben in Pflege.

In der Stadt Rummelsburg beträgt die Zahl der Haltekinder dauernd 8—10; 1883 13, von denen 5 starben (wahrscheinlich in Folge des Diphtherie-Ausbruches; 1886 betrug die Zahl der † 0, — 1887 2). Die Haltefrauen werden permanent von der Polizei beaufsichtigt.

In Schivelbein wiederholt sich die Revision der die 24 Haltekinder versorgenden Frauen alle 6 Wochen (früher alle Vierteljahr).

In Schlawe wird über zu geringe „Dezentralisation", — in Stolp „von keiner Seite" geklagt.

Die Zahlen der Haltekinder in den kleineren Städten ist entsprechend gering:

In Polzin 7, in Bärwalde 13, in Ratzebuhr 9, in Leba 1.

Die Polizeiverwaltungen kennen die einzelnen Kinder und die einzelnen Pflegerinnen.

Die Massregel der Konzessions-Entziehung gegen eine Haltefrau ist während der Berichtszeit nur einmal (1886 in Bublitz) zur Anwendung gebracht worden.

3. Andere Krankheiten.

Abgesehen von den nach allgemeiner Anschauung der Infektionskrankheiten beizuzählenden und deshalb unter diesen bereits abgehandelten nicht im Schema vorgesehenen Affectionen und den unter „Kindersterblichkeit" und „Gefängnisse" zu berücksichtigenden Krankheitsformen, resp. den im V. Kapitel betrachteten Nahrungsschädigungen — haben folgende Darstellungen auffälliger oder bedrohlicher Hautleiden ein allgemeineres Interesse.

Der Physikus des Dramburger Kreises fand in einem Dorfe (Neu-Lobitz) bei zwei Kindern von $1\frac{1}{2}$ und 3 Jahren das Gesicht und die Kopfhaut stark angeschwollen, etwas gelblich verfärbt, mit dicken braunen Krusten bedeckt, aus deren Ritzen eine hellbräunliche Flüssigkeit aussickerte. Bei dem jüngeren Kinde waren an den Geschlechtstheilen dieselben Veränderungen sichtbar. Das Fieber war mässig, die Kinder waren aber theilnahmelos und ohne Appetit. Die Mutter gab an, dass vor 14 Tagen sich zuerst bei dem jüngeren im Gesichte kleinere und grössere Blasen gezeigt hätten, welche anfangs ein helles, dann ein trübes, bräunliches Aussehen hatten, dass die meisten derselben platzten, vielleicht auch durch Kratzen aufgerissen wurden, und nach und nach sich das jetzige Krankheitsbild herausentwickelt habe. Nach acht Tagen wäre auch das ältere Kind unter denselben Erscheinungen erkrankt.

Als der Medizinalbeamte nach einiger Zeit wieder im Orte war, waren beide Kinder schon beerdigt. Die Krankheit hatte ungefähr drei Wochen gedauert. Bei Untersuchung der beiden noch lebenden Kinder derselben Familie, Knaben von 5 und 8 Jahren, fand sich, dass beide munter und bei gutem Appetit waren, aber jeder auf der Kopfhaut an der Haargrenze einige Blasen mit hellem, schwach gelblichem Inhalte hatten. Bei dem älteren erfolgte eine Eintrocknung der Blasen mit nachfolgender Genesung; bei dem jüngeren Bruder aber vermehrte sich die Blasenbildung, es traten Anschwellungen am Halse auf, die Kopfhaut wurde teigig, die Hautfarbe gelblich, das Gesicht bedeckt mit braunen Krusten; dabei soll der Knabe, im Zimmer umherlaufend, ziemlich guten Appetit entwickelt haben; dann stellte sich Fieber ein und unter heftigen Krämpfen ist er, etwa drei Wochen nach der Entdeckung der ersten Blasen, verstorben. Eine genaue Anameese liess keinen Verdacht auf Syphilis aufkommen. Die Diagnose lautete auf „Pemphigus acutus contagiosus.“

Andere Fälle dieser Art sind weder in diesem noch in anderen Kreisen vorgekommen. (Ein Zusammenhang mit dem Impftrauma scheint ausgeschlossen.) —

Die drohende Gefahr einer eben in der Entwickelung begriffenen Epidemie von Sycosis mentagra, welche in einer raschen Aufeinanderfolge von sechs Fällen in der Stadt Belgard ihre Spuren zu verrathen begann, wurde durch das Zurückgehen auf die richtige Quelle und entsprechende sanitätspolizeiliche Massnahmen abgewandt. Es wurde nämlich vom Physikus sofort, nachdem er die Erscheinung genau verificirt hatte, eine sehr umsichtige Desinfektions- anweisung für die Barbierstuben bearbeitet, deren Ausführung sich die Polizeibehörde mit besonderem Eifer annahm. Es gelang jede weitere Ansteckung in der Stadt und Umgegend zu verhindern. —

Einen Ausbruch von Pemphigus, der besonders in seiner Entstehung weit klarer war, als der vorhin erwähnte, beschrieb der Kreiswundarzt für Lauenburg. Ende Juni war in Leba ein 4½ Monate altes, eheliches hereditär nicht belastetes Kind, nachdem es etwa von seiner dritten Lebenswoche an an Blasenausschlag gelitten hatte, ohne diagnostizirbare sonstige Krankheit unter dem Bilde der Erschöpfung gestorben. In Ermangelung der Obduktion musste es freilich dahingestellt bleiben, ob der Tod eine Folge des Blasenausschlags war; der Beamte wurde jedoch durch diesen Fall darauf aufmerksam gemacht, dass zu jener Zeit mehr- fach Neugeborene an Ausschlag litten und nahm Veranlassung, danach zu forschen. In der That hatte sich bei einem beträchtlichen Theile der in den ersten Monaten des Jahres ge- borenen Kinder (im Januar und Februar unter 15 Kindern bei 9) eine grössere Zahl rasch sich entwickelnder grösserer oder kleinerer Blasen am Rumpfe gefunden, welche meist in kurzer Zeit anstandslos wieder abheilten und nur ausnahmsweise zu wochenlangen Leiden Veranlassung gaben. Die Hebamme glaubte aber vielleicht guten Grund zu haben, auch in solchen Fällen von der Inanspruchnahme ärztlicher Hilfe eher ab- als zuzureden. Denn da der Ausschlag meist in den ersten Lebenstagen schon erschien und so gehäuft auftrat, lag die Frage nahe, inwieweit die Hebamme eine Verschleppung des als contagiös geltenden Leidens begünstige. Mit Rück- sicht auf die Beunruhigung des Publikums musste es angezeigt erscheinen, bezüglich aller 1887 lebend geborener Kinder Erkundigung einzuziehen. Darnach waren von den 57 lebend geborenen Kindern am Schlusse des Jahres 2 verzogen. Bei den übrigen 55 Geburten war bei 2 jene Hebamme überhaupt nicht betheiligt, bei 7 war die Geburt wohl von ihr geleitet, aber das Kind nicht in ihre Pflege gegeben worden. Von diesen 9 Kindern war kein einziges an Blasenausschlag erkrankt, während von den 46 in ihrer Pflege gewesenen Kindern 17, also 37 % erkrankten. Es stellte sich bezüglich der Zeitfolge der Erkrankungen noch heraus, dass im Februar das 1., 2. und 4. Kind, in der Pflege der Hebamme, am Blasen- ausschlag erkrankte, das 3. aber, nicht in ihrer Pflege, frei blieb; dass ferner Ende Mai bis Anfang August von 7 aufeinander folgenden Kindern diejenigen 4, die von der Hebamme gepflegt wurden, Blasenausschlag bekamen, andere 3 aber, die anderer Pflege anvertraut wurden, völlig frei blieben; dass endlich im Dezember von 3 Kindern, welche die Hebamme badete, 2 erkrankten, von 4 gleichzeitig geborenen und anderweitig abgewarteten kein ein- ziges. [Die Hebamme wurde untersucht und suspendirt, nachdem zwei Aerzte an ihr sekun- däre Syphiliserscheinungen als sichtliche Ursache der beschriebenen Ansteckungen gefunden hatten. Im Jahre 1888 kamen weitere ähnliche Erscheinungen nicht vor.]

Viertes Kapitel.

Wohnstätten.

Da der allgemeine Charakter der Wohnungen im Regierungsbezirk bereits mehrfach geschildert worden ist, soll im vorliegenden Bericht besonders an jene Zustände angeknüpft werden, welche in dem grösseren Theil der hinterpommerschen Städte und Städtchen sich aus ihrer eigenthümlichen Entstehungsgeschichte, dem Hervorwachsen aus kleinen befestigten Plätzen, ergeben (vgl. IV. Generalbericht, S. 129). Stellt man diese ehemaligen kleinen Festungen, Lager und Schlossstädtchen dem anderen Theil der Landstädtchen, welche aus der Dorfanlage hervorwuchsen, gegenüber, so erweisen sich die ersteren fast durchweg als Sitze einer grösseren Sterblichkeit, die mit ihren Prozentverhältnissen nicht selten die Sterblichkeit der Grossstädte erreicht.

Hygienische Untersuchungen des Physikus Dr. Roth, welche besonders die jenen Typus sehr vollkommen vertretende Kreisstadt Belgard zum Gegenstande nahmen, stellten im Untergrunde derselben an verschiedenen Stellen (Krankenhausterrain und Privatbesitz) eine erhebliche Verunreinigung mit organischer Substanz; ferner 592 Häuser, die jedes Hofraums entbehrten, für jede innerhalb der Stadtmauer wohnende Person nicht mehr als 0,78 $\square$m Grundfläche zum Wohnen fest. Von den an der Mauer belegenen, gerade von den ärmsten Bevölkerungsgruppen bewohnten 183 Häusern waren nicht weniger als 69 = 38% ohne Höfe. Aehnlich üble Verhältnisse wiederholen sich in den ummauerten Städten fast durchweg. Der übelste Umstand ist für sie jedoch mehr noch als durch eine Reihe alter Sünden (also durch den mit Fäulnissmaterien vollgestopften, keimerfüllten und direkt faulenden Baugrund, durch die überall durch Winkel, Ecken, Vorsprünge reichlich bewirkte Luftstagnation, durch die aus hygroskopischem Material hergestellten oder aus anderweitigem Grunde luftundurchlässigen Mauern) begünstigt und herbeigeführt durch neue Missbräuche, die von den bestehenden Baupolizei-Ordnungen theils völlig unberührt bleiben, theils bei Weitem nicht scharf genug getroffen werden. Die Baupolizei-Ordnung für die Städte der Provinz Pommern vom 5. November 1880 enthält zwar einige Vorschriften von sanitärer Bedeutung, — so über die Höhe der Gebäude und die Zahl der bewohnbaren Stockwerke einschliesslich der Mansarden und Halbgeschosse, über das Verhältniss der Gebäudehöhe zur Strassenbreite; über die lichte Höhe der Wohnräume, die auf 2,5 Meter festgesetzt wird. Auch fehlt es nicht an Bestimmungen über event. Kellergeschosse als Wohnungen, über einen Hofraum, der ⅕ der bebauten Fläche betragen soll, über gewisse Feuersicherheiten und Vorsichtsmassregeln gegenüber der Kohlenoxydgasvergiftung und den Unfällen durch Absturz. Aber schon die Vorschriften über die Anlage der Abtritte und Dungstätten sind viel zu summarisch gehalten, das Verhalten der Mist- und Kothgruben zum Grundwasser und zu Brunnenanlagen viel zu wenig auf den Grund moderner Anschauungen gestützt, und vielen Vorschriften (so denen über Gebäude-Abstände und was damit zusammenhängt) viel zu wenig Nachdruck verliehen. An klaren und allgemein durchführbaren Anordnungen über die Reinhaltung künftiger Baugrundflächen von Schutt und Dünger, über deren Drainirung, über das Ausheben stark verunreinigter Schichten, über das Verbot des Missbrauches, die Jahrhunderte lang verschmutzten Baumaterialien zur Aufhöhung des Bodens nicht allein, sondern sogar zu Zwischenbodenfüllungen und zu Material für die Fundamente und Wände zu verwerthen, — fehlt es ganz und gar. Hier wäre es nun leicht, in Einzelheiten einzutreten und zu zeigen, wie an dem einen Platze ein neues, im Aeusserlichen ganz elegant aussehendes Stadtviertel, undrainirt und mit alten abscheulichen Bauabfällen aufgehöht, von vornherein verpestet und verseucht wird, so dass seine Diphtherie-Sterblichkeit an die der alten Proletarierstrassen heranreicht;

wie an dem einen befestigten Platze, sowie am anderen von einem Freilegen oder gänzlichen Auflassen alter Bauplätze — der Sparsamkeit wegen — nicht die Rede ist. Doch möge es genügen, auf einige Zahlen Bezug zu nehmen, welche einerseits die Unterschiede der ländlichen und städtischen Sterblichkeit an sich, andererseits die Differenzen der letzteren für die eingeengten und befestigten Städte (deren Namen durch gesperrten Druck ausgezeichnet sind) gegenüber der günstigeren Mortalität der durch gewöhnlichen Druck kenntlich gemachten Landstädtchen von weiträumiger Beschaffenheit ohne weiteren Kommentar erkennen lassen.

1. Kr. Belgard: Landbevölkerung = 74,5 % der Kreisbevölkerung mit einer Sterblichkeit von 24,5, 24,2, 21,9 %/00; Stadtbevölkerung = 25,5 % der Kreisbevölkerung mit einer Sterblichkeit von 25,0, 31,2, 23,5 %/00. Städte: Belgard (7117 E.), Polzin (4548 E.).

2. Kr. Bublitz: Landbevölkerung = 77,8 % der Kreisbevölkerung. Sterblichkeit: 22,8, 22,7, 28,8 %/00. Stadtbevölkerung = 22,2 % der Kreisbevölkerung. Sterblichkeit: 26,6, 30,9, 41,7 %/00. Stadt Bublitz (4660 E.).

3. Kr. Bütow: Landbevölkerung = 79,6 % der Kreisbevölkerung. Sterblichkeit 19,9, 19,4, 23,5 %/00. Stadtbevölkerung = 20,4 der Kreisbevölkerung. Sterblichkeit: 25,7, 40,4, 26,7 %/00. Stadt Bütow (4929 E.).

4. Kr. Coeslin: Landbevölkerung = 61,7 % der Kreisbevölkerung. Sterblichkeit: 21,7, 23,4, 21,5 %/00. Stadtbevölkerung = 38,3 % der Kreisbevölkerung. Sterblichkeit: 23,9, 23,9, 22,5 %/00. Stadt Coeslin (17 277 E.).

5. Kr. Colberg: Landbevölkerung = 61,5 % der Kreisbevölkerung. Sterblichkeit: 21,3, 26,6, 28,5 %/00. Stadtbevölkerung = 38,5 % der Kreisbevölkerung. Sterblichkeit: 27,4, 35,3, 26,0 %/00. Städte: Colberg (16 557 E.), Coerlin (3135 E.).

6. Kr. Dramburg: Landbevölkerung = 62,9 % der Kreisbevölkerung. Sterblichkeit: 21,1, 18,3, 24,1 %/00. Stadtbevölkerung = 27,1 % der Kreisbevölkerung. Sterblichkeit: 28,5, 24,6, 34,3 %/00. Städte: Dramburg (5722 E.), Falkenburg (4096 E.), Callies (3513 E.).

7. Kr. Lauenburg: Landbevölkerung = 78,6 % der Kreisbevölkerung. Sterblichkeit: 21,2, 23,2, 22,3 %/00. Stadtbevölkerung = 21,4 % der Kreisbevölkerung. Sterblichkeit: 20,3, 26,2, 20,7 %/00. Städte: Lauenburg (7214 E.), Leba (1945 E.).

8. Kr. Neustettin: Landbevölkerung = 76,7 % der Kreisbevölkerung. Sterblichkeit: 23,8, 31,8, 25,9 %/00. Stadtbevölkerung = 23,3 % der Kreisbevölkerung. Sterblichkeit: 25,8, 31,1, 27,3 %/00. Städte: Neustettin (8389 E.), Ratzebuhr (2327 E.), Baerwalde (2159 E.), Tempelburg (4510 E.).

9. Kr. Rummelsburg: Landbevölkerung = 84,8 % der Kreisbevölkerung. Sterblichkeit: 24,2, 22,5, 26,0 %/00. Stadtbevölkerung = 15,2 % der Kreisbevölkerung. Sterblichkeit: 23,7, 33,3, 28,7 %/00. Stadt: Rummelsburg (5152 E.).

10. Kr. Schivelbein: Landbevölkerung = 69,6 % der Kreisbevölkerung. Sterblichkeit: 23,3, 22,2, 18,0 %/00. Stadtbevölkerung = 30,4 % der Kreisbevölkerung. Sterblichkeit: 25,6, 23,1, 26,5 %/00. Stadt: Schivelbein (5784 E.).

11. Kr. Schlawe: Landbevölkerung = 79,0 % der Kreisbevölkerung. Sterblichkeit: 24,1, 22,0, 20,7 %/00. Stadbevölkerung = 21,0 % der Kreisbevölkerung. Sterblichkeit: 32,2, 33,0, 25,0 %/00. Städte: Schlawe (5503 E.), Pollnow (2419 E.), Rügenwalde (5331 E.), Zanow (2598 E.). —

12. Kr. Stolp: Landbevölkerung = 77,2 % der Kreisbevölkerung. Sterblichkeit 22,0, 13,2, 18,1 %/00. Stadtbevölkerung = 22,8 % der Kreisbevölkerung. Sterblichkeit: 26,4, 36,6, 37,1 %/00. Stadt: Stolp (22 442 E.). —

Unter den polizeilichen Vorschriften und Anordnungen von sanitärer Bedeutung drückte einen besonderen Fortschritt aus die von der dortigen Polizei-Verwaltung erlassene, vom Regierungs-Präsidenten genehmigte Polizei-Verordnung über die Reinhaltung der Stadt Colberg, welche im Folgenden wörtlich wiedergegeben ist (die Stadt Coeslin ist später [gegen Ende der Berichtszeit] mit dem Erlass ähnlicher Bestimmungen vorgegangen, welche jedoch erst am 1. Oktober 1889 in Wirksamkeit zu treten bestimmt sind).

Colberg, den 11. September 1888.

Polizei-Verordnung.

Auf Grund der §§ 5 und 6 des Gesetzes über die Polizei-Verwaltung vom 11. März 1850 (G. S. S. 265) und des § 143 des Gesetzes über die allgemeine Landesverwaltung vom 31. Juli 1883 (G. S. S. 195) wird mit Zustimmung des Magistrats und Genehmigung des Königlichen Regierungs-Präsidenten zu Coeslin für den Polizei-Bezirk der Stadt Colberg hierdurch verordnet.

§ 1. Dunggruben aller Art müssen von der Grenze des benachbarten Grundstücks mindestens einen Meter entfernt sein, sofern der Nachbar eine nähere Lage derselben nicht ausdrücklich gestattet. Sie dürfen nicht innerhalb der Grundmauern bewohnter Räume und nicht unmittelbar an der Wand bewohnter Kellergeschosse und Räume liegen. Nur für den Fall, dass die Dungbehälter ganz aus Metall und völlig undurchlässig sind, ist es gestattet, dieselben hart an der Grenze eines bewohnten Raumes einzurichten.

§ 2. Menschliche Ausscheidungen dürfen auf bewohnten Grundstücken nur in luftdicht verschliessbaren, beweglichen Behältern, oder in wasserdicht gemauerten, innen mit Cement gefugten und aussen mit Cement berappten Gruben gesammelt werden. Die Gruben dürfen nicht über 1 Meter tief sein. Sie müssen so liegen, dass sie leicht zugänglich sind, bequem und vollsändig gereinigt werden können, und dass das helle Tageslicht in sie hinein fallen kann. Ihr Rand muss mindestens 30 cm über das Niveau des sie umgebenden Bodens hervorragen. Auch müssen sie sicher, und zwar mit einer mindestens 5 cm starken Bohlendecke belegt sein. Unausgemauerte Dunggruben oder Dungkuhlen sind unzulässig und zwar auch für Viehdünger. Die noch vorhandenen sind bis zum 1. Juni 1891 zu beseitigen. Wird Viehdünger auf Höfen aufbewahrt, so muss dies, falls die Aufbewahrung nicht in Gruben vorgedachter Art stattfindet, auf gut befestigter Unterlage geschehen.

§ 3. In der inneren Stadt und den Vorstädten: Münde, Lauenburger Vorstadt, Stubbenhagen und Gelder-Vorstadt dürfen Dunggruben zur Aufnahme und Aufbewahrung von menschlichen Ausscheidungen nicht neu angelegt werden. Wird eine Dunggrube auf der Münde undicht gefunden, so hat die Polizei-Verwaltung dem Eigenthümer der Dunggrube oder, falls derselbe nicht ortsanwesend ist, seinem Vertreter deren Beseitigung in angemessener Frist aufzugeben.

§ 4. Dunggruben und Dungstellen aller Art müssen von Brunnen mindestens 5 Meter entfernt sein.

§ 5. Baustellen, auf welchen Wohngebäude errichtet werden sollen, dürfen unter Verwendung von Dungstoffen nicht aufgehöht oder ausgefüllt werden. Die Düngermassen, welche auf solchen Stellen vorhanden sind, sind vor Beginn des Baues zu entfernen.

§ 6. In den Dunggruben darf der Dünger nicht bis an die Decke aufgehäuft werden. Die Gruben sind auszuräumen und der Dung ist fortzuschaffen, wenn dies polizeilich im gesundheitlichen Interesse angeordnet wird. In der inneren Stadt und der Vorstadt Münde muss die Entleerung der Dunggruben und die Fortschaffung ihres Inhalts in jedem Monat mindestens einmal erfolgen. Es darf dies im Allgemeinen nur in der Zeit von 10 Uhr Abends bis 9 Uhr früh geschehen, vom 1. Juni bis 15. September auf der Münde jedoch nur in der Zeit von 12 Uhr Nachts bis 6 Uhr früh. Dungstoffe, welche sich dagegen in luftdicht verschlossenen Gefässen (Tonnen, Kübeln, Kasten) befinden, oder welche durch Verwendung von Torfmull geruchlos gemacht sind, dürfen zu jeder Tageszeit abgefahren werden.

§ 7. Auf den Grundstücken, auf welchen sich Abtrittsgruben nicht mehr befinden, müssen die Abtrittsräume und Einrichtungen entweder auf den Böden unter den Dächern angelegt werden, oder doch so, dass Luft und Licht unmittelbar Zutritt zu denselben finden und der Geruch aus denselben von dem Eintritt in Wohnräume ausgeschlossen wird. Ueber Abtrittsräumen dürfen sich Wohn- und Schlafstätten nur dann befinden, wenn die Wände um die Abtrittsräume und die Decke über denselben massiv vermauert und verputzt sind.

§ 8. Die Anlage von Spülabtritten, sogenannten Wasserklosets, ist unzulässig und zwar sowohl solcher, welche in öffentliche Kanäle, als auch solcher, welche in Dunggruben entleeren.

§ 9. Die Anlage von Schweineställen unmittelbar an der Wand bewohnter Räume ist unstatthaft. Im Uebrigen müssen die Schweineställe in der inneren Stadt und den Vorstädten Stubbenhagen, Lauenburg und Geldern nach folgenden Vorschriften hergestellt werden:

    a. Die Sohle muss entweder aus einer 30 cm starken, festgestampften Lehmschicht bestehen, auf welcher ein hochkantiges in Cementmörtel verlegtes Ziegelpflaster aus besonders hart gebrannten Ziegeln hergestellt ist, oder aus einer 10—15 cm starken Schicht von Cemementbeton.

    b. Die Abgussrinne für die Jauche muss mit gutem Gefälle aus solchem Material hergestellt werden, dass Jauche durch dieselbe nicht in den Erdboden zu dringen vermag.

    c. Die Jauche ist in einem Behälter zu sammeln, welcher völlig undurchlässig ist.

Schweineställe, welche diesen Vorschriften nicht genügen, sind denselben entsprechend bis zum 1. Juni 1891 einzurichten.

§ 10. In der Münder-Vorstadt sind die Schweineställe bis zum 1. Juni 1889 zu entfernen und dürfen neue nicht angelgt werden. Eine Ausnahme gilt nur für solche Grundstücke, auf welchen der Schweinestall mindestens 10 Meter von bewohnten Räumen entfernt liegt und deren Hofraum mindestens die Hälfte des Grundstücks beträgt, sowie der Luft und dem Licht ungehindert Zutritt gestattet. Bezüglich der Herstellung der Schweineställe greifen die Bestimmungen des § 9 Platz. Diejenigen, welche den letzteren nicht genügen, müssen bis zum 1. Juni 1889 hergestellt sein.

§ 11. Die Ställe für anderes Vieh als Schweine sind in der inneren Stadt und der Münde mit so fester Sohle zu versehen, dass das Eindringen von Jauche in den Boden verhindert wird, und so einzurichten, dass die abfliessende Jauche in Gruben oder Behältern aufgefangen wird, welche völlig undurchlässig sind.

§ 12. Zur Herstellung und Anlage von Dunggruben, Dungstellen, Dungbehältern und Abtritten ist die polizeiliche Erlaubniss erforderlich. Bezüglich derselben gelten im Uebrigen die Bestimmungen der Bau-Polizei-Ordnung für die Städte der Provinz Pommern vom 5. November 1880.

§ 13. Die Uebertretung dieser Verordnung und Zuwiderhandlungen gegen dieselbe werden, insoweit sie nicht durch § 566 No. 10 des Reichsstrafgesetzbuchs oder eine andere reichs- oder landesgesetzliche Bestimmung unter Strafe gestellt sind, bis zu einer Geldstrafe von 30 M. geahndet.

§ 14. Verantwortlich im Sinne dieser Verordnung ist der Eigenthümer des Grundstücks, auf welchem die Uebertretung geschieht, oder an dessen Stelle der Besitzer oder Niessbraucher desselben oder der Pächter oder der Miether des ganzen Grundstücks.

§ 15. Die Verordnung tritt mit dem 1. Oktober 1888 in Kraft.

Mit demselben Tage wird die Polizei-Verordnung vom 23. Mai 1874, soweit sie überhaupt noch Geltung hat, aufgehoben.

Um den bei Beginn der heissen Jahreszeit (besonders bei irgendwo grassirender Cholera) anzuberaumenden Sitzungen der Sanitäts-Kommissionen eine praktische Berathungs-Grundlage zu geben und den Berathungen kontrolirend folgen zu können, wurde folgendes Protokoll-Schema Behufs Ausfüllung vorgeschrieben:

In der den . . ten . . . ., um . . Uhr zusammenberufenen Sitzung der Sanitäts-Kommission zu . . . ., an welcher Theil nahmen die Herren . . . . , ... wurden die folgenden Fragen einer Erörterung unterzogen und wie hierunter angegeben beantwortet:

1. Werden die Strassen, Plätze und Höfe, sowie die oberirdischen und unterirdischen Entwässerungs-Vorrichtungen (Rinnsteine, Kanäle und Senkschächte) auf ihre Reinlichkeit periodisch kontrolirt?

2. Sind mit Beginn des Sommers sämmtliche Abtrittsgruben (oder Tonnen etc.) in dem vorgeschriebenen schnellen Tempo entleert worden?

3. Sind diejenigen Brunnen, welche verdächtig sind, mit Jauchequellen in Verbindung zu stehen, genauer untersucht und der Gebrauch ihres Wassers event. verboten worden?

4. Findet eine fortlaufende Aufsicht über die Kost- und Logirhäuser niederen Ranges, über den Zuzug fremder Arbeiter und die Krankheiten vagabondirender Personen, über etwa vorhandene Arbeiter-Massenquartiere statt?

5. Haben sich im Laufe des Winters gewisse Häuser, Häuser-Komplexe oder Strassen durch massenhafte Erkrankungsfälle oder durch hervorragende Sterblichkeit unter den Bewohnern ausgezeichnet?

Schluss der Sitzung um . . . . . .

Der Bürgermeister.

Massenquartiere im Sinne grosser kasernenartiger Gebäude, deren gesammte Stockwerke von zahlreichen Arbeiterfamilien bewohnt werden, existiren im Regierungsbezirk kaum; auch in denjenigen Städten, welche in ihren Industriewerkstätten und Fabriken zahlreiche Arbeiter beschäftigen, ist das normale Verhältniss die Ansiedelung der Arbeiter ausserhalb des Fabrik-Rayons, vielfach in ziemlich entfernter Gegend gelegenen sich fächerförmig oder in die benachbarten Dörfer hinunter ziehenden Vorstädten, oft genug in solchen nur wenige Kilometer vor den Ausläufern der städtischen Strassen belegenen Dörfern selbst.

Ueber einen gewissen Komplex von Arbeitshäusern inmitten der Stadt Lauenburg, bei welchen besonders die Ablagerung und Aufbewahrung der Excremente vor der eigentlichen Front der Häuser in gemauerten Kasten stark zu bemängeln war, finden sich in den Physikatsberichten genaue Angaben (vgl. auch im IV. Generalberichte S. 132). In jüngster Zeit wurde dort wenigstens die Bedeckung der Dunggruben etwas aufmerksamer überwacht und gehandhabt.

Sehr bedenkliche hygienische Missstände herrschten, wie die Darlegungen der Kommunal-Aerzte in Stolp übereinstimmend bekundeten, in einer grösseren Mehrzahl der dortigen Arbeiterwohnungen, was um so mehr ins Gewicht fiel, als analog anderweitigen grösseren Epidemien, auch die Diphtherie-Epidemie der Jahre 1884/86 beim Beginn in den Wohnungen des ärmeren Theiles der Bevölkerung sich eingenistet, zu grösserer Bösartigkeit entwickelt und erst in späterer Folge auf wohlhabendere Gesellschaftsklassen und die sonst gesunden Wohnungen übergegriffen hatte. Der schnelle, wenig vorbereitete Zuzug von Arbeitern nach Stolp, wie er in den letzten Jahren stattgehabt hat, schien die polizeilichen Anforderungen an die hygienische Beschaffenheit der fraglichen Wohnungen auf ein tieferes Minimum herabgedrückt zu haben, als dies im Interesse des öffentlichen Wohles länger geduldet werden konnte. Jedenfalls wurde es für ausführbar gehalten, dass die Polizei-Verwaltung unter Mithülfe der ärztlichen Kreise und speziell der Kommunalärzte diejenigen Arbeiterwohnungen ausfindig machte, welche — sei es in Folge von Ueberfüllung, Nässe und Unreinlichkeit, sei es wegen defekter Fussböden, Decken und Wände, sei es wegen der Häufigkeit, mit der sich Krankheitsfälle in ihnen thatsächlich ereignet hatten — als insaluber und als Brutstätten für Krankheiten angesehen werden mussten. In zweifelhaften Fällen würden über diese Punkte die Gutachten der Kreismedizinalbeamten einzufordern gewesen sein. Obwohl diese Feststellungen naturgemäss nur schrittweise ausgeführt werden konnten, wurde doch mit der Anlage der betreffenden Listen unmittelbar begonnen, und eine bei eintretenden Krankheitsfällen eintretende Ueberwachung der verdächtigen Wohnungen eingeleitet und durchgeführt.

Unverkennbare Besserungen zeigen auch in vielen Kreisen — in den westlichen mehr als in den östlichen — die Bauverhältnisse der ländlichen Wohnstätten seit den letzten zehn Jahren. Noch in den Veröffentlichungen des Kreisphysikus Dr. Friedländer über die Baukonstruktion der ländlichen Wohnungen in Pommern (D. VJS. für öffentliche Gesundheitspflege, Band IX) heisst es:

„Die alten Katen (auf den Dörfern) sind mit Stroh gedeckte, einstöckige, kleine, niedrige Fachwerkhäuser, deren Fächer meist mittels Holzabschnitten, Stroh- und Lehmmassen („Klehmstaken“) ausgefüllt sind, Häuschen ohne Keller und in der Regel auch ohne eigentliches Fundament und mit so kleinen, undichten Thüren und Fenstern, dass sie alten Stallgebäuden gleichen.“

„Ein solches Haus enthält gewöhnlich nur eine Wohnung, welche aus einem Zimmer von ca. 20 qm Fläche und 2 m Höhe, einem relativ grossen Hausflur und zuweilen auch noch aus einem Alkoven oder einer Kammer besteht. Das Zimmer unterscheidet sich von den Nebenräumen nur durch sein offenes Kaminloch und durch seinen breiten Lehmofen. Im ganzen Hause ist der Fussboden eine festgetretene Lehmmasse und nichts weniger als eben; die Wände sind rauh und oft so defekt, dass man hindurch sehen kann, und die Decken bilden schmale, neben einander gelegte, beim Austrocknen aber von einander gewichene Bretter, auf welchen im Bodenraum eine dünne und theils abgestossene, theils zusammengetrocknete Lehmschicht befindlich ist.“ —

In den neueren Tagelöhnerwohnungen „ist Alles regelmässiger und mehr geglättet, das Stroh auf dem Dache ist meist durch Ziegel, der rohe Lehm in den Wänden durch gebrannte Mauersteine ersetzt, die Mauern sind solider, dicker, der Fussboden geebneter, Thüren und Fenster grösser und dichter, die Zimmer sind höher und die Balken nicht mehr oder nur zum Theil sichtbar.“ Dennoch sind in diesen neueren ländlichen Häusern Zimmer in der Mehrzahl eine Seltenheit, das Aufbewahren der Kartoffeln in der einzigen Stube etwas Häufiges, die Nachbarschaft der Düngerhaufen vor den Thüren der Wohnungen noch sehr beliebt. Eine unüberwindliche Vorliebe der Landbewohner sind überheizte Stuben, eine kindische Furcht vor Luftzutritt trägt dazu bei, dieses noch immer wenig erfreuliche Bild der hygienischen Wohnungszustände im Wesentlichen abzuschliessen. —

Die Beseitigung der unreinen Abgänge theilt sich in die Abfuhr des Hausmülls, welche in den Städten durch Wagen bewirkt wird, in den Ablauf des Schmutzwassers in Drummen, Kanälen und offenen Rinnsteinen (erstere mehr in grösseren, letztere nahezu durchgehends in den kleineren Städten) und in eine mehr oder wenig gesundheitsgemäss oder gesundheitswidrig geübte Abfuhr der Fäcalien aus Senkgruben, welche (vorschriftsmässig) gut ausgemauert oder cementirt sein sollten. Eine besondere Enquête und eine darauf gegründete strengere Durchführung gesundheitspolizeilicher Massnahmen hat aus besonderer Veranlassung in der grössten Stadt des Regierungsbezirks stattgefunden. Laut der über die Beschaffenheit der Senkgruben in der Stadt Stolp angestellten polizeilichen Ermittelungen fällt die Herstellung vorschriftsmässiger undurchlässiger Latrinengruben vorwiegend in die Jahre 1873 bis 1880. Von 1193 in Gebrauch befindlichen Gruben waren:

cementirt 88
ausgemauert 793
mit Bohlen verkleidet 74
einfache durchlässige sogenannte Vorsitz-Gruben . . 238.

Wie jedesmal bei Gelegenheit sowohl der regelmässigen wie der Extra-Visitationen, hatte sich auch bei gegenwärtigem Anlass eine Anzahl von Gruben — 45 — als notorisch überfüllt herausgestellt. Liess bereits der letztere Umstand in Verbindung mit dem Vorhandensein von 312 direkt vorschriftswidriger (bohlenverkleideten oder garnicht verkleideten) Gruben auf einen bei den Grundwasser- und Boden-Verhältnissen Stolps ganz besonders bedeutungsvollen Missstand schliessen, so steigerte sich dessen Wichtigkeit noch erheblich angesichts der aus dem Schooss der Sanitäts-Kommission erhobenen und durch die Polizei-Verwaltung nicht widerlegten Behauptung, dass ein grosser Theil der unter den ausgemauerten registrirten Dungbehälter an der Sohle garnicht und an den Seitenwänden mit undicht hergestelltem, oder bereits wieder defekt gewordenem Ziegelwerk verkleidet sein sollten. Es blieb ferner Seitens der Polizei-Verwaltung ohne Widerspruch, dass eine in ihrer prompten Besorgung gesicherte Abfuhr nur statthabe aus den Latrinen der öffentlichen Gebäude, — während die Besitzer grösserer Wohnhäuser, welche Ackerwirthschaft nicht treiben, von den Dispositionen der den Latrineninhalt als Dung konsumirenden Ackerbürger bezüglich der Grubenentleerung abhängig sind, und den gleichzeitig Acker- und Gartenbau treibenden Hauseigenthümern es nahezu schrankenlos freigegeben ist, mit eigenen Transportmitteln für eine gelegentliche Entfernung der angehäuften menschlichen Exkremente zu sorgen.

In voller Würdigung der Bedürfnisse, welche für Stolp (als Ackerstadt mit 15 000 Morgen bewirthschafteten Areals) noch jetzt im Vordergrunde stehen mögen, musste doch der mangelhafte und nur gelegentlich überwachte Zustand des Abfuhrwesens und der öffentlichen Reinlichkeit als ein unhaltbarer und die Fortdauer der auf diese Weise garnicht kontrolirbaren Verschmutzung und Durchseuchung des städtischen Untergrundes als äusserst bedenklich hingestellt werden.

Unter den in erster Reihe vorzubereitenden Schritten zu einer Wandlung auf diesem Felde des öffentlichen Gesundheitswesens wurde der Polizei-Verwaltung deshalb aufgegeben:

a. Massregeln zu ergreifen, um die Beschaffenheit der „ausgemauerten" Latrinengruben auf die ihnen gemachten Vorwürfe der Sohlendurchlässigkeit und des baulichen Zerfalls mit Unterstützung von Bauverständigen unmittelbar nach stattgefundener Entleerung zu prüfen; —

b. die ausgedielten und garnicht verkleideten Gruben unter Bezugnahme auf die Baupolizei-Ordnungen von 1870/80 abzuschaffen; —

c. ferner unter Zuziehung der Kreismedizinalbeamten eine Enquête darüber anzustellen, in welchem Umfange die entleerten Dunggruben einer Desinfektion bis zur annähernden Geruchlosigkeit in dem Sinne fähig sind, wie dies auch noch durch neue ministerielle Erlasse mit Hinblick auf die Cholera-Prophylaxe vorgeschrieben und ausdrücklich verlangt wird; —

d. endlich wurde der Einführung eines besser geregelten Abfuhrwesens in der Weise vorgearbeitet, dass die ungefähre Quote der zur Zeit auf Grund von Verträgen regelmässig zu reinigenden Latrinengruben, die Schnelligkeit, mit welcher einerseits diese und andererseits die bisher willkürlich entleerten im Nothfalle gereinigt werden könnten, berechnet und angegeben werden sollte.

Die Erledigung dieser umfangreichen Arbeiten fällt in das Jahr 1886 und gehört der Berichtsperiode an. Die Stadt macht nach Ausführung des Planes nicht nur einen weitaus reinlicheren Eindruck, sondern es haben auch ihre Gesundheitsverhältnisse, wie aus den detaillirten Angaben des vorigen Kapitels mit Deutlichkeit erhellt, post hoc (wenn nicht propter hoc) einen die Erwartungen noch übertreffenden Aufschwung genommen.

Der jüngste Stolper Physikatsbericht geht auf die Details der Ausführung des vorgedachten Planes mit folgenden Worten näher ein.

„In der Stadt wurde eine wesentliche Besserung der früheren Zustände dadurch angestrebt, dass eine sorgfältige Revision der Höfe und besonders der Aborte und Düngerstätten stattfand, bei welcher der Unterzeichnete im Laufe des Monats Juli mit thätig war. Es wird hiernach strenge durchgeführt, dass alle als schlecht und durchlässig befundene Dunggruben neu ausgemauert, cementirt und mit Decken versehen wurden. — Auch eine Desinfektion des Inhaltes derselben ist mehrfach von Neuem angeordnet; die Ausführung der letzteren lässt leider noch immer viel zu wünschen übrig.

Betreffs der Wohnungen in der Stadt selbst waren die beiden Kommunalärzte mit einer Revision beauftragt und berichteten über das Resultat unter dem 18. März, dass von den 28, durch sie revidirten Wohnungen der grösste Theil feucht, dumpfig, zu niedrig und überfüllt sei, dass auch bei einzelnen derselben die Dungstätten lange nicht geräumt, die Höfe durch den flüssigen Inhalt der letzteren zum Theil überschwemmt und alle deshalb als insaluber anzusehen seien. Hierauf wurde der Bautechniker durch die Polizeibehörde zu einer genauen, baulichen Revision aufgefordert und berichtete: dass die betreffenden Wohnungen während der Wintermonate wohl feucht und dumpfig gewesen sein mögen, in den trockenen Sommermonaten aber vollständig ausgetrocknet seien und nur ein kleiner Theil derselben noch als wirklich feucht und dumpfig bezeichnet werden könne; an diesem Umstande hätten aber die Bewohner allein die grösste Schuld, da sie während der kälteren Jahreszeit die Wohnräume, welche oft nur aus einem Zimmer und einer Kammer bestehen, weder genügend lüften, noch rein halten, zugleich als Küche und Wäscheräume benutzen und dadurch ein Austrocknen unmöglich machen.

Einzelne Wohnungen seien auch von den Hausbesitzern zu schlecht gehalten, die Wände derselben nicht geweisst, so dass dieselben ebenso wie die Decken mit einer schmutzigen, oft übelriechenden Kruste bedeckt waren. Bei einzelnen Wohnungen bewirkte auch das Durchschlagen der Nässe durch die Umfassungswände der Häuser, welche aus leichtem Fachwerke bestehen, während der Regenzeit die dauernde Feuchtigkeit.

Hiernach ist den Hausbesitzern durch die Polizei aufgegeben, für Beseitigung der beregten Uebelstände zu sorgen; zugleich wurde der Techniker beauftragt, den Flächeninhalt der einzelnen Wohnungen festzustellen, darnach durch die Aerzte die Maximal-Bewohnerzahl für dieselben bestimmt, und dann von der Polizeibehörde verfügt, dass bis zum 1. Oktober die nöthigen Abänderungen verfügt, Reparaturen und Assonirungsmassregeln geschehen, sonst die betreffenden Wohnungen geräumt und für unbewohnbar erklärt werden müssten. Nach erneuter Untersuchung konnte schon unter dem 8. Oktober durch die Organe der Polizei konstatirt werden, dass sämmtliche bezeichnete Wohnungen durch Reparaturen und Ausweissen in einen besseren Zustand versetzt seien, auch nirgends mehr die festgesetzte Maximal-Bewohnerzahl überschritten, somit Alles in den einzelnen Wohnungen nach dem Umzuge am 1. Oktober geregelt sei.“

In der Stadt Belgard wurden, um die Abhängigkeit des Gehalts des Erdbodens an fäulnissfähigen organischen Stoffen von der Nähe der Abtrittsgruben festzustellen, auf einzelnen Höfen Erdproben, die in verschiedener Entfernung von den Dung- und Abtrittsgruben entnommen waren, auf ihren Gehalt an organischer Substanz durch Bestimmung des Glühverlustes unter Beobachtung der nothwendigen Kautelen bestimmt. — Die Erdproben wurden in einer Tiefe von 1 m entnommen, und nachdem sie lufttrocken geworden, der Gehalt an organischer Substanz aus 30 g derselben ermittelt. Das dabei gefundene Resultat war folgendes:

Auf dem Hofe des städtischen Krankenhauses enthielt die Erde in einer Entfernung von 3 Fuss von der Abtrittsgrube in 30 g 0,5 g organische Substanz, in einer Entfernung von 10 Fuss von der Abtrittsgrube entnommen 0,4 g und in 30 Fuss Entfernung 0,3 g. Auf dem Hof des Hauses Zimmerstrasse 13 waren die entsprechenden Zahlen des Gehalts an organischer Substanz je nach der Entfernung von der Abtrittsgrube 1,4, 1,1 und 0,4 g.

Ein ähnliches Resultat ergab eine dritte Versuchsweise, auch hier wurde die allmähliche Abnahme der organischen Substanz mit der Entfernung von der Abtrittsgrube festgestellt. Die gleichzeitig vorgenommene bakteriologische Untersuchung lieferte für den Erdboden dasselbe Resultat, das der Physikus gelegentlich der Wasseruntersuchungen der Stadt Belgard in Bezug auf das Verhalten des Wassers ermittelt hatte: dass nämlich auch hier chemisches Verhalten oder richtiger Gehalt an organischer Substanz und bakteriologisches Verhalten nicht einander parallel gehe.

Wiederholte Klagen Seitens der Adjazenten und Passanten über einen pestilenzialischen Gestank, der von dem Hof des Grundstücks Friedrichstrasse 59 ausging, veranlasste eine Untersuchung des Hofes und der Stallungen Seitens der Polizeiverwaltung unter Zuziehung des Kreisphysikus. Es wurde dabei ermittelt, dass der Besitzer des Grundstücks (ein Pferde-händler Sch.) in Bottichen aufbewahrtes faulendes Fleisch von gefallenen Pferden an die Schweine verfütterte. Seitens der Polizeiverwaltung wurde die Entfernung des Unraths und eine regelmässige Kontrolle des Grundstücks veranlasst. Wegen Ueberfliessens von Jauche von seinem Grundstück auf die Strasse war derselbe Hausbesitzer bereits vorher in Strafe genommen worden. —

Eine besondere Würdigung kann endlich am Schlusse dieses Kapitels die (bereits im IV. Generalbericht auf Seite 132—133 erwähnte) Arbeiter-Kolonie-Meierei, gegründet vom Pommerschen Provinzial-Verein in der Nähe von Stolzenberg (Colberg-Coerliner Kreises) füglich in Anspruch nehmen.

Seit Eröffnung der Kolonie am 25. Juli 1884 bis Ende des Jahres 1888 wurden 1680 Kolonisten aufgenommen, im letzten Verwaltungsjahr 305 (der Bestand am Ende des letzten Jahres betrug 114 Mann). Entlassen wurden im Laufe des Jahres 354 Mann, so dass am 1. April 1888 ein Bestand von 83 Mann in der Anstalt verblieb. Dagegen abgewiesen wurden im Laufe des Jahres 271 Mann, theils wegen Ueberfüllung, theils wegen Arbeits-unfähigkeit und Krankheit, vielfach auch wegen Unzufriedenheit mit den Bedingungen der Anstalt. Nach dem Arbeiter-Tagelohnverzeichniss sind im Berichtsjahre 30 807 Arbeitstage aufgeführt; in 11 181 Tagen sind 90 Morgen Dammkultur fertiggestellt worden; auf dem Do-minium wurden in 8757 Tagen die sämmtlichen laufenden Arbeiten, einschliesslich der Ernte-arbeiten, geleistet. Von den 354 entlassenen Kolonisten sind im Ganzen gearbeitet 31 918 Tage, davon ohne Vergütung 4691 Tage. Der Totalverdienst betrug 7689 Mark. An be-sonderen Ereignissen ist zu melden, dass die Einschleppung des Flecktyphus durch einen Kolonisten 1887 im Frühjahr mit grosser Besorgniss erfüllte. Auf Anordnung des Anstalts-arztes wurden die Kranken sofort isolirt und die sorgfältigsten Vorsichtsmassregeln ergriffen. Glücklicherweise griff die Seuche nicht um sich, sondern blieb auf drei Fälle beschränkt. Die Typhuskranken, sowie die anderen Schwerkranken sind alle genesen; gestorben ist nur ein älterer Mann an Entkräftung. Während der gesammten Berichtsperiode war der Ge-sundheitszustand der Kolonisten sehr gut, die Krankenstube ist zeitweise ganz leer gewesen. — Die Nachfrage nach ländlichen Arbeitern war besonders während des Frühjahrs und der Erntezeit sehr stark und hat in vielen Fällen mit Arbeitern gedient werden können.

Die Beschäftigung der Leute besteht während des Sommers zumeist in Feld- und Gartenarbeiten, während des Winters in Kulturarbeiten auf dem Moor; (kultivirt sind bis jetzt

71 Hektar). Die gesunde Beschäftigung im Freien und die regelmässige, nüchterne Lebensweise hat schon Manchen gekräftigt und mit neuem Lebensmuth erfüllt. Durch eine bewährte Hausordnung ist das Leben der Kolonisten streng geregelt, doch ist aller unnöthige Zwang ausgeschlossen.

Ueber das Verhalten der Leute in der Anstalt kann nur günstig berichtet werden. So lange die Anstalt besteht, ist noch kein Excess vorgekommen und kein polizeiliches Einschreiten nöthig gewesen; und doch hat dieselbe viele Insassen gehabt, welche wegen Gewaltthätigkeiten Strafe verbüsst hatten. Die Erklärung dieser erfreulichen Thatsache ergiebt sich wohl daraus, dass in der Anstalt kein Branntwein verabreicht wird, andererseits, dass die Leute bald die Erkenntniss gewinnen, dass es sich in der Meierri nicht um Ausbeutung ihrer Kräfte, sondern vielmehr darum handelt, ihnen Wohlthaten zu erweisen.

Besonders verdient schon an dieser Stelle auch erwähnt zu werden, dass in den hinterpommerschen Detentionsanstalten gegen die Zeit von vor vier Jahren die Detinirten um rund 50 Prozent abgenommen haben. Als besonders bemerkenswerth wurde erwähnt, dass, nach Mittheilungen von Leitern solcher Provinzialanstalten, mit seltenen Ausnahmen die Detinirten jetzt arbeitsunfähige ältere Leute sind, während die Schaar der rüstigeren sich freiwillig im Wesentlichen in die Arbeiterkolonieen gezogen hat.

<hr>

Fünftes Kapitel.
Wasser.

Ueber die Wasserversorgungs-Verhältnisse des Regierungsbezirks ist im IV. Generalbericht die erste genaue Schilderung gegeben und das Verhältniss der drei grösseren Städte zu ihren Flussläufen (für Coeslin zum sogenannten Mühlbach), zu den angelegten Quellwasserleitungen (für Colberg zur Wasserleitung aus dem oberen Lauf der Persante), sowie hinsichtlich ihrer zur Aushülfe dienenden Tief- und Grundwasserbrunnen auf Seite 143—145 zur Darstellung gelangt. Der Brunnenwasser-Verbrauch in Coeslin und Colberg ging zurück. Als unverdächtig und tadellos ist das Brunnenwasser in Coerlin, Dramburg, Leba, Neustettin, Pollnow, Ratzebuhr und Tempelburg laut mehrfacher Nachforschungen dargestellt worden. — Hinsichtlich der Wasserversorgung des platten Landes machte sich insofern eine Besserung bemerkbar, als Orte mit besonders brackig und widerlich schmeckendem Wasser sich neuerdings Tiefbrunnen aus Cement-Trommeln anzulegen beginnen, welche ein vor seitlichen Verunreinigungen geschütztes Wasser aus dem tieferen Zuge des Grundwassers sammeln und jedenfalls (nach neueren Untersuchungen von C. Fränkel über die Keimfreiheit des Grundwassers) bereits einen grossen Fortschritt in hygienischer Beziehung gegenüber den früher gebräuchlichen Flach- und Kesselbrunnen repräsentiren.

Eine auf eingehenden und gediegenen Untersuchungen beruhende Erörterung und Darstellung haben die Trinkwasser-Verhältnisse des Kreises Belgard durch den Physikus Dr. Roth erfahren. Die Kreisstadt steht hier in einem unverkennbaren und sehr nachtheiligen Gegensatz zum Badeort Polzin, der zweiten Stadt des Kreises, einem offenen, durch eine kochsalzreiche Stahlquelle ausgezeichneten Landstädtchen mit 4500 Einwohnern, dessen Wasser trotz gleicher Bodenbeschaffenheit und trotz Fehlens einer Kanalisation entschieden erheblich besser ist, als das Wasser der Belgarder Flachbrunnen. Wiederholte chemische Analysen ergaben, dass der Gehalt derselben an organischer Substanz und deren Derivaten sich innerhalb der als im Allgemeinen erlaubt statuirten Grenzen hielt. Zwar die Lage der Hofbrunnen ist nicht viel besser als die der Belgarder; auch in Polzin sind einzelne derselben nur zwei

Meter von den Abtrittsgruben entfernt, während die meisten eine Entfernung von 5 bis 10
Metern haben. Desgleichen weicht die Brunnenanlage nicht wesentlich von der der Belgarder
Brunnen ab, die Tiefe schwankt zwischen 8 und 20 Fuss. Dagegen sind die Abflussverhält-
nisse der Stadt Polzin erheblich besser als die der Stadt Belgard, wo die Durchfeuchtung
des Bodens einmal durch den Stau zweier Mühlen, die das Wasser des Leitznitzbaches um
circa sechs Fuss heben, sodann durch eine verfehlte Entwässerung nach der Radue hin, der
ein ausreichendes Gefälle fehlt, begünstigt wird. Wie sehr die Regulirung der Abflussverhält-
nisse von Bedeutung ist für die Beschaffenheit des Grundwassers, beweist die wiederholt
beobachtete Thatsache, dass nach Einführung einer Kanalisation, durch die die Tagewässer,
Meteor- und Schmutzwässer abgeführt wurden, das die Brunnen speisende, oberflächliche
Grundwasser ein chemisch besseres wurde. Zweitens ist von Bedeutung die horizontale Bewegung des Grundwassers: je weniger dasselbe zu stagniren genöthigt ist, um so besser ist
die Qualität desselben. Als wichtigster Faktor kommt aber drittens der Umstand in Betracht,
dass in Polzin die Menschen viel weniger dicht wohnen als in Belgard. Während in Belgard
innerhalb der Mauer auf das einzelne Grundstück 3 Ar, ausserhalb der Mauer 5,7 Ar kommen,
und der auf die Person entfallende Flächenraum innerhalb der Mauer 37, ausserhalb derselben 44 Quadratmeter beträgt, kommen in Polzin auf das einzelne Grundstück 8,1 Ar, auf
die Person 64 Quadratmeter. In Belgard existiren 72 Häuser ohne Höfe, darunter 69 innerhalb der alten Mauer; in Polzin ist nur ein einziges Grundstück ohne Hof. Endlich verhält
sich die Zahl der einstöckigen Häuser zu den zwei- und mehrstöckigen in Belgard wie 1 zu 4,
in Polzin wie 1 zu 1,5.

Die Stadt Belgard mit circa 7000 Einwohnern wird von 23 öffentlichen und 141 Privatbrunnen mit Wasser versorgt. Von den 23 öffentlichen Brunnen sind 5 Leitungs- oder
Röhrenbrunnen, 4 Tiefbrunnen und 14 Flachbrunnen. Von den 5 Leitungsbrunnen werden
3 aus der Leitznitz, einem Nebenflusse der Persante, und zwei aus einem Verbindungsgraben
zwischen Leitznitz und Persante gespeist. Die Zuleitung geschieht durch hölzerne Röhren,
in deren Lauf Schlammkästen angebracht sind; eine Filtration findet nicht statt. Die Entnahme aus der Leitznitz geschieht inmitten der Stadt, nachdem das Wasser derselben durch
oberhalb gelegene Waschplätze verunreinigt ist. Die 4 Tiefbrunnen wurden im Jahre 1874
durch Wasserdruck gebohrt; die Tiefe derselben schwankt von 38—190 Fuss. Die Pumpe
ist nicht direkt dem Bohrloche aufgesetzt, sondern das Wasser bleibt in einem 7 Fuss tiefen
Brunnenkessel stehen, in den die Pumpe hineinragt; das Wasser derselben hat einen mehr
gelblichen Ton und eine trübere Beschaffenheit, herrührend von Eisen- und Braunkohlen-
tingirung. Die 14 Flachbrunnen haben eine Tiefe von 10—25 Fuss. Der Brunnenkessel
derselben ist theils mit Mauer-, theils mit Feldsteinen ausgemauert, die Wandungen der
Brunnenkessel sind undicht, ebenso wie die hölzernen Eindeckungen, und überragen das Niveau
des umgebenden Erdreichs nicht. In Bezug auf die Hofbrunnen wurde festgestellt, dass 31
derselben weniger als 5 m von den Abtrittsgruben entfernt sind, darunter sind 4 mit einer
Entfernung von nur 2 m; 68 Hofbrunnen haben eine Entfernung von 5 bis 10 m von den
Abtrittsgruben und 42 sind über 10 m von denselben entfernt.

Die Ergebniss der während der Jahre 1883 und 1886 durchgeführten chemisch-bakterio-
logischen Untersuchungen der öffentlichen Brunnen Belgards stellen die hierüber angefertigten
Tabellen dar. (S. tabellarische Anlagen No. V, A.)

Ein in diesem Jahre von der Eisenbahn-Verwaltung in der Nähe des Bahnhofes ge-
bohrter Tiefbrunnen — No. 24 der Tabelle — ergab in einer Tiefe von 62 Meter eine
wasserführende Schicht. Das zu Tage beförderte Wasser war klar, durchsichtig, farblos und
geruchlos, von angenehmem Geschmack, von mittlerer Härte und frei von Ammoniak,
salpetriger Säure, Schwefelwasserstoff und Sulfiden; die organische Substanz betrug 50 mg
im Liter, Salpetersäure war nur in sehr geringen Spuren nachweisbar, der Gehalt an Chloriden
betrug 30 mg im Liter, der Abdampfrückstand 0,8 g und enthielt kohlensaures und schwefel-

saures Calcium und Magnesium, Chlornatrium und Chlorkalium, Eisenoxydsalze und Kiesel-erde. Die bakteriologische Untersuchung ergab im Kubikcentimeter 20—60 Bakterienkolonieen. Es ist hierdurch der Nachweis geführt, dass es trotz des verunreinigten Untergrundes der Stadt Belgard möglich ist, durch Tiefbohrung ein gutes Trinkwasser zu fördern.

Im März 1886 wurde der Polizei-Verwaltung eine Petition mehrerer Bewohner der Wilhelm- und Chausseestrasse eingereicht, dahin gehend, dass das Wasser des Brunnens in der Chausseestrasse von so schlechter Beschaffenheit sei, dass es sich empfehle, eine auf der sogenannten Binning befindliche sehr ergiebige Quelle einzufassen und durch Röhrenleitung das Wasser zunächst dem Brunnen in der Chausseestrasse zuzuführen. Die Petenten mussten vorläufig abschläglich beschieden werden, da die Ergiebigkeit der qu. Quelle nicht erwiesen, auch der Kostenpunkt zu sehr ins Gewicht falle, während die Polizei-Verwaltung andererseits glaube, dass eine wiederholte Reinigung und öfteres Auspumpen des qu. Brunnens voraus-sichtlich genügen werde, dem Uebelstand abzuhelfen. Im Juli wurden die Brunnen in der Adlerstrasse, Georgenstrasse und ein Brunnen in der Friedrichstrasse, in deren Umgebung Typhusfälle vorgekommen, durch Ausschöpfen und Kiesschüttung gereinigt; der Brunnen in der Adlerstrasse erhielt ausserdem statt des bisherigen hölzernen ein eisernes Pumpenrohr. Trotzdem dauerten die Klagen über die schlechte Beschaffenheit dieses Brunnens fort, und wurde im Dezember eine nochmalige Reinigung veranlasst, eventuell sollte ein in der Nähe gelegener Hofbrunnen, der ein brauchbares und wohlschmeckendes Wasser liefert, zu einem öffentlichen gemacht werden.

Die von dem Physikus Dr. Roth im Jahre 1886 wieder aufgenommenen chemisch-bak-teriologischen Wasseruntersuchungen der sämmtlichen öffentlichen Brunnen Belgards ergaben als wichtigstes Resultat, dass die chemische Qualität der sämmtlichen 14 Flachbrunnen im Laufe von 3 Jahren eine erheblich schlechtere geworden war; an dieser Verschlechterung partizipirten auch 2 Tiefbrunnen, während die Leitungsbrunnen keine Aenderung ihrer che-mischen Qualität zeigten. Die chemische Verschlechterung des Wassers der Flachbrunnen war bei den meisten derselben eine sehr erhebliche: spec. bezüglich auch die Zunahme der organischen Substanz und deren Derivate, des Ammoniaks und der salpetrigen Säure. Es ist hierdurch für die Stadt Belgard der Nachweis geführt, dass schon in dem kurzen Zeitraum von drei Jahren das die Flachbrunnen speisende Grundwasser ein erheblich schlechteres ge-worden ist. Diese Verschlechterung ist die Folge der progressiven Boden-Verunreinigung, die sich überall da finden wird, wo die Beseitigung der festen und flüssigen Abfallstoffe eine so primitive ist, wie in den meisten kleinen und mittelgrossen Städten mit ihren undichten Gräben, den schmutzigen Höfen und dem Mangel jeglicher Kanalisation. Unter solchen Ver-hältnissen macht sich die Forderung einer einheitlichen Wasserversorgung durch allgemeine Wasserleitung, die Emanzipation von Boden, immer dringender geltend.

Dass die Wasserverunreinigung bei den Flachbrunnen auch von der blossen Wohnungs-dichtigkeit der Städte — selbstverständlich neben einer Reihe anderweitiger bekannter Ur-sachen — abhängig ist, beweist die nahe der Grenze des Colberger und des benachbarten Belgarder Kreises gelegene offene Stadt Coerlin; hier nehmen 274 Häuser einen Flächenraum von 1574 Ar ein, so dass auf das einzelne Grundstück 5,7 Ar mit 11,4 Personen kommen, demnach auf die Person 50 Quadratmeter. Was die Wasserverhältnisse betrifft, so geschieht die Versorgung auch hier ausschliesslich durch oberflächliche Grundbrunnen. Im Jahre 1884 wurde gelegentlich einer kleinen Typhusepidemie der eine derselben sorgfältig analytisch unter-sucht, und ergab einen so hohen Gehalt an organischer Substanz und deren Derivaten, dass die sofortige Schliessung desselben angeordnet wurde. Aus den folgenden Jahren liegen nur oberflächliche Analysen einzelner Brunnenwässer vor; danach ist das Wasser der Coerliner Brunnen chemisch besser als das der Belgarder, ohne jedoch die Güte des Polziner Wassers zu erreichen, so dass man auch für Coerlin eine Beziehung zwischen Wohnungsdichtigkeit und Qualität des oberflächlichen Grundwassers anzunehmen berechtigt war. —

Auch für andere Plätze, besonders den im Lauenburger Kreise belegenen, monatelang von einer schweren Typhusepidemie heimgesuchten Platz Charbrow (S. III. Kapitel Gesundheitsverhältnisse A, Abschnitt b und Spezielle Darstellung der Infektionskrankheiten: Typhusgruppe) gaben Typhuserkrankungen den Anlass zu bakterioskopischen und chemischen Trinkwasser-Untersuchungen. Dieselben sind jedoch zu einem grösseren Theil erst in den Physikatsberichten über das gegenwärtige Jahr (1889) zu erwarten. —

Zu einem Abschluss geführt wurden derartige Untersuchungen bereits während der Berichtszeit im Kreise Bublitz, so dass der Physikatsbericht für 1888 folgendes Ergebniss derselben mitzutheilen in der Lage ist.

„Die Wasserversorgung der Stadt Bublitz geschieht, von den Privatbrunnen abgesehen, durch 19 öffentliche Brunnen; von diesen sind 3 artesische Tiefbrunnen, 2 offene Schöpf- und die übrigen gewöhnliche Pumpbrunnen. — Als Grenzwerthe wurden bei der chemischen Analyse angenommen (vgl. tabellarische Anlage No. V, B):

1. 0,5—1,5 Theile Salpetersäure mit 100,000 Theilen Wasser;
2. 2—3 Theile Chlor (hierbei ist zu bemerken, dass hierorts in der Meinung, die Beschaffenheit des Wassers zu verbessern, Kochsalz in die Brunnen geschüttet worden ist);
3. 8—10 Theile Schwefelsäure;
4. keine oder nur nicht bestimmbare Spuren von Ammoniak und salpetriger Säure
5. die Härte eines guten Trinkwassers soll nicht mehr als 18—20 deutsche Härtegrade betragen.

In der erwähnten Tabelle sind die Resultate der chemisch physikalischen Untersuchung der 19 öffentlichen Brunnen in Bublitz übersichtlich zusammengestellt.

Das Wasser der Brunnen No. 5, 12 und 19 erwies sich derartig verunreinigt, dass es als ungeniessbar bezeichnet werden musste. Infolge dessen sind die Brunnen interdicirt und mit einer Tafel „Kein Trinkwasser" versehen.

Anlangend die Wasserversorgung der Regierungshauptstadt verbreitet sich der Physikatsbericht über das Jahr 1887 in nachstehenden Auslassungen. „Die Erfahrungen der Berichtsjahre haben für Coeslin erwiesen, dass durch die Zuleitung des Wassers einer neuen zu der alten Quelle im Gollenberge das Bedürfniss an Trink- und Gebrauchswasser weder in quantitativer noch qualitativer Beziehung befriedigt ist. Nicht nur, dass diejenigen Strassen der Stadt, welche bisher mit Leitungswasser nicht versorgt waren (Gartenstrassen, Rogzower Allee und Danziger Chaussee), auch ferner leer ausgehen mussten, sondern es trat auch zumal in den regenarmen Sommermonaten die Nothwendigkeit ein, die Häuseranschlüsse abzusperren, damit den Strassendruckständern das nur allernothwendigste Wasserquantum zugeführt werden konnte. Andererseits nahm wieder in niederschlagsreichen Zeiten das Wasser eine so trübe und dickflüssige Beschaffenheit an, dass es ungeniessbar wurde, und das zum Trinken zu verwendende Wasser aus den noch vorhandenen Grundbrunnen entnommen werden musste. Angesichts dieser Erfahrungen und in Anbetracht des in naher Aussicht stehenden Mehrbedarfs für die im Bau begriffene Kadettenanstalt sahen die städtischen Behörden sich veranlasst, sich nach neuen Bezugsquellen umzusehen, durch deren Erschliessung nicht nur dem Bedürfniss der Gegenwart, sondern auch einer weit hinausreichenden Zukunft abgeholfen werden könne. Zu diesem Zwecke wurden durch einen von ausserhalb herangezogenen Techniker innerhalb des städtischen Territoriums Bohrungen vorgenommen, welche anscheinend ein günstiges Resultat lieferten. Indess tauchten nicht bloss im Schoosse der städtischen Körperschaften, sondern auch im Publikum die verschiedenartigsten Vorschläge auf, deren Diskutirung nicht selten einen auch durch die Lokalpresse genährten leidenschaftlichen Ton annahm. In der Berichtszeit ist es weder zu einer Klärung der Ansichten noch zu einer weiteren Beschlussfassung Seitens der städtischen Körperschaften gekommen." —

Auch in Lauenburg mussten die aus dem Zustande der öffentlichen Gesundheit und den unablässigen Bemühungen des Sanitätsbeamten sich ergebenden Fingerzeige zu einer Inangriffnahme von Wasseruntersuchungen — womöglich regelmässigen — führen. Wie sich aus dem Physikatsbericht über 1888 ergiebt, berieth der Magistrat darüber in der Sitzung am 1. Juli und fasste den Beschluss, nur von einer Hälfte aller öffentlichen Brunnen das Wasser in jedem Jahre analytisch untersuchen zu lassen. Der Apotheker Z. wurde mit der Ausführung der Analyse beauftragt, und ergab seine Anfangs Oktober ausgeführte Untersuchung folgendes Resultat:

Von den 10 untersuchten, den Pumpen entnommenen Wasserproben zeigte sich das Wasser von 3 Pumpen, No. 7, 17 und 19, von guter Beschaffenheit, und das von 3 anderen, No. 2, 4 und 13 unbedingt schlecht, während dasjenige der übrigen Pumpen als an der Grenze des zulässigen stehend bezeichnet wurde.

Die hier in Betracht kommenden Pumpen befinden sich:

No. 2 an der Stolper- und Gerber-Strassen-Ecke,

No. 4 an der Elementarschule,

No. 13 auf dem Schweinemarkt,

No. 7 in der Schützenstrasse,

No. 17 in der Danziger-Strasse bei Kaufmann Krahn.

No. 19 auf der Wilhelmshöhe,

No. 10 an der NW-Ecke des Marktes,

No. 15 an der Markt- und Mühlenstrassen-Ecke,

No. 21 am Lazareth,

No. 24 auf dem Gymnasialhofe.

Das Wasser von No. 7, 17 und 19 war klar, farb- und geruchlos, frei von organischen Substanzen, auch von Ammoniak, Salpeter- und salpetriger Säure und hatte nicht viel Chloride. Die Temperatur war 8^0, $8^1/_2{}^0$ und $8^3/_4{}^0$.

Das Wasser von No. 2, 4 und 13 hatte etwas organische Substanzen und Ammoniak und auch zu viel Chlor. — No. 4 und 13 hatten noch eine Temperatur von $9^1/_2{}^0$ und $9^3/_4{}^0$ und sah etwas gelblich aus.

No. 10 hatte ein wenig Salpeter und salpetrige Säure und eine Temperatur von 10^0.

No. 15 hatte Spuren von Salpeter und 9^0 Temperatur.

No. 21 und 24 hatte etwas organische Substanz und bei No. 21 war auch das Aussehen nicht farblos, sondern schwach gelblich.

Die Resultate der früheren Untersuchungen waren ganz ähnlich; an der östlichen Erhebung der Stadt und bis zum Markte ist das Wasser im Allgemeinen gut, nach Norden und Westen zu herrscht Moorgrund und entsprechend gelbliches, besonders wie bereits frühere Untersuchungen gezeigt haben, mit Phosphorsäure zu sehr versehenes Wasser vor, und nach Süden zu kommt die Verunreinigung des Schweinemarktes in Betracht."

Derartige vergleichende Untersuchungen sind geeignet, die Bedeutung und den praktischen Werth der chemischen Wasseruntersuchungen zu illustriren. So hoch derselbe aber auch ist, darf doch nicht vergessen werden, dass ein Wasser sehr wohl chemisch unverdächtig sein und doch pathogene Keime enthalten kann, wofür die Litteratur der letzten Jahre wiederholt Belege gebracht hat. Deshalb bedarf dieselbe der Ergänzung durch die bakteriologische Untersuchung, nur dürfte man sich nicht damit begnügen, ausschliesslich die Bakterienkolonieen zu bestimmen, sondern ausschlaggebend für den bakteriologischen Bestand ist die Qualität derselben. Ausser pathogenen Bakterien kommen in Frage die Fäulnissbakterien; diese wird man dann im Wasser vermuthen dürfen, wenn der Brunnen Fäulnissheerden benachbart und zu solchen lokale Beziehungen unterhält; dabei ist es wichtig, die einzelnen Arten von Fäulnissbakterien zu unterscheiden, da nicht alle als schädlich zu erachten sind, sondern nur einzelne die Aufmerksamkeit auf sich lenken. Schon aus diesem Grunde sind die Ergebnisse allerdings noch Objekte mancher Einwürfe und mancher wechselnden Erwägungen Seitens der berufenen Bakterienforscher selbst. —

Endlich fanden ihren Abschluss im Rahmen des Berichts-Trienniums noch die Untersuchungen, welche aus einer besonderen Veranlassung erforderlich befunden wurden in der stets durch mangelhaftes Trinkwasser leidenden Stadt Schlawe. Es wird hierüber berichtet:

„Die scheinbar schlechte Beschaffenheit des Trinkwassers im Gymnasialbrunnen in Schlawe gab Veranlassung, dasselbe einer chemischen Untersuchung zu unterziehen. Das Wasser kam klar aus dem Brunnen, setzte aber nach längerem Stehen einen gelben Bodensatz ab (Eisenverbindungen, welche sich durch Berührung mit der Luft ausschieden); ausserdem waren geringe Spuren von Ammoniak vorhanden. — Der Brunnen ist ein Rohrbrunnen, welcher durch die erste mächtige undurchlässige Schicht gebohrt ist und direkt durch das Rohr sein Wasser entnimmt, so dass also eine Verunreinigung von oben ausgeschlossen erscheint. Der Physikus glaubte damals das Wasser als Trinkwasser beanstanden zu müssen, hat jedoch später seine Meinung geändert, nachdem ihm von sachverständiger Seite (hygienisches Institut, Berlin) auf seine Anfragen dahin Belehrung wurde, dass in der ganzen norddeutschen Tiefebene das Wasser, welches aus tiefem Erdboden erbohrt wird, dieselbe Beschaffenheit habe, und dass der geringe Ammoniak-Gehalt als Reduct eines bereits vor Jahrtausenden abgeschlossenen Stoffwechsels gänzlich unschädlich sei.

Inzwischen war dies Wasser noch einmal in der agrikultur-chemischen Versuchsanstalt in Regenwalde, zugleich mit dem Wasser, welches aus dem Brunnen am Garnison-Pferdestalle entnommen war, und welches bei jeder erneuten Untersuchung vorinstanzlich beanstandet war, untersucht worden; beide mit folgendem Resultat:

| | In 1 Liter Wasser | |
	des Gymnasial- brunnens	des Garnison- brunnens
Feste Bestandtheile (Abdampfungs-Rückstand)	0,696 g	1,680 g
Darin organische Substanz	0,049 =	0,076 =
Kalkerde	0,218 =	0,203 =
Magnesia	0,032 =	0,045 =
Schwefelsäure	0,084 =	0,122 =
Chlor	0,120 =	0,319 =
Salpetersäure	leise Spur	0,100 =
Salpetrige Säure	—	starke Reaktion
Ammoniak	leise Spur	mässige Reaktion.“ —

In den Entwässerungsverhältnissen der Kreise und des Regierungsbezirks hat sich seit Ende 1885 nichts Wesentliches geändert. Hinsichtlich der Abführung des Meteor- und Hauswassers der Stadt Colberg durch den Persantefluss wurden Erörterungen besonders über die Frage gepflogen, ob nicht das abgeleitete Schmutzwasser der See — und zwar gerade dem Damenbade bei der verhältnissmässigen Nachbarschaft desselben an der Flussmündung — verunreinigende Stoffe in grösseren Quantitäten zuführen werde. Es soll jedoch statutengemäss die Stadt Colberg mittelst ihrer Auslässe und Ueberlaufvorrichtungen der Persante direkt verunreinigende Materien überhaupt nicht überliefern. Anfangs schien allerdings bei der Mehrzahl der dem rechten Flussborde zugeführten städtischen Entwässerungsdrummen die Beachtung dieses Verbots nicht völlig zweifelsfrei innegehalten zu werden; es bildeten sich an der entsprechenden Ufergrenze vor einzelnen Auslässen unzweifelhaft Deltas von Schlamm und Sinkstoffen, die sich bei der hier meistens vorherrschenden schwachen Strömung abzulagern begannen. Doch wurde gerade durch dieses Kontrolmittel die verschärfte Aufmerksamkeit auf das Reinhalten des Entwässerungs-Röhrensystems gelenkt, und die oben angeregte Frage durfte — allerdings unter der Voraussetzung, dass diese Aufmerksamkeit eine dauernde sein werde — verneint werden.

Ein Berieselungsversuch in kleinerem Maassstabe wird auf dem die neue Lauenburger Provinzial-Irrenheil- und Pflege-Anstalt umgebenden, sehr geeigneten und gut adaptirten Terrain angestellt werden, nachdem sich die Anstalt auch ein vorzügliches Trinkwasser im benachbarten waldigen Höhenzuge selbst erbohrt und mittelst eigener Leitung zugeführt hat. (Die Eröffnung fand am 14. Juni 1889 statt.)

Von den Ueberschwemmungen im Regierungsbezirk, ihrer Ausdehnung und ihren Folgen ist bereits im I. Kapitel „Meteorologische Beobachtungen" am Schluss gehandelt worden.

Sechstes Kapitel.
Nahrungs- und Genussmittel.

Die Küstengegenden des Regierungsbezirks (wie die noch östlicher in der Provinz Westpreussen belegenen) sind auf Nahrung aus dem Fischfange und der Fischpräservirung auch in dem Sinne angewiesen, dass dieselben einen Haupttheil des Exports, somit des Erwerbes der Bewohner bilden. In der Ostsee hat die Fischerei einige Fortschritte gemacht. Am meisten sind die von Memel und Colbergermünde betriebenen Fischereien im Aufschwung begriffen. An der hinterpommerschen Küste sind seetüchtige Fischerboote schwedischer Bauart zuerst im Jahre 1882 eingeführt worden. Mit Hülfe von Staatsdarlehen haben die Fischer von Colbergermünde, Stolpmünde und Rügenwaldermünde bis jetzt im ganzen 16 solcher Boote anschaffen können. Es war daher beispielsweise möglich, nachdem im Jahre 1882 nur 20 Stück Lachse gefangen waren, diesen Fang im Jahre 1887 schon auf 1806 Stück auszudehnen. Unter allen Massnahmen, welche zum Zweck der Hebung der Seefischerei in Frage kommen können, ist die Schaffung der erforderlichen Häfen als die wichtigste anzusehen. Ein nachhaltiger Aufschwung des Gewerbes ist nur an denjenigen Punkten möglich gewesen, wo solche für seetüchtige Fahrzeuge vorhanden waren, vor allem aber da, wo zugleich unmittelbare Gelegenheit zum Absatz der Waare geboten war. Eine gedeihliche Entwickelung des Gewerbes hat nur an denjenigen Punkten stattgefunden, wo solche für seetüchtige Fahrzeuge vorhanden waren, vor allem aber da, wo zugleich unmittelbare Gelegenheit zum Absatz der Waare geboten war. Eine entsprechende Entwickelung des Gewerbes ist meist so gut wie ausgeschlossen, so lange die Fischer wegen mangelnder sicherer Ankerplätze für seetüchtige Boote allein auf die Verwendung kleiner Flachboote angewiesen bleiben. Bei der grossen Kostspieligkeit derartiger Bauten wird aber die wünschenswerthe Zahl von Häfen nur sehr allmählich zur Ausführung gebracht werden können. (Das Projekt zum Bau eines solchen Hafens bei Sassnitz auf Rügen z. B. liegt fertig vor; wegen der Höhe der Kosten hat der Bau aber noch nicht in Angriff genommen werden können.)

Der Ausbau des Fischerei-Hafens in Leba ist im Laufe der Berichtszeit fertig geworden (vgl. IV. Generalbericht S. 159). Auf seine Entwickelung näher einzugehen, liegt den Aufgaben dieser Berichte etwas fern. —

Besondere Erwähnung — auch in den Einzelheiten — verdient der Aufschwung, welchen das Schlachthauswesen gerade während der Berichtszeit in den verschiedensten Theilen des Bezirks genommen hat. In Preussen ist durch das Gesetz vom 18. März 1868 die Errichtung öffentlicher, ausschliesslich zu benutzender Schlachthäuser und die ergänzende Novelle vom 9. März 1881 den Gemeinden das Recht verliehen, den Schlachtbetrieb innerhalb des ganzen Gemeindebezirks oder eines Theils desselben unter Schliessung der Privatschlächtereien auf öffentliche oder im Besitze und in der Verwaltung von Innungen und sonstigen Korporationen befindliche Schlachthäuser zu konzentriren, welche gegen feste Gebührensätze der allgemeinen Benutzung offen stehen sollen. Es wurde ferner den Gemeinden die Befugniss beigelegt, nach Errichtung eines öffentlichen Schlachthauses anzuordnen, dass alles in dasselbe gelangende Schlachtvieh zur Feststellung seines Gesundheitszustandes, sowohl vor als nach dem Schlachten einer Untersuchung durch Sachverständige zu unterwerfen ist. Von dieser gesetzlichen Ermächtigung, den allgemeinen Schlachtzwang zu Gunsten einer bestehenden oder neuerrichteten öffentlichen Schlachthausanlage anzuordnen, hatten im Königreiche Preussen bis Mitte des Jahres 1886 nur 71 Gemeiden und im gesammten Bereich der Provinz Pommern nur eine Stadt: Stralsund — Gebrauch gemacht. — Am weitaus reichlichsten waren überhaupt die westlichen Provinzen mit öffentlichen Schlachthäusern bedacht.

Von 1886 ab datirt die Bewegung, sich mit kommunalen Schlachthäusern zu versehen, wie im ganzen Osten, so auch im Coesliner Bezirk. Fast gleichzeitig nahmen die Kommunal-Behörden in den drei grösseren Städten: Coeslin, Colberg, Stolp die bezüglichen Vorlagen im Prinzip an; aber auch kleinere Orte konnten und wollten nicht zurückbleiben. Neustettin und Lauenburg gingen nächst Coeslin — dessen Schlachthaus zu allererst fertig gebaut wurde — mit der Ausführung der baulichen Anlagen vor und konnten den Verkehr in den Schlachthäusern 1887 resp. 1888 beginnen. Fast fertig gestellt ist das (etwas grössere) Schlachthaus der Stadt Colberg; und das für die Stadt Stolp geplante, zu dessen Ausführung die Geldmittel in einer das Mass der Mittelstädte gleicher Grösse weit überragenden Höhe bewilligt wurden, wird im Laufe des Jahres 1890 voraussichtlich fertig gestellt und in seinen vorzüglichen Dispositionen ein Mustertypus für die Schlachthäuser dieser Klasse werden.

Was die spezielle Berichterstattung über die Schlachthäuser anlangt, so beschäftigen sich die bezüglichen Abschnitte der Physikatsberichte vielfach eingehend auch mit den noch nicht zur Ausführung gelangten Entwürfen; von einer Würdigung dieser Arbeiten war einstweilen schon der Raumersparniss wegen an dieser Stelle abzusehen. — Dagegen sollen die Beschreibungen des bereits begonneneu Betriebes wenigstens zum Theil und auszugsweise ihre Wiedergabe finden.

„Mit dem 1. Dezember wurde das neuerbaute Schlachthaus“, so berichtet der Physikus in Neustettin, „dem öffentlichen Verkehr übergeben. Die oberste Leitung und Aufsicht des Betriebes, Untersuchung — natürlich auch mikroskopische — des Fleisches führt ein Thierarzt, der früher im Schlachthause zu Hannover in ähnlicher Stellung thätig war. Da jeder Bewohner im städtischen Schlachthause sein Vieh schlachten und untersuchen lassen muss, so dürfte der Zweck, nur gesundes Fleisch in den Handel resp. zum Konsum zu bringen, vollständig erreicht werden. So sind, gleich im ersten Monat, beanstandet von 54 Rindern 6, und zwar 1 wegen Tuberkulose, 2 wegen Abscess, 1 wegen schwerer Verletzungen, 2 ungeborene Kälber; von 149 Schweinen 5: 1 wegen Rothlauf, 1 wegen Echinococcen. Soviel sich bis jetzt nach Ablauf eines (Winter-)Monats übersehen lässt, dürfte die gen. Anstalt den lokalen Bedürfnissen entsprechen.

Gesundheitsschädigungen durch verfälschte und verdorbene Nahrungsmittel sind nicht zur Kenntniss gekommen.

Durch die Anstellung eines besonderen Fleischbeschauers für das städtische Schlachthaus, in Person des Thierarztes, sind die bisherigen Fleischbeschauer ausser Thätigkeit gesetzt; ob für die Folgezeit ein einziger Beschauer im Stande sein wird, alle Untersuchungen am Schlachthause auszuführen, erscheint zweifelhaft.“

Das bedeutend grössere Coesliner Schlachthaus wird ausführlich beschrieben. Lehrreich sind hier auch die Vorarbeiten und die Ermittelungen der Lokalität, an welche trotz des ungleichmässigen Terrains und gewisser Schwierigkeiten einige unerlässliche Anforderungen gestellt werden mussten.

„Diesen Erfordernissen entsprach in fast idealer Weise ein an der östlichen Seite der Strand-Chaussee gelegener Platz, mit dessen Wahl zugleich auch der nicht unwesentliche Vortheil erreicht wurde, dass das aus dem nördlichen und nordwestlichen Theile des Kreises

— nach welchen Richtungen hin dieser die grösste Ausdehnung hat — zur Stadt getriebene Schlachtvieh diese nicht erst zu passiren braucht. Die Grösse des Platzes wurde derartig bemessen, dass auf demselben zugleich die Viehmärkte abgehalten werden können. Die Gesammtfläche desselben beträgt rot. 55 Ar, von denen etwa 6 Ar für das Schlachthaus selber in Anspruch genommen sind.

Dasselbe ist hart an der Chaussee an der höchstgelegenen Stelle des Platzes errichtet, so dass je nach Bedarf eine Erweiterung der Anlage ohne Nöthigung, neues Terrain zu erwerben, möglich ist. Die einzelnen Gebäude sind derartig gruppirt, dass vor den Dienstzimmern der Beamten der Gesammtverkehr auf dem Hofe, auf welchem sich die Zugänge zu den Hallen und Viehställen befinden, beobachtet werden kann.

Zunächst der Chaussee ist neben dem Eingange (Einfahrt), der auch gleichzeitig der einzige Ausgang ist, das Verwaltungsgebäude errichtet, in dessen Erdgeschoss sich die Diensträume für den Schlachthausverwalter, den Thierarzt, für Kommissionssitzungen und ein geräumiges, durch drei Fenster erhelltes, nach Norden gelegenes Zimmer befinden, in welchem die Untersuchung des Schweinefleisches auf Trichinen und Finnen ausgeführt wird. Im oberen Geschoss dieses Gebäudes befindet sich die aus vier Zimmern mit Zubehör bestehende Wohnung des Schlachthausverwalters.

Demselben gegenüber befindet sich in der Mittelaxe der ganzen Anlage die in den geräumigen Hof hineinspringende 17 m lange und 11 m breite, hohe und helle „Grossviehschlachthalle", welche mit den nöthigen Winden und sonstigen Einrichtungen und Geräthen versehen ist. Die Wandflächen sind auf 2 m Höhe vom Fussboden ab mit reinem Cementputz versehen. Dieser ist glatt gerieben, so dass angespritzte Schmutz- und Bluttheile leicht abgewaschen werden können. Der Fussboden ist aus gerillten Thonfliesen derartig hergestellt, dass das Gefälle von den Wänden abgezogen und nach der Mitte geleitet wird, in der sich ein Fallschacht befindet, der durch ein eisernes Gitter geschlossen wird. In diesem Schachte befindet sich ein eiserner Eimer mit festem Boden und durchlöcherten Seitenwänden. In dem letzteren setzen sich die festen Stoffe ab, die durch Aufheben und Entleerung des Eimers in einen für diesen Zweck aufgestellten transportabelen Kothbehälter leicht beseitigt werden können. Flüssigkeiten werden durch einen unterirdischen Thonröhrenkanal den Jauchbehältern zugeführt, von welchen weiter unten die Rede sein wird.

Im hinteren Quergebäude befindet sich die „Schweine- und Kleinviehschlachthalle", erstere 14 m lang und 11 m breit, letztere 10 m lang und 11 m breit, zwischen beiden aber und unmittelbar mit der Grossviehschlachthalle in Verbindung befindet sich die sogenannte „Kaldaunenwäsche", welche gleichfalls 14 m lang und 11 m breit ist.

Die Bauart ist in allen Räumen die gleiche, nur die Schweineschlachthalle ist wegen der sich hier ansammelnden Wasserdämpfe mit gewölbter Decke versehen. Alle Räume sind genügend ventilirt und möglichst hell und mit den zum Schlachten, Aufhängen, Brühen, Ausnehmen etc. erforderlichen Vorkehrungen versehen.

Das Ausweiden wird nur in der Kaldaunenwäsche vorgenommen und erfolgt von hier aus die Abfuhr der Excremente mittels kleiner eiserner Wagen in einen grossen frei und tief stehenden Wagen mit Kasten, der hinter diesem Raume unter einer Brücke steht. In etwa vier Tagen ist der Wagen gefüllt und wird dann durch einen anderen bereit stehenden ersetzt. Der Dünger findet mit anderem Dünger und Erde untermischt in landwirthschaftlichen Betrieben Verwendung.

Sämmtliche Räume werden bei eintretender Dunkelheit durch Gas erleuchtet und können durch die längs ihrer Wände verlaufenden Wasserleitungsröhren mit Leichtigkeit gespült und gereinigt werden. Die Abflüsse sind in gleicher Weise, wie bei der Grossviehschlachthalle beschrieben, eingerichtet.

In dem Quergebäude befinden sich ausser anderen hier nicht in Betracht kommenden Räumen, auch solche für eine Talgschmelze und zur Unterbringung von krankem Vieh. Die letzteren stehen mit den übrigen Schlachthausräumen in keiner Verbindung und haben ihren Zugang vom umliegenden Terrain.

In dem nördlichen Flügelgebäude befinden sich ein Maschinenraum, der gleichzeitig zur Aufstellung einer Kaltluftmaschine bestimmt ist, und zwei übereinander liegende Kühlräume, ferner ein geräumiger Schweine- und Kuhstall.

In dem südlichen Flügelgebäude sind ein Pferdestall (für die den Fleischern gehörigen Pferde), ein desgleichen für Kleinvieh, eine Waage und Abfertigungsraum, zwei kleinere Ställe und eine Wohnung für den Kesselheizer angelegt. Der Abfertigungsraum dient zur Untersuchung und Abstempelung des an Markttagen von ausserhalb eingeführten Fleisches. Die Abwässer aus den Hallen und Ställen werden durch einen Kanal aus glasirten Thonröhren einem Klärbassin zugeführt.

In einer vertieften Grube der ersten Bassinkammer lagern sich zunächst die festen Stoffe ab. Dieselben werden so mit den Flüssigkeiten, die sich gerade in der Grube befinden, mittelst einer Kettenpumpe gehoben und in Fässern abgefahren, um wie die anderen festen Abgänge in der Landwirthschaft verwendet zu werden. Bei gefüllter Grube treten die Abwässer über, steigen durch eine Oeffnung in eine zweite Bassinkammer und legen hier unter steter Steigung durch massive brückenartige Aufmauerungen schlangenartig einen möglichst langen Weg zurück, um dann zum Schluss in die dritte Kammer zu treten, woselbst eine gleiche Einrichtung, wie in der zweiten Kammer ausgeführt ist. Sodann nehmen sie ihren Weg in die ebenso eingerichtete vierte Kammer, von hier durch zwei Filtrirkammern, welche mit geschlagenen Steinen und Kies gefüllt sind. Demnächst fliesst das Wasser in einen Senkschacht, von hier durch einen Thonröhrenkanal in eine grosse, wasserdichte Grube, in welche ein in einen verdeckten Kanal verwandelter Vorfluthgraben einmündet. Von hier aus tritt das Wasser wiederum in einen Thonröhrenkanal, an welchem sich kurz hinter erwähnter Grube ein Senkschacht befindet, welchem das Wasser einer 400 Liter in der Minute liefernden Quelle zugeleitet wird. Nachdem das Wasser nochmals durch einen Kanal geleitet, tritt dasselbe in einen grossen offenen Vorfluthgraben, welcher das freie Terrain durchschneidend, in den Mühlbach mündet.

Das zur Reinigung der Eingeweide, der Schlachthallen etc. erforderliche Wasser wird aus einem auf dem Hofe befindlichen Brunnen in ausreichender Weise gewonnen. In den 3,50 m im Durchmesser weiten und rot. 6,50 m tiefen Brunnenkessel ist ein 10 cm weites Eisenrohr 5 m tief eingetrieben. Das Bohrloch liefert das zu den bezeichneten Zwecken erforderliche Wasser — etwa 15 cbm pro Tag — vollauf. Eine Dampfpumpe befördert das Brunnenwasser in ein auf dem Dachboden des Quergebäudes befindliches Bassin von 10 cbm Inhalt, von welchem aus die Vertheilung des Rohrsystems in die einzelnen Räume erfolgt.

Am 1. Juli 1888 wurde die Anlage ihrer Benutzung übergeben, nachdem mehrere Besichtigungen derselben (auch Seitens der Aerzte des Regierungsbezirks) stattgefunden hatten.

Im Halbjahr vom 1. Juli bis ultimo Dezember 1888 wurden im Coesliner städtischen Schlachthause geschlachtet: 562 Rinder (56 Bullen, 26 Ochsen, 449 Kühe und 31 Fersen), 1849 Kälber, 1752 Schafe und 2148 Schweine. Von auswärts kamen zur Untersuchung: 251 Rinder, 769 Schweine, 40 halbe Schweine, 1195 Kälber und Schafe, 276 Schinken. Von Privaten wurden zu Hause geschlachtet und zur Untersuchung vorgelegt: 3 Rinder, 161 Schweine und 11 Stück Kleinvieh (Kälber, Schafe, Ziegen). Von den im Schlachthause geschlachteten Thieren sind vernichtet: 1. 11 Kühe wegen Tuberkulose in allgemeiner Ausbreitung; 2. 2 Schweine wegen Rothlauf; 3. a) von Rindern 14 ganze Geschlinge, 12 ganze Lungen, 16 Stück Lebern, 15 einzelne Lungenflügel und 42 halbe Lebern; b) von Schweinen 3 Stück Geschlinge, 2 einzelne Lungenflügel, 4 Stück Lebern; c) von Hammeln 12 ganze Geschlinge, 6 Lungen, 125 Lebern, 5 einzelne Lungenflügel, 47 halbe Lebern; d) von Kälbern 1 Lunge und 1 Leber. Von auswärts eingeführtem und im Schlachthause zur Untersuchung vorgelegtem frischem Fleisch wurden wegen Magerkeit und wässeriger Beschaffenheit vom

Marktverkehr ausgeschlossen: 4 Rinder, 14 Kälber, 7 Hammel. Ferner kam ein finniges Schwein zur Untersuchung, welches der vorschriftsmässigen Vernichtung anheimfiel. Ausserdem wurden von dem von auswärts eingeführten Fleisch vernichtet: 1. von Rindern 13 Geschlinge, 15 ganze und 19 halbe Lebern und 11 Lungen; 2. von Schweinen 3 Geschlinge, 3 Lungen und 3 Lebern; 3. von Hammeln 4 Geschlinge, 95 Lebern und 4 Lungen; 4. von 1 Kalb das ganze Geschlinge.

Seitdem werden Berichte in ähnlicher Anordnung von den städtischen Behörden regelmässig veröffentlicht und im Publikum aufmerksam gelesen und verglichen. Für den nächsten Generalbericht wird es bereits zu ermöglichen sein, die Betriebsberichte aus verschiedenen Städten ungleicher Grösse in Tabellenform zum Vergleiche nebeneinander zu stellen und daraus für den Umfang, wie für die völlige Regelung des Fleischverkehrs die ersten längsterwünschten Nutzanwendungen zu ziehen. —

Unter den einzelnen Vorkommnissen, deren Verlauf nicht nur für die gleichgültiger und mit einer gewissen Schwerfälligkeit der geordneten Fleischkontrole gegenüber stehenden Bevölkerungskreise etwas Beweisendes hat, sondern auch besonders geeignet ist, Lehren für die spezielle Handhabung der Kontrole zu ertheilen, stehen zwei Trichinen-Epidemien (in Belgard und Dramburg) obenan. Während die Funde in Belgard sich jedoch auf mehrere untersuchte Schweine beschränkten, und das Publikum hier rechtzeitig vor dem Konsum der schädlichen Waare geschützt wurde, äusserten sich die Folgen des Vorhandenseins von Trichinen in Dramburg zuerst an Menschen. Der Physikus (der gleichzeitig in seiner Eigenschaft als praktizirender Arzt dem Ereigniss ganz nahe stand) berichtet darüber wie folgt:

„Im Anfang des Januars 1887 fand ich in einzelnen Familien der Stadt Dramburg gleichzeitig bei mehreren Mitgliedern Erkrankungen mit Symptomen, die in mir den Verdacht erregten, dass Trichinose vorliege. Ich machte deshalb sofort der Polizeiverwaltung Anzeige und untersuchte im Vereine mit dem hiesigen Apotheker einige Exemplare der Wurstart, welche von den Erkrankten vor einiger Zeit genossen war. Die Untersuchung hatte ein negatives Resultat; da die Erkrankungen sich häuften, so stellte ich bei der Polizeiverwaltung am 15. Januar den Antrag, um in die Fleischschau eine grössere Sorgfalt und Sicherheit hineinzutragen, den Kreisthierarzt K. mit der Oberaufsicht derselben zu betrauen. Dieser Antrag wurde wegen der Kosten, die mit seiner Ausführung verbunden wären, abgelehnt. Da wurden in einem Schinken, den die Frau eines Seminarlehrers von dem hiesigen Fleischer M. am 6. Dezember 1886 gekauft hatte, zahlreiche Trichinen entdeckt, und da festgestellt worden, dass das Fleisch des Schweines, das diesen Schinken geliefert hatte, zu Wurst verarbeitet worden, so liess sich mit Sicherheit folgern, dass sämmtliche erkrankte Personen in Folge des Genusses dieser Würste die Krankheit sich zugezogen hatten. Die Anklage gegen den Schlächter M. musste niedergeschlagen werden, weil mit Bestimmtheit sich nicht feststellen liess, ob er das Schwein der Fleischschau entzogen, oder ob der Fleischbeschauer die Fleischschau oberflächlich ausgeführt hatte. In Folge dieses Ereignisses war in der Bevölkerung eine grosse Besorglichkeit wachgerufen, so dass einige Besitzer ihre privatim geschlachteten Schweine von beiden angestellten Fleischbeschauern untersuchen liessen. Als nun einige Wochen später sich herausstellte, dass der Fleischbeschauer St. bei einem Schweine Trichinen nicht gefunden, bei dem der andere Fleischbeschauer dieselben entdeckte, so wurde dem pp. St. die Konzession entzogen und dem Droguenhändler S. übertragen. Im ganzen sind am hiesigen Orte 21, und nachträglich ziemlich ebensoviele in Falkenburg, wo der pp. M. seine Waaren feilgeboten hatte, Erkrankungen in Folge des Genusses von trichinösem Fleische festgestellt worden. Todesfälle sind nicht eingetreten; eine Frau indess, die zu ihrer Stärkung mehrere Schnitte rohen Schinkens gegessen hatte, war doch in eine Monate lange, schwere Krankheit verfallen." —

Eines nicht unbedeutenden Erfolges erfreuen sich die Massnahmen zur Beaufsichtigung des Verkehrs mit Fleisch auf den Wochenmärkten, seitdem sich eine kräftige Bewegung in den meisten Schichten der städtischen (jeweilig auch der ländlichen) Bevölkerungen dahin geltend gemacht hat, ekelhaftes Fleisch und verdächtige Theile innerer Organe zu beachten und die mit der Marktaufsicht beauftragten Thierärzte und Polizeibeamten in der Entdeckung derartiger Waare ausgiebig zu unterstützen.

Die Ergebnisse der verschärften Marktaufsicht waren in einzelnen Kreisen die nachstehenden.

Wegen Feilhaltens und Verkaufs von aufgeblasenem Fleisch wurden im Jahre 1887 6 Fleischer, und zwar 2 aus Belgard und 4 aus der Umgegend, die ihr Fleisch in Belgard zu Markte bringen, in Polizeistrafen von 5 resp. 3 Mark genommen.

Wegen Feilhaltens von verdorbenem Fleisch (Schweinerothlauf) wurde ein Fleischer aus Naseband in eine Polizeistrafe von 6 Mark genommen.

Wegen Feilhaltens verdorbener Fische wurde ein Fischhändler aus Belgard in 5 Mark Strafe genommen.

Am 11. Januar 1888 wurde der Fleischer P. wegen Aufblasens von Fleisch in eine Polizeistrafe von 3 Mark genommen.

Am 14. Januar 1888 wurden gelegentlich einer Revision wegen desselben Vergehens 9 Fleischer mit je 3 Mark bestraft.

Am 20. Februar wurden die Fleischer H. und J. wegen desselben Vergehens im Wiederholungsfalle mit je 5 Mark bestraft.

Die Fleischer H. und J. wurden Ende Februar angeklagt, perlsüchtiges Fleisch feilgeboten zu haben. In der Sitzung des Königlichen Schöffengerichts vom 24. April wurden dieselben auf Grund eines thierärztlichen Gutachtens freigesprochen.

Am 20. November wurden die Fleischer H. und J. wegen Aufblasens von Fleisch im Wiederholungsfalle mit je 6 Mark und die Fleischer Sch., J. und W. mit 3 Mark bestraft. Am 21. November wurden drei Privatpersonen in eine Polizeistrafe von 3 Mark genommen, weil sie ihre geschlachteten Schweine auf Trichinen nicht hatten untersuchen lassen.

Endlich wurde eine Kiste frischer Heringe konfiszirt, weil dieselben als verdorben und zum öffentlichen Verkauf nicht mehr geeignet erachtet wurden.

Der Kreisphysikus des Kreises Bütow berichtet:

„Der Umstand, dass in Folge einer im vorigen Jahre unter den Schweinen in grosser Ausdehnung aufgetretenen Rothlaufseuche der Versicherungsagent die kranken Schweine schnell schlachten und in Verkauf bringen liess, veranlasste die Polizeibehörde zu der Erwägung, ob ein derartiges Fleisch nicht gesundheitsschädlich wirken könne, und zu dem Antrage bei der Königlichen Regierung, die Begutachtung über die Geniessbarkeit in jedem einzelnen Falle dem Kreisphysikus zu überlassen, während bisher ein nicht beamteter Thierarzt zweiter Klasse alles Fleisch rothlaufkranker Schweine ausnahmslos für nicht gesundheitswidrig erklärt hatte. Durch Verfügung der Königlichen Regierung vom 25. Juli 1887 wurde bestimmt, dass gegen die Zulässigkeit einer polizeilichen Verordnung, wonach der Verkauf nur nach vorgängiger Untersuchung von wirklich sachverständiger Seite gestattet wird, nichts einzuwenden sei. Demzufolge hatte ich im Laufe des vorigen Jahres Gelegenheit, 9 rothlaufkranke Schweine zu untersuchen. Bei den meisten derselben waren die Eingeweide, besonders Leber, Milz, Lungen und Herz, von morscher, wissiger Beschaffenheit, missfarbig und im Zustande beginnender Verwesung. Diese mussten, nachdem ich sie für ungeniessbar erklärt, vergraben werden; die übrigen Stücke zeigten ein tadelloses Fleisch, so dass ich den Verkauf nicht beanstanden durfte. Ein zehntes, sehr kräftiges Thier war so arg von Finnen durchsetzt, dass ich es, mit Ausnahme des an den Seifensieder zu gewerblichem Zweck abgelassenen Specks, ganz vergraben liess." —

Aus dem Kreise Lauenburg liegen über interessantere Ereignisse einschlägigen Inhalts aus dem Umfang des Berichts-Trienniums folgende Einzelheiten vor.

Die angestellten Ermittelungen hatten ergeben, dass in der Stadt Lauenburg vom 1. April bis 1. Oktober 1886:

1. 9 geschlachtete Kühe wegen hochgradiger allgemeiner Tuberkulose und
2. 3 Kühe wegen partieller Tuberkulose,
3. 1 Schwein wegen Trichinen,
4. 1 Schwein wegen Verderbniss in Folge von Erdrückung,
5. 3 Wagen voll Fische (Hechte und Barsche) wegen beginnender Zersetzung,
vom Verkauf ausgeschlossen worden sind.

Die Kühe ad 1 und 2, das Schwein ad 4 und die Fische ad 5 sind vom Kreisthierarzt untersucht und als Nahrungsmittel ungeeignet befunden worden. —

(Die Trichinen im Schwein hatte der Fleischbeschauer H. bei der Untersuchung des Fleisches gefunden.)

Die Untersuchung der geschlachteten Kühe wird von den Fleischern, zum Zwecke der Wiedererlangung des Kaufpreises, veranlasst, also wohl jedenfalls nur dann, wenn es in ihrem Interesse liegt, und wenn die Krankheit so entwickelt ist, dass sie leicht wahrgenommen werden kann.

Um den Viehstand auf den Jahrmärkten in Bezug auf Krankheiten zu beaufsichtigen, also zur Ausübung der sanitären Jahrmarkts-Polizei, ist der Kreisthierarzt angestellt und erhält dafür 60 Mark pro Jahr. Polizeistrafen wegen Nahrungsmittel sind hier im Berichtsjahr zwei Mal zur Anwendung gekommen, und zwar wegen aufgeblasenen Kalbfleisches.

Die Präsidial-Verfügung vom 21. April 1885 verbietet bei Strafe das Aufblasen von Kalbfleisch, das hier früher ganz allgemein geübt worden ist, so dass die Fleischer sehr daran gewöhnt waren.

Im März 1886 sind hier deshalb die beiden Fleischer, die aufgeblasenes Fleisch feilboten (P. und H.) mit je 3 Mark Geldstrafe belegt worden, was für alle Fleischer eine Warnung abgab, so dass seitdem das Lufteinblasen hier wohl nicht mehr stattfindet.

Schweine mit Rothlauf werden jetzt, wie hier wohl früher, nicht geschlachtet, um deren Fleisch zu verwenden, da seit dem 1. April 1886 ein Verein zur Versicherung gegen Verluste besteht, und etwa 250 Schweine bisher versichert waren.

Davon sind im ersten Halbjahre 60 krank gewesen, wovon bei 15 der gutartige und bei 45 der bösartige Rothlauf konstatirt wurde.

Von letzteren wurden 5 nothgeschlachtet, 26 erlagen der Seuche und 14 genasen. Im letzten Vierteljahre sind 34 Schweine erkrankt, von denen 6 krepirten, 2 nothgeschlachtet und 26 (durch Eserin) geheilt wurden.

Ferner pro 1887:

Laut der in Lauenburg erhobenen veterinärpolizeilichen Ermittelungen wurden dort im Berichtsjahr folgende Schlachtthiere theilweise oder gänzlich dem Konsum entzogen.

1. 5 Kühe wegen allgemeiner und hochgradiger Tuberkulose gänzlich;
2. 1 Kuh wegen lokaler Tuberkulose theilweise;
3. von 8 nothgeschlachteten Schweinen wurden sämmtliche Lungen und 3 Lebern verworfen;
4. 1 Gans wurde als ekelerregend verworfen; sie war, wie die zweite Untersuchung ergab, auf dem Transport erdrückt und von dem Besitzer darauf geschlachtet worden;
5. an einem Huhn wurde Phosphorvergiftung konstatirt, es hatte von der zur Rattenvertilgung bestimmten Phosphor-Latwerge genommen.

Sowohl die trichinösen Schweine, als überhaupt alle verworfenen Nahrungsmittel, bleiben hier streng unter Aufsicht eines verantwortlichen Polizeibeamten, so dass der Genuss sicher ausgeschlossen war.

Die Ermittelung der kranken Thiere verdankte man jedoch nicht, oder wenigstens zum kleinsten Theil, der Polizei, sondern vielmehr der Bestimmung, dass der Verkäufer der kranken Thiere den Betrag wieder zu erstatten hat.

Im Kreise Rummelsburg beobachtete der Kreiswundarzt Dr. W. einen Fall von Fleischvergiftung in Tretenwalde. — Zwei Familien daselbst schlachteten im Sommer

Ziegenböcke und assen mehrere Wochen lang das in Fäulniss übergegangene Fleisch, infolgedessen sich bei sämmtlichen Mitgliedern typhöse Fieber entwickelten.

Da anderweitige Erkrankungen am Typhus damals weder in der Ortschaft selbst noch in der Umgegend vorkamen, erscheint die Annahme eines ursächlichen Zusammenhangs zwischen dem Genuss des verdorbenen Ziegenbockfleisches und den nachfolgenden Krankheiten sehr wohl berechtigt.

Im Dezember untersuchte der Physikus auf Requisition der Königlichen Staatsanwaltschaft in Stolp Fleischtheile, welche von einer tuberkulösen Kuh herrührten. — Da er Tuberkulose der Lymphdrüsen konstatirte und die Kuh sehr abgemagert war, erklärte er den Genuss des Fleisches, obgleich dasselbe ein normales Aussehen zeigte und frei von Perlknoten war, gemäss der Ministerial-Verfügung vom 27. Juni 1885, für gesundheitsschädlich. — In dem in dieser Sache vor der Strafkammer anberaumten Termin hielt der Vertheidiger dem Gutachten des Sachverständigen ein Gutachten des Medizinal-Kollegiums in Stettin entgegen, welches ein von Knoten freies Fleisch für geniessbar erklärte. — Der Fleischer wurde zu einer erheblichen Geldstrafe verurtheilt. —

Der Physikus des Stolper Kreises berichtete ferner unter der Ueberschrift „Nahrungs- und Genussmittel pro 1888" noch die folgenden Thatsachen:

„Wegen schlechter Beschaffenheit des auf dem Wochenmarkte feilgebotenen Fleisches ist die Polizei in fünf Fällen vorgegangen und hat das konfiszirte Fleisch in zwei Fällen vernichten lassen; durch die Fleischbeschauer sind in einzelnen Fällen in dem untersuchten Schweinefleisch Finnen gefunden worden, von Trichinen ist im Laufe des Berichtjahres hier kein Fall vorgekommen. Eine genauere Kontrole wird erst nach Fertigstellung des Schlachthauses möglich werden, mit dessen Bau jetzt begonnen werden soll.

Amtlich bin ich in einer Klagesache gegen den Wurstmacher Staschke zu einem Gutachten aufgefordert und nachher auch gerichtlich vernommen worden; derselbe hatte von dem Vieh-Versicherungs-Agenten Beyer in 2 Fällen Schweine zu sehr billigen Preisen gekauft, welche offenbar am Rothlauf erkrankt waren und das Fleisch von diesen Thieren nicht bloss zu Wurst verarbeitet, sondern auch zu anderweitem Genusse verkauft, ohne die Käufer darauf aufmerksam zu machen, dass das Fleisch wenigstens verdächtig war: er ist dafür mit sechsmonatlicher Gefängnissstrafe belegt worden. Von bemerkenswerthen Gesundheitsbeschädigungen durch verdorbene oder verfälschte Nahrungs- und Genussmittel, oder durch Benutzung von gesundheitsschädlichen Gebrauchsgegenständen, sind im Laufe des Sommers hier mehrere Fälle vorgekommen, in welchen unmittelbar nach dem Genusse von sogen. Quarkkäse, von dem Müller P. aus S.-Mühle vielfach zum Verkaufe auf dem Markte geliefert, ziemlich heftige Erkrankungen mit Erscheinungen von Brechdurchfall eintraten und besonders bei älteren Personen und bei Kindern nur langsam Genesung erfolgte. Eine genaue Untersuchung des verdächtigen Käses ergab keine Spur von irgend einem darin enthaltenen Gifte, (besonders von Kupfer, wie dies hier allgemein angenommen wurde) und konnte die zweifellos giftige Wirkung des Käses nur auf die, freilich nicht nachweisbare Ptomaïn-Bildung zurückgeführt werden."

Im Frühsommer 1886 erkrankte im Dorfe Strussow (Bütower Kreises) kurz nach dem aus Flundern, Hammelfleisch und Apfelwein bestehenden Mittagessen, die 50jährige Frau, die 30jährige Cousine, die 12jährige Tochter und das Dienstmädchen des Besitzers K. an Erbrechen, Durchfall und Leibschneiden. Da nur der Apfelwein von Allen genossen worden war, so konnte auch nur dieser die Zufälle hervorgebracht habe. Bei der von Dr. S. angestellten Untersuchung ergab sich Folgendes: Der Apfelwein war im Herbst vorher in eine leere Champagnerflasche gegossen worden, in dieser hatte sich vorher eine zur Fliegentödtung bestimmte Lösung von Scherbenkobalt befunden, deren harten Bodensatz das Dienstmädchen bei der Reinigung der Flasche mit Sand und Wasser nicht ganz zu entfernen vermochte; während des längeren Stehens war ein Theil des Kobalts im Wein zur Lösung gelangt und hatte nunmehr die Vergiftungserscheinungen herbeigeführt; der Rest zeigte Sand und flimmernde Plättchen und bei der chemischen Prüfung durch den Apotheker starken Arsenikgehalt. — Die Kranken wurden hergestellt.

Aus dem Kreise Schivelbein wird zum Gegenstande (mit besonderem Hinblick auf die animalischen Nahrungsmittel) geschrieben: „Die Nahrungsmittel sind im Ganzen von guter Beschaffenheit, die Kontrolle wird von der Polizei besonders an Wochenmarktstagen ausgeübt. Bestrafungen wegen verdorbener oder verfälschter Nahrungsmittel sind nicht vorgekommen. Am 22. März erkrankten unmittelbar nach dem Genuss von Buttermilch in einer Familie sämmtliche Mitglieder: die Mutter und 4 Kinder unter den Symptomen einer narkotischen Vergiftung. Die Buttermilch wurde polizeilich konfiszirt und eine Probe nach Göttingen geschickt zur chemischen Untersuchung; letztere machte das Vorhandensein von Ptomaïnen wahrscheinlich." —

Einzelne Physiker und städtische Polizeiverwaltungen beschäftigten sich mit der Beschaffenheit der einzelnen Getränke eingehender, soweit geistige Getränke in Frage kamen. In vorderer Reihe steht für ganz Pommern auf diesem Gebiet die bedrohliche Erscheinung, dass der Alkoholismus in der Provinz noch keineswegs abgenommen hat, — dass vielmehr Brandenburg, Westpreussen und Pommern mit Schleswig-Holstein, Hamburg und Lübeck in Bezug auf die krankmachende Beeinflussung der niederen Bevölkerungsschichten durch missbräuchlich genossenen Alkohol um den Vorrang streiten. Von je 1000 Krankheitsfällen (so berechnet eine allerdings vom Einwande der Einseitigkeit nicht ganz freie Statistik) sollen in der Provinz Brandenburg etwas über 51, in Westpreussen mehr als 44,5, in Pommern 43 den Folgen des Alkoholismus zuzuschreiben sein. Dass die Erscheinung ihre Hauptlokalität in den östlichen Theilen der Provinz hat, dafür spricht unter anderem die Beschreibung, welche der Physikatsbericht über Lauenburg im Jahrgang 1888 speziell von den dortigen Zuständen des Schnapskonsums und des betheiligten Publikums entwirft.

„Schank-Konsense sind hier im Berichtsjahre nicht weniger als vier neue ertheilt worden.

Die Nachweisung der in Lauenburg befindlichen notorischen Trunkenbolde, die in Gemässheit der Verordnung des Herrn Regierungs-Präsidenten zu Coeslin vom 8. Oktober 1885 publizirt, in allen Schanklokalen aushängt, enthielt Ende 1888 im Ganzen 46 Nummern, von denen 17 gestrichen sind, so dass auf den Listen von 1888 noch 29 Trunkenbolde verbleiben und zwar 22 M. und 7 W. gegen 19 M. und 7 W. vom Vorjahre.

Von den 17 auf der Säuferliste gestrichenen hat 1 wieder aufgenommen werden müssen;

3 sind gebessert — 4 verzogen und — 9 (!) in etwa 2 Jahren gestorben.

Die Todesursachen der einzelnen Fälle sind, soweit bekannt, Schlagfluss, Cachexie und Delirium tremens gewesen. — Von den Gestorbenen waren

<pre>
        3 im Alter von 30—40 Jahren,
        2 =   =   =   40—50   =
        2 =   =   =   50—60   =
        1 =   =   =   60—70   =   und
        1 über 70 Jahre.
</pre>

Die noch auf der Liste befindlichen Personen sind:

<pre>
       14 Handwerker,
        8 Arbeiter,
        3 Wittwen,
        2 Arbeiterfrauen und
        2 unverehelichte Personen
       ——
       29
</pre>

Die weiblichen Trunkenbolde sind seit längerer Zeit als Säuferinnen bekannt, und scheinen sie auch dem Tode durch Schlagfluss weniger ausgesetzt zu sein als die Männer, wahrscheinlich, weil sie im trunkenen Zustande zu Hause bleiben.

Unter den hiesigen Trunkenbolden befinden sich ein Säufer-Ehepaar und ausserdem 3 Personen einer Familie.

Das Alter der Trunkenbolde war wie folgt:

| | Männlich | | weiblich |
	Handw.	Arbeiter	
von 20—30 Jahr alt	1	—	—
= 30—40 = = ...	6	2	—
= 40—50 = = ...	2	4	4
= 50—60 = · = ...	4	2	2
über 60 Jahr alt	1	—	—

Von den Handwerkern ist also eine relativ grosse Zahl und verhältnissmässig noch jung unter den Trunkenbolden. — Es sind darunter Weber, Spinner, Maurer, Zimmerleute, Nagelschmiede, Tischler, Schneider, Böttcher, Töpfer und Müller; (trotz der vielen hier vorhandenen Schuhmacher kein einziger von diesem Gewerk)." —

Untersuchungen der Bierdruckapparate fanden unter Zuziehung der Physiker zuweilen statt. So untersuchte der zuständige Sanitätsbeamte im September 1887 eine grössere Reihe von Bierdruckapparaten in der Stadt Belgard. Die Untersuchung ergab, dass von den 7 untersuchten Apparaten 5 flüssige Kohlensäure als Druckmittel benutzten und den sanitätspolizeilichen Anforderungen genügten. Wo die Luft als Druckmittel benutzt wurde, richtete sich die Kontrole besonders auf die Entnahme derselben. Luft aus Kellern und ungepflasterten, engen oder nicht reinlich gehaltenen von Stall- oder Abortanlagen umgebenen Höfen zu entnehmen, wurde nicht geduldet.

Von besonderen Verfügungen auf dem Gebiete der Nahrungsmittel-Hygiene wurde eine dringende Empfehlung des Durchkochens von Schweinefleisch und Schweinefleischpräparaten, bezw. die Warnung vor dem Genuss rohen Schweinefleisches am 15. April 1886 erlassen und in allen Kreisblättern veröffentlicht. — Die von höherer Stelle bewirkte Aenderung der früher hinsichtlich der Geniessbarkeit des Fleisches perlsüchtiger Thiere erlassenen Bestimmungen wurde den betheiligten Beamten in Form folgenden Zirkulars (unter dem 9. Oktober 1886) eingeschärft:

Der Herr Minister der geistlichen Unterrichts- und Medizinal-Angelegenheiten hat die Zirkular-Verfügung vom 27. Juni 1885, betreffend die Geniessbarkeit des Fleisches perlsuchtkranker Thiere abgeändert wie folgt:

Eine gesundheitsschädliche Beschaffenheit des Fleisches von perlsüchtigem Rindvieh ist in der Regel noch dann anzunehmen, wenn das Fleisch Perlknoten enthält oder das perlsüchtige Thier, auch ohne dass sich in seinem Fleisch Perlknoten finden lassen, abgemagert ist. Dagegen ist das Fleisch eines perlsüchtigen Thieres dann noch für geniessbar zu halten, wenn

1. Das Thier gut genährt ist und

2. Die Perlknoten ausschliesslich in einem Organ vorgefunden werden, oder im Falle des Auffindens in zwei oder mehreren Organen diese doch Organe derselben Körperhöhle und mit einander direkt oder durch Lymphgefässe, oder durch solche Blutgefässe, welche nicht dem grossen Kreislauf, sondern dem Lungen- oder dem Pfortader-Kreislauf angehören, verbunden sind.

Nach Massgabe der vorstehenden Grundsätze haben fortan die Organe der Fleischbeschau bei der Beurtheilung des Fleisches mit Perlsucht behaftet gefundener Thiere zu verfahren.

Im Uebrigen bleibt es dem Ermessen des Sachverständigen im Einzelfall überlassen, ob und inwiefern nach dem geringen Grade der Ausbildung der Perlsucht und der übrigens gesunden Beschaffenheit des Fleisches der Genuss des letzteren als eines nur minderwerthigen für statthaft zu erachten ist und dementsprechend ein Verkauf desselben auf dem Schlachthof unter Aufsicht und unter namentlicher Angabe der kranken Beschaffenheit erfolgen darf.

Euer Wohlgeboren wollen bei Fällen, in welchen Sie zur sachverständigen Begutachtung der erwähnten Punkte herangezogen werden, die vorstehenden Direktiven genau und vollständig beachten. Der Regierungs-Präsident.

Endlich bleibt hier noch anzuschliessen die

Nachweisung

über das Resultat der im Regierungsbezirk Coeslin in den Jahren 1886 bis 1888 stattgefundenen mikroskopischen Untersuchungen geschlachteter Schweine auf Trichinen und Finnen.

Laufende No.	Namen des Kreises und Jahreszahl		Zahl der untersuchten Schweine	Zahl der trichinös befundenen Schweine	Gemeinden, in denen die trichinösen Schweine gefunden worden sind.	Zahl der trichinösen Schweine in den einzelnen Gemeinden	Zahl der trichinös befundenen amerikan. Speckseiten und Schweinefleischpräparate	Zahl der finnig befundenen Schweine	Zahl der amtlichen Fleischbeschauer	Bemerkungen.
1	Belgard	1886	897	—	—	—	—	3	2	
		7	908	1	Polzin	1	—	1	2	
		8	1914	2	Belgard u. Polzin	je 1	—	1	5	
2	Bublitz	1886	252	—	—	—	—	—	2	
		7	914	—	—	—	—	—	6	
		8	651	—	—	—	—	—	6	
3	Bütow	1886	46	—	—	—	—	1	—	
		7	594	—	—	—	—	—	3	
		8	836	—	—	—	—	—	3	
4	Coeslin	1886	—	—	—	—	—	—	2	Früher nur gelegentlich im Marktverkehr. Durchgehends seit Eröffnung des Schlachthauses.
		7	—	—	—	—	—	—	2	
		8	3713	—	—	—	—	1	6	
5	Colberg	1886	726	1	Colberg Stadt	1	—	—	—	Privat-Untersuchungen.
		7	36	—	—	—	—	—	—	
		8	40	—	—	—	—	—	6	
6	Dramburg	1886	861	—	—	—	—	—	5	Trichinenerkrankungen in der Stadt Dramburg wahrscheinlich verursacht durch Wurst unbekannten Ursprungs.
		7	972	—	—	—	—	2	5	
		8	1900	—	—	—	—	—	7	
7	Lauenbnrg	1886	1436	—	—	—	—	3	3	
		7	1497	2	Lauenburg und Leba	je 1	—	—	5	
		8	1734	—	—	—	—	—	3	
8	Neustettin	1886	1856	—	—	—	—	—	8	
		7	1921	—	—	—	—	—	9	
		8	2082	—	—	—	—	1	6	
9	Rummelsburg	1886	—	—	—	—	—	—	—	
		7	205	—	—	—	—	2	1	
		8	261	—	—	—	—	—	1	
10	Schivelbein	1886	54	—	—	—	—	—	—	Privat-Untersuchungen.
		7	36	—	—	—	—	—	—	
		8	818	1	Liepz	1	—	5	—	
11	Schlawe	1886	—	—	—	—	—	—	—	
		7	—	1	in Schlawe	1	—	—	—	
		8	3935	—	—	—	—	1	4	
12	Stolp	1886	—	2	in Stolp	2	—	—	—	Privat-Untersuchungen.
		7	—	2	in Stolp	2	—	—	—	
		8	2841	2	Stolp und Stolpmünde	je 1	—	—	—	

Siebentes Kapitel.

Gewerbliche Anlagen.

———

Während von den insgesammt 276967 männlichen Bewohnern des Bezirks sich ca. 63000 mit Landwirthschaft, Gärtnerei und Züchterei selbständig, 118000 in gleicher Weise in abhängiger und Gehülfenstellung beschäftigen, die Theilnahme des weiblichen Geschlechts an diesen Berufszweigen sich auf 81500 beziehungsweise 105000 nach gleicher Eintheilung beläuft, und bei der Jagd, Forstwirthschaft und Fischerei zusammen 3946 M. und 4072 W. ihren Lebensunterhalt finden, beläuft sich — die Gewerbe unbestimmbarer Art abgerechnet — die Theilnahme an sämmtlichen gewerblichen und Industrie-Beschäftigungen Seitens der M. auf 43228, Seitens der W. auf 49810. (Bei den letzteren kommt besonders die hohe Ziffer für die Bekleidungs- und Reinigungsgewerbe mit 12800 in Betracht). Diese Betriebe vertheilen sich an die ländliche und städtische Bevölkerung in der Weise, dass die erstere in der Brennerei, Mühlenindustrie, Industrie der Holz- und Schnitzstoffe sowie der Nahrungs- und Genussmittel in der Hauptsache thätig ist, während für die Städter, soweit eine fabrikmässige Beschäftigungsweise in Frage kommt, hierzu Wollspinnereien, Holzbearbeitungsfabriken, Kunststein-Werkstätten, Ziegeleien, Cellulose-Fabriken (Coeslin, Rummelsburg), Eisengiessereien (Coeslin, Colberg, Stolp), Tuchfabriken (Falkenburg), Glas- und Presskohlenfabriken, Färbereien, Webereien mit Dampfbetrieb, Zündholzfabriken, Thonindustrie treten. (Eine vollständige Aufzählung der in Betracht kommenden Etablissements auf dem Lande und in den Städten findet sich im IV. Generalsanitätsbericht auf Seite 171 bis 172).

Hinsichtlich der in den Physikatsberichten zusammengefassten, aus bekannten Gründen nur spärlichen Nachrichten über den Schutz der Arbeiter, die Betheiligung der jugendlichen Arbeiter, sowie über eingetretene Verletzungen bei der gewerblichen Beschäftigung — gewähren leider die „Amtlichen Mittheilungen aus den Jahresberichten der mit Beaufsichtigung der Fabriken betrauten Beamten" in ihrem XI. und XII. Jahrgang — für 1886 und 1887 — keine verwerthbare Ergänzung. Denn die Jahresberichte werden nach wie vor in der Weise angeordnet, dass sich die fraglichen interessanten Verhältnisse nicht nach Regierungsbezirken, sondern nur nach Provinzen zusammengestellt finden. Es bleibt also nach diesen Quellen fraglich, wieviel sowohl von den 328 Fabriken der Provinz Pommern (von denen jugendlichen Arbeitern Beschäftigung gegeben wurde), — von deren Zugang für Pommern (von 1884—86: + 24) einerseits — als andererseits von den in Pommern beschäftigten jungen Leuten selbst von 14—16 Jahren, nämlich von 1025 M. und 324 W., (ingleichen von deren Zugang im bezeichneten Zeitraum von 115 M. und 12 W.) — sowie auch von den in jenen 328 Fabriken beschäftigten 66 Kindern männlichen und 28 Kindern weiblichen Geschlechts, welche ein Alter von 14 Jahren noch nicht erreicht hatten, — auf den Verwaltungsbezirk Coeslin entfallen.

Bei diesem Mangel der zuständigen amtlichen Statistik bleiben die Physikatsberichte für die genannten Fragepunkte die einzigen Quellen. Es referirt der Physikus zu

Belgard: [die Zahl der jugendlichen Arbeiter (14—16 J.) betrug 19], die der Unfälle 0 1886 — über 5 schwere Verletzungen (2 Kreissäge, 1 Stoss gegen den Unterleib, der zur Todesursache ward) 1887 — 1888: über 3 schwere Unfälle mit Ausgang in Erwerbsunfähigkeit (nach 13 Wochen);

Bublitz: 1886 einen Fall von Beschädigung des rechten Auges — 1887 keinen Unfall, ebensowenig 1888;

Bütow: über einen Unfall (Bruch des Oberarmes durch eine Maschine) 1886 — 1887 keinen Unfall — 1888: eine schwere Maschinen-Verletzung;

Coeslin: über einen schwereren Unfall durch Verbrühung und leichte Augenverletzungen 1886 — mehrere leichte und 2 schwere Verletzungen 1887;

Colberg: über 17 Verletzungen beim Gewerbebetrieb (5 schwere Arm- und Fingerverletzungen) 1886 — über 16 (darunter 4 schwere vorwiegend Arm-Verletzungen) 1887 — über 15 (darunter 6 schwere, meistens Knochen-Brüche) Unfälle 1888;

Dramburg: über Lungenkatarrh in einer Bürstenfabrik 1886, — [jugendliche Arbeiter wurden in den 9 Dramburger, 1 Callieser und 4 Falkenburger Fabriken nicht beschäftigt]. 1 schwerer Unfall (Arm) ereignete sich 1887, — keine Thatsachen betreffend das Jahr 1888.

Lauenburg: [Die Zahl der gewerblich beschäftigten Kinder betrug durchschnittlich 12, die der jugendlichen Arbeiter betrug 26], 3 schwere Verletzungen ereigneten sich beim Gewerbebetrieb 1886 — mehrere leichte und 3 tödtliche Verletzungen 1887; — 1888: [Es fand eine Abnahme der jugendlichen Arbeiter auf 23 statt]; 1 schwerer Betriebsunfall.

Neustettin: Ein Unfall mit tödtlichem Ausgang durch eine Maschine fand in einer Brennerei 1886 statt, — 1887 und 1888 keine einschl. Thatsachen.

Rummelsburg: 1888 5 schwere Verletzungen (Kreissägen, Papier-Maschinen).

Schivelbein: [Jugendliche Arbeiter werden nirgend beschäftigt]; eine schwere Verletzung (Bruch des Unterschenkels) fand 1886 statt.

Schlawe: Während des Berichts-Trienniums sind einschlägige Thatsachen nicht bekannt geworden.

Stolp: [Jugendliche Arbeiter werden nur in der Form zur Beschäftigung verwendet, dass sie als Lehrlinge Aufnahme erlangen]; 15 leichte, 16 schwere Unfälle fanden 1886 — 1887 21 leichte, 11 schwerere Verletzungen beim Gewerbebetriebe statt; 1888 wird über Konzessionirung von 10 neuen Fabrik-Anlagen und über 45 (darunter nur „wenige schwere") Betriebs-Unfälle berichtet.

Da die Physiker von den Kommunen und Bezirksausschüssen nur selten zu Begutachtungen der aus gewerblichen Anlagen sich ergebenden Misstände zugezogen werden, sind ihre Berichte auch an neuen Erfahrungen auf dem Gebiete der Unvallverhütungs-Technik und der Prophylaxe zum Schutz des Publikums gegen Belästigungen aus Industrie-Anlagen nicht reich.

Immerhin sind einige der betreffenden Darstellungen auch von allgemeinerem Interesse, und der nachstehende Bericht aus dem Kreise Coeslin ist dies vielleicht umsomehr, als sein Gegenstand: die Cellulosefabrik dicht bei der Stadt Coeslin, zu eingehenden Untersuchungen über die durch ihre Dämpfe hervorgebrachten Gesundheitsbeeinträchtigungen (selbst in der Wissenschaftlichen Deputation für das Medizinalwesen) geführt hatte und im IV. Generalberichte — Seite 174—176 — bis zu einem gewissen Abschluss genau verfolgt worden war. Der Bericht zieht zunächst die Bemühungen in Betracht, welche vom Gewerberath und den Besitzern der Cellulosefabrik unternommen wurden, um den Emanationen, welche beim Abdampfen und Glühen des zur Holzstoffbereitung bereits benutzten und aus den Laugen zurückzugewinnenden Natrons sich entwickeln, ihren ekelerregenden Geruch und ihre gesundheitsbedrohenden Eigenschaften ganz oder theilweise zu nehmen.

„Es wurde das früher offene eiserne Reservoir, in welches die aus den Kochern nach vollendeter Abkochung abgetriebene Lauge fliesst, und aus welchem die flüchtigen Riechstoffe und Dämpfe ohne weiteres in die Luft gingen, mit einem Deckel versehen und dieser mit Dampfdom armirt, welche mit einem Oberflächen-Kondensator in Verbindung steht. Durch letzteren werden die leichtflüchtigen Oele und Schwefelverbindungen mit den Dämpfen niedergeschlagen, welcher Vorgang sich nunmehr unter Luftabschluss vollzieht. Ferner wurden die aus der Feuerung kommenden über den Calcinirheerd streichenden flüchtigen Gase und Dämpfe, welche durch die Verdampfungspfanne, in welcher die Sodalauge durch Rühren in steter Bewegung gehalten wird, gehen, hinten mit frisch zufliessender Lauge in Berührung kommen, nicht wie früher durch einen 20 m hohen Schornstein in die Luft entweichen gelassen, sondern es wurden dieselben gleichfalls einem Kondensationsverfahren unterworfen. Zu diesem Behuf wurde der 20 m hohe Schornstein abgetragen. Die Rauchgase wurden zur möglichsten Herabminderung der Wärme um das vorher erwähnte mit Oberflächen-Kondensator versehene Reservoir herum, sodann durch einen unter dem Niveau des Hofes neu eingebauten Kanal von 40 m Länge in einen zweitheiligen Thurm geführt, in dessen einer Hälfte sie aufsteigen und in der andern niedergehen, um alsdann durch einen ebenfalls 40 m langen horizontalen Kanal in den grossen 50 m hohen Fabrikschornstein einzutreten. Schon auf dem langen Wege bis zum Thurme ist den Gasen Gelegenheit gegeben, ihre mitgerissenen Sublimate abzuscheiden, beim Niedergehen in den Thurm werden aber die qu. Gase ausserdem mit einem zerstäubten Wasserstrahl innig gemischt, wodurch sowohl der Wasserdampf, wie alle anderen kondensirbaren Substanzen niedergeschlagen werden. Das durch ein Rohr unterhalb des Thurmes wieder auftretende, eingespritzte, die Kondensationsprodukte mitführende Wasser zeigt eine Temperaturzunahme von 30—40° C. und die demnächst in den Schornstein abziehenden Rauchgase besitzen nur noch eine Temperatur von 50° C.

Endlich ist dem von dem Sachverständigen Dr. Bischof bezeichneten Umstande, nach welchem als eine weitere Quelle von übelen Gerüchen die durch Undichtigkeiten der Kocher während des Kochprozesses austretenden Gase beschuldigt werden, dadurch Rechnung getragen, dass diese Dämpfe und Gase, welche in den Zwischenraum zwischen Kocher und Mauerwerk eintreten, durch einen Ventilator abgesogen und in die Kesselfeuerung gedrückt werden. Wenn nun trotz dieser Verbesserungen, zu welchen noch mehrere in früheren Jahren nach Erlass der Polizeiverfügung vom 15. Juni 1884 ausgeführte zu rechnen sind, es bisher nicht gelungen ist, allen Uebelständen, welche aus dem bezeichneten Verfahren entstehen, abzuhelfen, so liegt dies weniger an dem guten Willen des Leiters jener Anlage, als an der z. Z. noch bestehenden Unvollkommenheit der Technik."

Ein Bild von der Schwierigkeit, den Gewerbebetrieb der Abdeckereien in die für das öffentliche Wohl erforderlichen Schranken zu verweisen, bietet der nachstehend geschilderte Streitfall, der in Coeslin spielte, unter den Augen der Aufsichtsbehörde ausgetragen und nur zu einem relativ befriedigenden Abschluss geführt wurde.

„Es hatte im Herbst des Jahres 1886 der dortige Pachtinhaber des Abdeckereigewerbes ganz im Stillen ohne irgend eine polizeiliche Konzession und sich nur auf das an seine Verpächter durch Erbgang übergegangene Scharfrichtereiprivileg berufend, eine Ausschmelzerei der der Abdeckerei verfallenen Thierkadaver etablirt, um das daraus gewonnene Fett im Handel zu verwerthen. Durchschnittlich viermal in der Woche wurden während der Sommermonate die aus dem Abdeckereibezirk gesammelten Thierkadaver in den Abendstunden auf mit Stroh bedeckten Wagen dem bezeichneten Grundstücke zugeführt und hier in zerkleinertem Zustande in einem in einer kleinen Küche untergebrachten Kessel einer 6—8 stündigen Auskochung unterworfen. Die aus der Küche und dem Schornstein entweichenden Dämpfe, welche die aus den nicht selten in starker Verwesung begriffenen Kadavern ausgegangenen Fäulnissgase enthielten, verbreiteten sich über die benachbarten Strassen und Häuser und verpesteten mit ihren entsetzlichen Gerüchen die Höfe, Flure, Wohn- und Wirthschaftsräume der letzteren. Der Berichterstatter, welcher selber unter dieser Kalamität zu leiden hatte, kann aus eigener Wissenschaft bezeugen, wie Arbeiter bei der Invasion der ekelerregenden Gerüche ihre Arbeitsstätten haben verlassen müssen, weil sie von Uebelkeit und Kopfschmerz befallen wurden. Er selber ist mehrmals genöthigt gewesen, die Schlafräume seiner Familie des Nachts zu wechseln.

Die nach Beendigung des Kochprozesses und Abschöpfung des Fettes zurückgebliebene Extraktionsflüssigkeit wurde von dem Unternehmer in eine Dunggrube gelassen, welche sich in einem an dem engsten Theile der Mauerstrasse gelegenen Stallgebäude befand; die ausgekochten Kadavertheile wurden in Fässer verpackt, im Keller des bezeichneten Hauses aufbewahrt, um als Schweinefutter verkauft zu werden. Konnte der Absatz nicht schnell genug bewerkstelligt werden, so wurde auch dieses ekelhafte Material in die Dunggrube geworfen. Die alsdann dieser entströmenden Gerüche verpesteten nicht nur die angrenzenden Strassenzüge, sondern auch den anstossenden Theil der Promenade so zwar, dass die Passanten von Ekel und Uebelkeit ergriffen, aus dem Umkreise so schnell wie möglich zu entfliehen suchten.

Die von den in dieser Weise belästigten und mit Gesundheitsstörungen bedrohten Bewohnern der angrenzenden Häuser bei der Polizeiverwaltung erhobenen Beschwerden waren fruchtlos, weil das Königliche Landrathsamt die Vollstreckung der polizeilichen Strafverfügungen suspendirt und auf den Ausgang der bei dem Bezirksausschuss dagegen erhobenen Klage verwiesen hatte. Die Beschwerdeführer konnten aber auf diesen Ausgang nicht warten, deshalb kamen mehrere Hausbesitzer auf den glücklichen Gedanken, das Königliche Landgericht um Hülfe anzurufen. Dieses fand im A. L. R. und in der Civilprozessordnung eine Handhabe, den Beschwerden der Kläger trotz der zur Zeit eingetretenen Gerichtsferien innerhalb drei Tagen wenigstens vorläufig abzuhelfen, indem es unter Androhung hoher Strafen dem Verklagten bis zur Entscheidung der Sache verbot, übelriechende Dämpfe auf die Grundstücke der Kläger überströmen zu lassen. Zu gleicher Zeit — Monat August — wurde auf regierungsseitige Anregung vereinbart, den geschilderten Gewerbebetrieb auf ein zur Abdeckerei gehöriges Territorium zwischen dem alten Doersentiner Wege und der Bublitzer Chaussee hinauszulegen."

Achtes Kapitel.

Schulen.

In die Berichtszeit fallen die Ermittelungen, welche in Erledigung des Ministerial-Erlasses vom 25. Februar 1888 allerorts über die Frage angestellt wurden, ob und eventuell in welchem Maasse eine stärkere Betheiligung der Aerzte bei der Gesundheitspflege in den Schulen für erforderlich zu erachten sei. Für die speziellen Verhältnisse des Regierungs-Bezirks konnte zunächst festgestellt werden, dass Seitens der bisherigen Schulaufsicht die Hygiene sowohl in Bezug auf die Baulichkeiten als in Bezug auf die Bewahrung der Schulkinder vor Schädlichkeiten keineswegs ausser Acht gesetzt worden war, dass sowohl Revisions-Formulare nach Muster der im Centralblatt für die gesammte Unterrichtsverwaltung 1871, p. 559 veröffentlichen wie in anderen Regierungsbezirken (Stade, 2. August 1871) eingerichtet waren, als ferner auch Verfügungen bestanden (19. Januar 1872, 10. Juli 1878, 7. September 1878), laut deren die Landräthe auf die Abstellung baulicher und sonstiger Mängel im Anschluss an die Revisionsberichte der Kreisschulinspektoren hinwirken möchten; als endlich auch diese letzteren Beamten (Verfügung vom 27. September 1883) nicht allein auf die baulichen Einrichtungen, sondern auch sonstige „äussere Verhältnisse und deren Beseitigung" rücksichtigen, vor allem ihre Beobachtungen, in toto den Landräthen und (durch Vermittelung dieser) den Schuldepartementsräthen mittheilen sollten.

Es lässt sich jedoch leicht nachweisen, dass, wo für die Ausführung derartiger Untersuchungen die Einsicht und der gute Wille vorhanden gewesen sein mag, es entweder an der nöthigen Energie oder (vielleicht noch häufiger) an den Geldmitteln gefehlt haben muss, die erkannten Uebelstände als solche unablässig weiter zu verfolgen und zu beseitigen.

Soweit lässt sich bereits schliessen, wenn man nur das doch jedenfalls lückenhafte Material der Betrachtung zu Grunde legt, welches im Regierungsbezirk

a. die Physiker auf ihren Reisen aus Veranlassung von Epidemie-Untersuchungen,
b. die Impfärzte gelegentlich ihrer Anwendung in Schullokalen bei Ausführung des Impfgeschäfts
gesammelt haben.

Während der Jahre 1883—1887 wurden noch (in sämmtlichen Kreisen) ungedielte Schulzimmer, mangelhafte Lufterneuerungsvorrichtungen, schlecht eingerichtete Abtritte, schlechte Erwärmungsvorrichtungen, mangelnde Fenstervorhänge, falsche Aufstellungen der Schulbänke, Cementfussböden ohne Dielenbelag, schlechte Beleuchtung, schadhafte Wände hier und da aufgefunden und monirt. An einzelnen ländlichen Orten wurden aber auch Missstände, die selbst den Lehrern nicht entgehen sollten und den Schulinspektoren doch kaum entgehen konnten, so z. B. zugenagelte Fenster (Kreis Bublitz) — Schwamm an den Zimmerwänden (ebenda) — völlig mangelnder Wandputz (Kreis Dramburg) — undurchsichtige und zerbrochene Fenster (ebenda) — durchlassende Dächer und Zimmerdecken (Kreis Lauenburg) — keine Reinlichkeitsvorrichtung, nicht einmal Pissoirs (ebenda) — schwammige morsche Dielen (Kreis Stolp), bei den obengenannten Gelegenheiten entdeckt und zur Kenntniss der kompetenten Behörden gebracht.

Wo dies in der Weise geschah, dass die Uebelstände an der Centralstelle (von Medizinal-Referenten) notirt oder umgehend der Schulabtheilung der Regierung mitgetheilt wurden, konnte die Abhülfe als in Aussicht genommen und (wenn auch erst nach einiger Zeit) bevorstehend gelten. Kostenlose Remeduren, wie in Bezug auf Uebelstände, welche schon durch blosse Belebung des Reinlichkeitssinnes der Lehrer abzustellen wären, wurden meistens sehr prompt in die Wege geleitet.

Bei anderer Gelegenheit hatten jedoch die Aerzte selbst es für angezeigt erachtet, sich an die ihnen nächstzugänglichen Behörden zu wenden, um möglichst direkt auf die Lehrer oder die zur Erhaltung der Gebäude Verpflichteten einzuwirken. Dafür, dass der direktere Weg auf diesem Gebiet nicht der richtige, dass vielmehr die Nothwendigkeit möglichster Centralisirung bei den in Rede stehenden Einwirkungen geboten ist, sprechen viele Erfahrungen. Eine derselben (vom Physikus in Dramburg mitgetheilt) bildet für die Erledigung der Monita ein belehrendes Beispiel.

Bei Veranlassung einer Masernepidemie fand der Sanitätsbeamte das Schulzimmer für 94 Kinder zu klein, „wegen seiner zu grossen Tiefe kann es nicht hinreichend erhellt werden, das Licht fällt den Kindern von Rechts zu, die Subsellien haben eine zu grosse positive Distanz, die Wände sind dünn und wegen des unzweckmässigen Baumaterials, das zu ihrer Aufführung benutzt worden, den grössten Theil des Jahres hindurch feucht." Der Schulvorstand antwortete hierauf, „das Schulzimmer sei gross genug, denn es solle eine Halbtagsschule eingerichtet werden. Die Kinder könnten dann recht günstig in der Nähe der Fenster placirt werden, hätten also genug Licht. Das Einfallen des Lichtes von Rechts könne wegen der Anlage des Hauses nicht abgeändert werden. Die Subsellien seien nach der Verfügung der Königlichen Regierung angefertigt, es seien nur wenige unvorschriftsmässige Subsellien vorhanden; die Wände wären Ziegelfachwerk mit Lehmzusatz." —

Eine sehr eingehende Kenntniss von den Missständen in allen Schulhäusern seines Kreises hat sich der Physikus von Bublitz durch eigene Anschauung (gelegentlich seiner Reisen) und eingehende Benutzung des ihm von den Lehrern zur Verfügung gestellten Materials verschafft. Die Ergebnisse der bezüglichen Zusammenstellungen sind folgende.

„Ein Haupterforderniss für die Salubrität eines Wohnhauses und insbesondere für eine Schule ist, dass der Baugrund trocken und durchlässig ist, auch soll dieselbe im Interesse der Luft- und Lichtzufuhr und zur Fernhaltung des den Unterricht störenden Lärms an einem freien stillen Platze gelegen sein. Von 11 Schulhäusern heisst es, dass der Baugrund feucht und sumpfig ist, und doch hat weder eine Entwässerung durch Drainage noch durch Gräben (mit Ausnahme von Seeger) stattgefunden, noch ist durch zweckmässige Anlage von Isolirschichten im Mauerwerk bezw. Isolirluftschichten in den Umfassungswänden dem Emporsteigen der Bodenfeuchtigkeit vorgebeugt. Mehrere Schulhänser sind unmittelbar an den belebtesten Dorfstrassen bezw. der Chaussee gelegen, eins (Kl.-Satspe) hat ein den Unterricht störendes Rosswerk in nächster Nähe. Bei 7 Schulhäusern befinden sich in kurzer Entfernung die Luft verunreinigende, kleine stehende Gewässer, Pfützen, Teiche etc.

Was die Bauart anbelangt, so sind 12 Schulhäuser gänzlich massiv gebaut, eine Bauart, der wegen der grösseren Wärme, der längeren Beständigkeit, trotz der Kostspieligkeit wohl der Vorzug einzuräumen ist; obgleich nach den bisherigen Erfahrungen auch der Fachwerkbau wegen der leichteren und billigeren Herstellung, der besseren natürlichen Ventilation für kleine Städte und Dörfer durchaus nicht zu verwerfen ist. 6 Schulhäuser sind theils massiv, theils in Fachwerk aufgeführt. In der Kreisstadt bietet das alte Schulhaus Fachwerk-, das neue Massivbau.

Eine Unterkellerung des Gebäudes, welche wegen der Trockenheit und der Wärme des Erdgeschosses durchaus zweckmässig ist, ist nur theilweise in wenigen Schulhäusern angebracht und erstreckt sich meistentheils auf die Lehrerwohnung.

Die Bedachung besteht vorzugsweise aus Ziegeln, in den alten Schulen auch aus Stroh; Dachrinnen oder Abfallröhren, welche durch Ableitung der Tage- und Regenwässer eine Durchfeuchtung des Bodens verhüten sollen, sind nur an sehr wenigen Schulhäusern vorhanden. Bezüglich der Richtung der Hauptfensterfront ist jede Himmelsrichtung vertreten, obgleich im Allgemeinen wegen Gewährung reichlichen Lichtes in den Vormittagsstunden und der Vermeidung von Belästigungen durch die Sonne die östliche Richtung vorzuziehen ist." —

„Schulzimmer," heisst es an einer ferneren Stelle desselben Berichts, „müssen so beschaffen sein, dass Luft und Licht in genügender Menge und guter Beschaffenheit für die in der Entwickelung begriffenen Schulkinder vorhanden sind.

Die nach dem Preussischen Ministerialerlass vom 15. Oktober 1872 in den Elementarschulen zulässige Zahl von 80 Schülern wird in mehreren Schulen überschritten, in anderen wird einem etwaigen Uebelstande durch Einrichtung von Vor- und Nachmittagsschulen vorzubeugen gesucht.

Die Länge der Schulzimmer variirt zwischen 5,25 (Ubedel) und 9,60 (Dubbertech) bezw. 12 m (1 Zimmer in Bublitz), die Tiefe zwischen 3,50 (Linow) und 7,50 m (Grumsdorf und Gr.-Carzenburg), die Höhe zwischen 1,94 (Cursewanz) und 3,60 (Zerrehne). Im Allgemeinen soll die Länge eines Schulzimmers 10 m nicht überschreiten, weil sonst der Lehrer die Schüler nicht übersehen und letztere wegen zu grosser Entfernung der Wandtafel dem Schreib- und Rechenunterricht auf derselben nicht genau folgen können. Auch die Tiefe soll nicht mehr als 7 m betragen, damit die dem Fenster gegenübersitzenden Kinder bei einseitig einfallendem Licht auch genügend Licht haben. Ueberblickt man die Rubrik, in welcher die Grundfläche für jedes Kind berechnet ist, so bieten die ungünstigsten Raumverhältnisse 3 Klassen in Bublitz (0,4062, 0,587 und 0,559), ferner Seeger (0,525), Linow (0,48), Alt-Buckow (0,57), wenigstens entsprechen diese Zahlen nicht der durch den Ministerialerlass vom 17. November 1870 für Preussen geforderten Minimalzahl von 0,6 qm pro Kind; in allen anderen Klassen wird die Minimal-, in einigen sogar die Maximalzahl von 1,2 qm überschritten. Derselbe Ministerialerlass fordert für jeden Schüler 3,9 bis 5,2 cbm Luftraum; aber nur 3 Schulzimmer (Ponicken, Viewerow und die erste Knabenklasse in Bublitz) gewähren den Kindern einen die Minimalforderung erreichenden oder überschreitenden Luftgehalt; in allen anderen bleibt die Zahl zum Theil recht weit hinter der Minimalforderung zurück. Wenn man nun auch mit Rücksicht auf die finanzielle Lage der Gemeinden und unter Berücksichtigung des Umstandes, dass die Kinder der Elementarschulen geistig nicht so sehr angestrengt werden, wie in den höheren Schulen, dass sie ferner mehr im Freien sich aufhalten, geringere Anforderungen stellen darf, so genügen doch die angegebenen Zahlen auch nur mässigen Ansprüchen nicht. Auch in dem Schulhause zu Bischofthum, das erst vor Kurzem gebaut ist, kommen nur 2,55 cbm Luftraum auf jedes Kind.

Die Beschaffenheit der Fussböden ist im Allgemeinen recht mangelhaft; wenn dieselben auch mit Dielen ausgelegt sind, so schliessen diese theilweise doch sehr schlecht aneinander, lassen Fugen und Risse zwischen sich, die eine Brutstätte für die Zersetzung organischer Substanzen und übler Ausdünstungen werden. In keinem Schulhause sind die Holzporen, die gleichfalls Unreinigkeiten aufnehmen, durch Tränkung der Dielen vor ihrer Benutzung mit heissem Leinöl oder durch Bestreichen mit Oelfarbe verschlossen. Auch die scheinbar gründlichste Desinfektion eines mit Krankheitsstoffen angefüllten Schulzimmers kann nicht genügen, wenn die Krankheitskeime in den Holzporen sich festsetzen; denn diese sind durch die gewöhnlichen Reinigungsmittel, Aufwischen, Scheuern, überhaupt nicht zu reinigen. Man sollte deswegen in jedem neuen Schulhause in sanitärem Interesse auch der Beschaffenheit des Fussbodens eine grössere Berücksichtigung angedeihen lassen, die Holzporen in den Dielen verschliessen, damit keine Unreinlichkeit eindringen könne.

Die Schulzimmerwände zeigen in sämmtlichen Landschulen gewöhnlichen weissen Kalkanstrich, die Zimmer des neuen Schulhauses in Bublitz sind mit rothgrauer oder meergrüner Leimfarbe gestrichen; nur in wenigen Schulen sind die Fensterwände mit Brettern vertafelt, eine Einrichtung, die aus manchen Gründen zu empfehlen ist und in keiner Weise die Ventilation beeinträchtigt. Ventilationsvorrichtungen finden wir in sämmtlichen Zimmern nur in Bublitz, ferner in Cartzin, Clannin, Curow, Dubbertech, in Porst, Reckow und Gr.-Satspe; dieselben sind theilweise sehr primitiver Natur, einfache Klappenventile in den Fenstern oder Abzugsröhren, die die schlechte Luft nach aussen oder in die Schornsteine ableiten. In Bublitz bestehen dieselben aus mit Zinkblecheinfassung versehenen Scheiben, die um ihre horizontale Axe drehbar sind.

Für die Salubrität des ganzen kindlichen Organismus nicht minder wie für die Gesundheit der Augen der Kinder ist nicht nur ein genügendes Quantum, sondern auch eine gleichmässige und richtige Vertheilung des Lichts in den Schulzimmern erforderlich. Daher verlangt man mit Recht, dass das Licht von der Linksseite der Schüler, oder von links und oben, oder vielleicht noch von hinten und links auf die Hände der Schüler fällt, und dass die Gesammtglasfläche in einem bestimmten Verhältniss, wie $1:5$ zur Grundfläche des Zimmers steht. Betrachten wir daraufhin unser Material, so finden wir nicht unerhebliche Mängel. Nur in fünf ländlichen Schulzimmern fällt allein das Licht von links ein, daneben noch in 13 städtischen Klassen. Es fällt ein:

2. von links und hinten in 23 ländlichen Schulen,
3. = = = rechts in 3 Schulen,
4. = = = vorne = 6
5. = rechts in Gust,
6. = = und hinten in Seeger,
7. = hinten in Casimirshof,
8. = = und vorne in Dubbertech,
9. = links, hinten und vorne in 3 Schulen,
10. = = = = rechts = 5 =
11. = = rechts = vorne = 1 Schule.

Das Licht von rechts wirft störende Schatten, das Licht von hinten nützt auch nicht viel, wirft auch Schatten, ist aber zulässig. Ist Vorderlicht nicht zu vermeiden, so muss dies durch eine entsprechende Verhüllung (graue Leinwand-Vorhänge) abgeblendet werden. Schutzvorrichtungen, um die lästige und störende Einwirkung der Sonnenstrahlen zu verhüten, sind nur in sämmtlichen Schulzimmern von Bublitz und in drei ländlichen Schulen vorhanden. Das Verhältniss der Gesammtglasfläche zur Grundfläche variirt in den einzelnen Zimmern von $1:4$ (Stepen und Cursewanz) bis $1:20{,}59$ (Bublitz); die Schulzimmer in Bublitz zeichnen sich fast durchgängig durch ihre mangelhafte und ungenügende Beleuchtung aus, während das Lichtquantum in den ländlichen Schulen im Durchschnitt mässige Anforderungen wohl zufrieden stellen kann.

Die Heizung der Schulzimmer geschieht meistentheils durch Kachelöfen, die von innen zu heizen sind, nur einige wenige sind von aussen zu heizen. Im Interesse der Ventilation ist es wünschenswerth, dass die Oefen vom Schulzimmer aus geheizt werden. In einigen alten Schulzimmern sind sogar noch Ziegelöfen, wohl die primitivste Art der Heizung, vorhanden. Schutzvorrichtungen gegen die strahlende Ofenwärme, Ofenschirme, giebt es nirgends; ebensowenig wird durch ein in der Mitte des Zimmers angebrachtes Thermometer die Temperatur regulirt.

In hervorragender Weise giebt aber die Beschaffenheit der Subsellien zu Klagen Anlass; in mehreren Schulen befinden sich noch Schulbänke ältester Konstruktion, Tische und Bänke sind gar nicht mit einander verbunden, die Tische haben eine wagerechte Tischplatte u. s. w., in einigen Schulen, aber leider nur in einer geringen Quote, befinden sich Schulbänke, die entsprechend der Verfügung vom 1. Februar 1869 hergerichtet sind; im Allgemeinen sind die Subsellien recht mangelhaft, wenn man die bezüglich der Distanz und Differenz festgestellten Zahlen näher betrachtet.

Die Abtritts- und Pissoiranlagen sind zum grössten Theil ungenügend und schlecht; besondere Pissoirs sind überhaupt nur in Bischofthum und Bublitz vorhanden; in Gr.-Carzenburg und Gr.-Satspe fehlen sogar Aborte; Senkgruben befinden sich nur in 8 Schulen, und diese sind bei der Durchlässigkeit ihren Wandungen durchaus nicht im Stande, Durchtränkungen des Bodens mit allerhand zersetzungsfähigen organischen Substanzen und eine Verunreinigung der Luft bei dem Mangel eines genügenden Verschlusses von oben zu verhüten. Nur in 15 Abtritten sind die Sitzbretter von einander getrennt. Die vorhandenen Aborte sind durchweg mangelhaft, werden auch nicht genügend rein gehalten. Theilweise liegen sie auch dem Schulhause viel zu nahe und wenn genügend entfernt, sind sie nirgends durch einen gedeckten Gang mit dem Schulhause verbunden. Derartige primitive Einrichtungen führen vielfach Unzuträglichkeiten, Verunreinigung von Luft und Boden mit sich.

Damit den Schülern während der Unterrichtspausen die Möglichkeit zur freien körperlichen Bewegung zum Spielen, Laufen und Springen gegeben ist, ist für jede Schule die Anlage eines freien, trockenen, mit Sand- oder Kiesbeschüttung versehenen Spielraumes geboten. In 11 Schulen ist kein besonderer Spielplatz vorhanden; in Ermangelung dessen wird die Dorfstrasse als solcher benutzt.

Nur bei 13 Schulen befinden sich eigene Schulbrunnen, deren Wasser als rein und unverdächtig angesehen werden kann.

Bei dem Mangel eines Schulbrunnens entnehmen die Kinder ihr Trinkwasser entweder in der Nachbarschaft oder der Küche des Lehrers, oder aber einer in der Nähe befindlichen (in Clannin allerdings 192 m entfernten) Quelle, auch aus benachbarten Bächen und Gräben wird von den Kindern der Bedarf an Trinkwasser gedeckt.

An dieser Stelle auf die Frage der Schulhygiene, insbesondere auf die von so vielen Seiten behaupteten schädlichen Einwirkungen der Schule auf die körperliche Entwickelung des zarten kindlichen Organismus, ferner auf die Klarstellung eines etwaigen Kausalnexus einer Krankheit oder einer Krankheitsgruppe mit der Schule noch weiter einzugehen, würde den Rahmen dieses Berichts überschreiten. Ein sicheres Erforderniss geht mit Bestimmtheit aus diesen Betrachtungen hervor, nämlich die Nothwendigkeit der Mitwirkung der ärztlichen Sachverständigen nicht allein bei Beaufsichtigung der Schulen nach der sanitären Seite hin, sondern auch bei dem Bau, der Anlage und der Einrichtung von Schulen. Es ist nicht nur nothwendig, dass in gesundheitlichem Interesse der Schuljugend seitens der Medizinalbeamten periodische Revisionen der Schulen vorgenommen werden, sondern auch bei Neu- resp. Umbauten der Schulen sind den hygienischen Sachverständigen die Baupläne zur Prüfung und Begutachtung vorzulegen. Nur dann ist die Garantie gegeben, dass in den Schulen die nothdürftigsten Regeln der Hygiene, freilich unter Adaptirung an die materielle Lage der Gemeinden, Berücksichtigung finden."

Wie selten bis jetzt den Sanitätsbeamten Gelegenheit gegeben worden ist, sich über Fragen der Schulhygiene zu äussern, ist sowohl im IV. Generalbericht besprochen worden, als es aus dem geringen Material der 36 jüngsten Physikatsberichte hervorgeht. Es äussern sich eingehender — abgesehen von dem oben angezogenen Bublitzer Bericht — noch der Physikus des Lauenburger Kreises:

„Neubauten ländlicher Schulen sind im Jahre 1886 hier folgende ausgeführt worden:

1. in Paretz (Paraschin) und
2. in Palm je ein Schulhaus;
3. der im Jahre 1885 begonnene Neubau des Schulhauses zu Enzow ist im Juni 1886 beendet;
4. in Labehn und
5. in Krampkewitz haben Reparaturen, die nahezu einem Neubau gleichkommen, stattgefunden.

An verschiedenen Orten des Kreises (Luggewiese, Lauten, Schwarten, Lischnitz und einige andere) wird auf Veranlassung und Betreiben des Sanitätsbeamten ein Baufonds für Schulreparaturen gesammelt und mit gutem Erfolge verwerthet.

Von dem im Laufe der Berichtszeit — 1887 — fertiggestellten Stadtschulgebäude der Stadt Coeslin hat der Kreisphysikus in seinem Bericht eine sehr verdienstliche, eingehende und die sanitätspolizeilichen Fragen berührende Schilderung gegeben. Der Umstand, dass dieser Schulpalast (allerdings neben dem jedoch erst 1889 erbauten Kadettenhause) das stattlichste und grösste Gebäude in der Regierungs-Hauptstadt darstellt, wird deren theilweise Wiedergabe rechtfertigen.

„Auf dem 9090 m grossen Bauterrain ist die Lage des Gebäudes an der neu angelegten Strasse so gewählt, dass die Längsaxe von Südost nach Nordwest gerichtet ist, so dass die Schulzimmer nach Nordost und Südwest liegen und letztere durch den mit Bäumen bestandenen ziemlich hohen Bergrücken des benachbarten Schützengartens gegen Nord- und Nordostwinde geschützt sind. Das Gebäude liegt von allen Seiten frei, und verbleiben nach Abzug der für Strassenanlage und Wegeverbreiterung nothwendigen Flächen:

1. Baufläche des Schulhauses . . . . . 1134,60 qm
2. = = Abtrittsgebäudes . . . 123,15 =
3. Spielplatz . . . . 3529,03 =
4. Turnplatz . . . . 2667,60 =
5. Garten des Schulwärtes . . . . . 260,40 =

Das Gebäude ist massiv in Ziegelrohbau unter Schieferdach ausgeführt und hat drei gesonderte Treppenhäuser mit ebenso getrennten Eingängen von der Strasse und den gleichen Ausgängen nach dem Hofe.

Ein in der Mittelaxe des Gebäudes angelegter 3,20 m breiter Korridor stellt die Verbindung der Treppenhäuser her, und ist jeder Raum von dem Korridor aus besonders zugänglich.

Im Kellergeschoss befindet sich die Wohnung des Schulwärters, welche aus drei Stuben nebst geräumiger Küche besteht, 2,50 m Lichthöhe hat und in Folge der hohen Lage der Gebäudeplinte vollständig hell und gesund ist. Ferner sind im Keller die Aufbewahrungsräume für das Heizmaterial, sowie eine Waschküche untergebracht. Ein breiter Längskorridor, zu dem vom Hofe aus drei getrennte Treppen führen, bildet den Zugang zu den einzelnen Kellerräumen. Die letzteren sowie der Korridor sind gewölbt, nur die Decken der Schuldienerwohnung sind unter Verwendung von Balken als halbe Windelböden hergestellt. Im Erdgeschoss befinden sich 12 Klassenzimmer. Die Eingänge sind mit Ziegelsteinen gepflastert und demnächst mit Thonfliesen, welche in Cement gelegt sind, bedeckt. In derselben Weise ist der Korridor gepflastert. Die Treppen sind 1,78 bezw. 2 m breit aus Granitstufen hergestellt, die eine Steigung von 16 cm und einen Auftritt von 31 cm haben. Die Decken der Eingänge des Korridors und der Treppen sind gewölbt und vollständig feuersicher. Von den Klassenzimmern haben je 4 eine Grundfläche von 41,60 qm für 45—50 Schüler, 4 eine solche von 48,51 qm für 55—60 Schüler und 4 eine solche von 57,92 qm für 70—75 Schüler.

Das erste Stockwerk enthält gleichfalls 12 Klassenzimmer mit je 4 von 43,29, bezw. 49,42, bezw. 57,92 qm Grundfläche. Ausserdem befinden sich in diesem Geschosse noch 3 Zimmer für den Rektor und zur Aufbewahrung der physikalischen Apparate und der Bibliothek.

Das zweite Stockwerk enthält 10 Klassenzimmer mit je 4 von 43,29 und von 59,10 und 2 von 49,42 qm Grundfläche. Im Mittelbau dieses Stockwerkes liegt die Aula, welche eine Grundfläche von 207,38 qm und eine Höhe von 6,40 m hat. Ausserdem sind hier noch 2 Zimmer angelegt mit einer Grundfläche von je 27,12 qm, welche als Konferenzzimmer dienen sollen. Die Lage derselben ist so gewählt, dass durch Fortnehmen einer Wand ein grosser Zeichensaal hergestellt werden kann. Die mit 5 grossen Fenstern versehene Aula ist durch 3 Thüren, von den 3 Treppenhäusern zugänglich, so dass beim Ausbruch einer Panik eine schnelle und sichere Räumung möglich ist.

Drei mit gewölbten Decken versehene und mit eisernen Thüren abgeschlossene Treppen führen zum Dachgeschoss, in welchem nur die Schornsteine, sowie die Holzschlote für die Ventilation untergebracht sind. Der Fussboden ist mit rauhen Dielen belegt. — Die lichte Höhe aller Schulzimmer beträgt 3,75 m, die Tiefe wechselt zwischen 6,40 und 7,08 m und ist bei der Wahl der Fensterzahl und Grösse der Fenster darauf Bedacht genommen, dass die Fläche mindestens $\frac{1}{5}$ der Grundfläche der Zimmer beträgt. Sämmtliche Zimmer haben, da das Gebäude nicht an einer bebauten Strasse liegt, reichliches Licht.

Die gedielten Zimmerfussböden sind durchweg zweimal mit heissem Firniss gestrichen. Zur Abhaltung blendenden Sonnenlichtes sind vor jedem Klassenzimmerfenster Zugrouleaux aus grauem Stoff angebracht.

Die Erwärmung der Schulzimmer erfolgt durch von Innen zu heizende Kachelöfen.

Sämmtliche Zimmer sind mit Doppelfenstern versehen, von denen die äusseren nach Aussen, die inneren nach Innen aufschlagen. Ausserdem ist an jedem Fenster ein oberer Flügel als Ventilationsfenster, dessen Oeffnung durch eine Stellstange regulirt wird, eingerichtet. Die verbrauchte Luft wird durch ein Ventilationsrohr von 20 cm im Geviert abgeführt, vor welchem in jedem Zimmer eine regulirbare jalousieartige Klappe angebracht ist. Diese Röhren werden im Mauerwerk der Mittelwände bis zum Dachbodenraum hochgeführt und von hier aus vermittelst hölzerner Schlote einem grossen Central-Abzugsschacht zugeleitet, der bis über die Firstlinie des Gebäudes hinausragt. Zur Ansaugung der Luft befindet sich in dem vom Kellergeschoss ab angelegten, weiten massiven Schachte ein 24 cm Rauchabzugsrohr für eine im Keller angebrachte Feuerung, die zur Erwärmung der Luft in diesem besteigbaren Schachte bestimmt ist. Durch eine Haubenkonstruktion ist dafür gesorgt, dass der Rauch nicht in den Schacht dringen kann. Um den Schloten im Dachbodenraum bei dem 62 m langen Gebäude nicht eine allzugrosse Länge zu geben, um auch ferner eine horizontale Lage der Ventilationsröhren zu vermeiden, sind zwei Centralschächte mit Kellerfeuerung angelegt. Durch diese Ventilationseinrichtung ist eine stete Lufterneuerung möglich und wird die Zugluft von den Schülern in den Klassenzimmern abgehalten. Nach Schluss der Unterrichtsstunden werden Fenster und Thüren geöffnet, wodurch ein starker Luftzug entsteht, da wesentlich zu diesem Zwecke die Zimmerthüren in den breiten Korridoren einander gegenüber angelegt sind. Die letzteren werden durch grosse an den Giebelenden angelegte Fenster und durch die breiten Treppenhausfenster erhellt. In den Korridoren sind auch die Vorrichtungen zum Anhängen der Ueberröcke und Kopfbedeckungen der Schüler angebracht.

Die Subsellien sind theilweise nach neuen Mustern gefertigt, theilweise sind sie, insoweit sie noch brauchbar waren, aus dem alten Schulhause mit hinübergenommen.

Das ganze Grundstück ist durch einen Thonröhrenkanal entwässert und sind auch die Abfallrohre direkt angeschlossen.

Auf dem Spielplatze befindet sich ein Brunnen mit Pumpe, der gutes Trinkwasser liefert.

Neben dem Spielplatze, an der südöstlichen Grundstückgrenze ist in 10 m Entfernung von dem Hauptgebäude das 123,15 qm grosse Abtrittsgebäude massiv unter doppeltem Pappdach aufgeführt, und sind hier 3 Abtheilungen als Pissoirs und als Aborte mit 72 Sitzen eingerichtet. Das Gebäude ist geräumig, hoch und genügend ventilirt. Eine cementirte Grube nimmt die festen Exkremente auf, welche von der hinteren Gebäudeseite abgefahren werden; auch wird die Oberfläche des Grubeninhaltes täglich durch Mull, Torfgrus und Asche bestreut.

Schulschliessungen.

Bei der Uebersicht der Schulschliessungen aus Gründen des Ministerial-Erlasses vom 14. Juli 1884 empfiehlt es sich, die sehr gehäuften einschlägigen Vorkommnisse der Jahre 1886 und 1887 (welche besonders für das platte Land eine so bedeutende Häufung von Krankheitsheerden brachten) — von den ungleich sparsameren Schulschliessungen des Jahres 1888 zu trennen. Bezüglich der ersten Berichtsjahre haben manche Kreise ein derart erhebliches Material aufzuweisen, dass die tabellarische Zusammenstellung desselben nicht nur an sich interessant, sondern auch in hohem Grade geeignet erscheint, das Bild vom Gange und Umfang einzelner epidemischen Krankheiten, namentlich der Diphtherie in manchen Zügen vortheilhaft zu ergänzen.

Im Kreise Belgard wurden 1886 die Schulen in Wubzow, Coesternitz, Doebel, Wannin und Ganzkow wegen Diphtherie, in Kowalk, Wusterbarth, Kietzow und Retzin wegen Scharlachs geschlossen. In der Belgarder Stadtschule, wie im Gymnasium war der Zustand ein günstiger; — 1887 fanden in diesem Kreise Schliessungen der Schule in Gr.-Tychow, Burzlaff, Coesternitz, Kieckow, Zarnekow und Darkow vorübergehend wegen Masern statt. In den städtischen Schulen Belgards mussten aus Anlass der nämlichen Krankheit in 5 Klassen der Stadtschule die Sommerferien um $1\frac{1}{2}$ Wochen verlängert werden. In der Stadt Polzin fand aus dem nämlichen Grunde die Schliessung der Stadtschule fast während des ganzen Juni statt. Diphtherie veranlasste 1887 zur Schliessung der Schulen in Dulkow, Roggow, Denzin, Wold.-Tychow, Tietzow, Kieckow und Muttrin.

Im Kreise Bublitz gab 1886 Diphtherie den Grund der Schliessung ab für die Schulen in Crampe, Bischofsthum — 1887 in Gross-Satspe, Stepen, — wegen Rötheln 1887 in Friedenshof.

Im Kreise Bütow 1886 wegen Diphtherie in Sommin, Kl.-Nossin, Bütow; wegen Scharlach in Kl.-Nassewitz. — Wegen starker Betheiligung der Schulkinder an den Masern schlossen an mehreren Orten dieses Kreises ohne amtliche Anordnung die Schulen von selbst.

Im Kreise Coeslin 1886 Rötheln (Masern) in Sorenbohm, Gieskow, Latzig, Repkow, Bauerhufen, Gülz, Thunow, Gr.-Streitz, Banzin, Alt-Belz, Nest, Kiepersdorf, Bast, Wolfshagen, Kretmin, Tessin, Meyringen so heftig, dass die Schulen geschlossen werden mussten. Den gleichen Einfluss hatte 1886 die Diphtherie für die Schulen zu Schmollenhagen, Repkow; — 1887 die Masern wiederum für die Schulen der Orte Schwemmin; Ruhr in Zewelin; die Diphtherie für Parnow, Gülz, Barzlin.

Für den Kreis Colberg-Coerlin ersieht sich die zeitliche und örtliche Vertheilung der hierhergehörigen 13 Ereignisse aus der auf Seite 117 abgedruckten Uebersicht.

Im Kreise Dramburg führten 1886 zu Schulschliessungen die Masern in der Kreisstadt in Dalow — die Diphtherie in Schilde — Abdominaltyphus in Klebow; 1887 die Diphtherie (zwei Mal in Jänikow, in Gutsdorf, hier auch Scharlach), in Golz, Parotitis epidemica in Gersdorf und ebendaselbst Scharlach-Diphtherie. — Augenentzündungen (zum Theil granulösen Charakters) in der Kreisstadt (Seminar-Uebungsschule).

Im Kreise Lauenburg 1886 wegen Diphtherie Schliessung der Schulen zu Gr.-Boschpol, Saulin (hier auch Masern), — wegen Masern in Wierschutzin. [Die Zuziehung des Sanitätsbeamten führte in einigen ländlichen Orten (Dziencelitz) und in der Kreisstadt dazu, allzu bereit-

Uebersicht
der 1886 im Kreise Colberg-Coerlin aus Anlass epidemischer Krankheiten erfolgten Schulschliessungen.

Lfde. No. der Schulschliessungen	Im Orte (in Klammer zum 1., 2., 3. Male)	Wegen (Name der epidemischen Krankheit)	Im Zeitraum		Die Zuziehung des Kreisphysikus fand statt in Form					
					persönlicher Information		früher Benachrichtigung		später Benachrichtigung	
			von	bis	ja	nein	ja	nein	ja	nein
1	Ziegenberg (Henkenhagen) (zum 1. Male)	Diptherie bei Scharlach i. d. Lehrerfamilie	Weihnachts-ferien	1./2.	—	nein	ja	—	—	—
2	Plauenthin (zum 1. Male)	Diphtherie	? wohl Weihnachts-ferien oder schon 18./12.	25./12. (unnöthig verzögert)	—	nein	—	—	ja	—
3	Garrin (zum 1. Male)	do.	1./2. ungerechtfertigt	10./3.	(ja aber viel zu spät 13./2.	—	—	nein	ja 12./2. s. vorne	—
4	Woberow (zum 1. Male)	do.	9./4.	10./5.	ja 8./4. zu spät	—	—	—	—	—
5	Dassow (zum 1. Male)	do.	c. 30./5. ungerechtfertigt	c. 21./6.	5./6. zu spät	—	—	—	—	—
6	Kl. Pobloth (zum 1. Male)	do. im Schulhause	13./9.	?	—	nein	ja	—	—	—
7	Gervin (zum 1. Male)	do. im Schulhause	18./10.	c. 10./11.	—	nein	ja	—	—	—
8	Ganzkow (zum 1. Male)	Diphtherie	c. 15./10.	c. 5./1. 87	—	—	—	—	ja	—
9	Damitz (zum 1. Male)	Masern im Schulhause	25./10.	8./11.	zu spät 30./10.	—	—	—	—	—
10	Trienke (zum 1. Male)	Masern	24./11.	1./2. zu früh wieder er-öffnet ohne Mitwirkung des Kreis-physikus	—	—	ja	—	—	—
11	Schwedt (zum 1. Male)	Masern (auch im Schulhause)	c. 6./12.	nach Neu-jahr 1887	ja aber zu spät 7./12.	—	—	—	—	—
12	Ziegenberg (zum 2. Male, siehe No. 1)	Unterleibstyphus (?) (der Lehrer selbst gastrisches Fieber)	. 18./2.	c Mitte Juni	—	—	—	—	ja viel zu spät	—
13	Coelpin (zum 1. Male)	Unterleibstyphus im Schulhause	c. 28./11. ungerechtfertigt	c. 8./12.	—	—	—	—	ja	—
1887										
1	Malnow	Masern	4./2.	9./3.	—	—	ja	—	—	—
2	Alt-Marrin	Diphtherie	1./2.	—	—	—	ja	—	—	—
3	Rützow	Masern	26./2.	24 /3.	—	—	—	—	ja	—
4	Gross-Pobloth	Diphtherie	24./9.	20./10.	—	—	ja	—	—	—
5	Necknin	Masern	23./9.	17./10.	—	—	—	—	ja	—
6	Alt-Quetzin	do.	7./11.	6./12.	ja	—	—	—	—	—
7	Simötzel	Diphtherie	5./12.	12./12.	—	—	—	—	ja	—
8	Wartekow	do.	30./12.	13./1. 88	—	—	ja	—	—	—

willig von unzuständiger Seite geschlossene Schulen wieder frei zu geben.] — 1887 wurden hier Schulsperren nöthig wegen Diphtherie in Lischnitz, Puggerschow, Neuhof, — wegen Typhus (beide Krankheiten waren fast ausnahmslos in den Lehrerfamilien ausgebrochen) in Schönehr und Charbrow; Scharlachs wegen in Labuhn.

Im Kreise Neustettin 1886 wegen contagiöser Augenentzündungen in Rackow, — wegen Diphtherie in Neudorf, in der Kreisstadt (Gymnasium, Töchterschulen, Stadtschulen), wegen Masern in Juchow. — 1887 herrschte die vorjährige Diphtherie-Epidemie in Neustettin mit abgeschwächter Heftigkeit weiter; einzelne Schulklassen mussten noch bis gegen Ostern zeitweise den Unterricht aussetzen (Gissolk). — Masern bedingten Schulsperrungen in Neu-Grabunz, Zicker (Rötheln?), Tempelburg (Rötheln?).

Im Kreise Rummelsburg war von Mai 1886 eine ausgedehnte Masernepidemie Anlass zu Schulsperren in Trebbin, Seelitz, Waldow, Cremerbruch, Sellin, Grünwalde, Gumenz, Missow, Saaben, Viartlum, Reinfeld, — ferner Diphtherie in Seehof, Treten, (hier zog sich wegen der im Schulhause wohnenden Lehrerkinder die Schulsperre lange hin bis in das Jahr 1887, welches noch für Lindenbusch, Reinfeld mit Diphtherie und Schulschliessung verlief.) Masern herrschten mit der Heftigkeit, um zur Schulschliessung zu führen 1887 in Wendisch-Puddiger, Wussow (mit den Extranen aus Chorow) Pustow, Kl.-Schwirsen (Rötheln) [die Lehrerkinder bildeten den Ausgangspunkt der Epidemie], Georgendorf.

Im Kreise Schivelbein mussten einer grossen Masernepidemie wegen im April 1886 fast sämmtliche Schulen der Kreisstadt geschlossen werden, ferner die in Neu-Schivelbein, Schlenzig. — Wegen Diphtherie 1887 die Schule in Simmatzig.

Im Schlawer Kreise mussten entsprechend der grossen Verbreitung dieser Krankheits-Einflüsse — in grösserer Anzahl besonders auch die auf dem platten Lande befindlichen Schulen für längere oder kürzere Zeit wegen Masern oder Diphtherie geschlossen werden. Es waren dies folgende: Wegen Masern wurden gesperrt die Schulen in Rügenwalder-münde, Vitte, Sachshöhe, Symbow, Büssow, Kopahn, Preetz, Petershagen, Pustamin, Schlackow, Neu-Paalow, Meitzow, Rützenhagen, Eventin, Nitzlin. — Wegen Diphtherie die Schulen in Schmarzow, Neu-Kugelwitz, Scheddin, Rützenhagen, Schöneberg.

Eine Wiedereröffnung des Unterrichts hat immer erst stattgefunden, nachdem die Schulräume vorschriftsmässig zwei Mal desinficirt worden waren.

1887 waren in diesem Kreise Schulschliessungen erforderlich der Masern wegen in Altenschlawe, Alt-Ristow, Camsin, Sydow, aus Anlass der Diphtherie in Neuenhagen Amt, Eventhin, Neukugelwitz, Latzig-Vettrin, Grupenhagen, Kopahn (hier auch Scharlach) Jershöft, Crolower Strand, zwei Mal in Stemnitz, Rützenhagen, zwei Mal in Bessow, Coccejendorf, Palzwitz, Alt-Jaershagen, Sachshöhe (Ausgang der Epidemie von einem Lehrerkinde), Drosedow, Sydow, Breitenberg, Stadt Pollnow, Segenthin, Wiesenthal; aus Anlass von Impetigo contagiosa in Crangen.

Kreis Stolp. Die Schliessung der Schule auf 4 bis 6 Wochen hat 1886 in folgenden Ortschaften erfolgen müssen:

<table>
<tr><td>Den 7. Januar</td><td>zu Vietkow</td><td rowspan="14" style="writing-mode: vertical-rl">wegen Diphtherie.</td></tr>
<tr><td>= 11. =</td><td>= Flinkow</td></tr>
<tr><td>= 8. Februar</td><td>= W.-Silkow</td></tr>
<tr><td>= 15. =</td><td>= Glowitz und Holzkathen</td></tr>
<tr><td>= 19. =</td><td>= Hohenstein</td></tr>
<tr><td>= 19. April</td><td>= Nippoglense</td></tr>
<tr><td>= 14. Juli</td><td>= Kl.-Nossin und Wobeser</td></tr>
<tr><td>= 20. August</td><td>= Damerow</td></tr>
<tr><td>= 6. September und 7. Oktober zu Schwachow</td><td></td></tr>
<tr><td>= 28. Oktober</td><td>zu Nossin</td></tr>
<tr><td>= 12. November</td><td>= Karkow</td></tr>
<tr><td>= 17. =</td><td>= Podewilshausen</td></tr>
<tr><td>= 13. Dezember</td><td>= Quackenburg</td></tr>
</table>

<pre>
Den 14. Januar   zu Quackenburg und W.-Plassow
  = 14.   =   = Labuhn
  =. 24. Februar   = Cublitz   } wegen Masern.
  = 19. März   = Cussow
  = 24. Dezember   = Sorchow
</pre>

Ausser in Quackenburg, W.-Plassow, Dünnow und Podewilshausen, an welchem Orte der Physikus sich persönlich von dem Stande der herrschenden Krankheit überzeugt hatte, ist die Schliessung der Schule jedes Mal auf die von demselben nach einem Berichte erforderte Begutachtung erfolgt, die Wiedereröffnung derselben ohne Ausnahme nach dem Berichte der Schulvorsteher, dass die Krankheit erloschen zu sein scheine, geschehen, ohne dass es gelungen ist, zuvor ein bestimmtes Urtheil über die Verbreitung derselben zu erhalten.

1887 wurden im Kreise anlässlich gehäufter Diphtherie-Erkrankungen Schulsperren nöthig in Culsow, Podewilshausen, Crampe, Kietkow, Grapitz, Zitzewitz, D. Carstnitz, Kl.-Silkow, Hebron-Damnitz, Cublitz, Reetz, D. Buckow, Bornzin, Stolpmünde. Masern bedingten die nämliche Massregel in Hebron-Damnitz, Beckel, Dresow, Liepen, Schwolow, Warbelin, Rumke, Hohenstein, Crampe, Zedlin, Grapitz, Pottangow, Gusebitz, Roggatz, Granzin. —

Das Jahr 1888 hat bei seinen günstigeren Epidemie-Konstellationen nur für die Kreise Belgard, Bütow und Schlawe etwas häufigere Schulschliessungen nöthig gemacht, nämlich 12 resp. 9 resp. 7. In den übrigen 9 Kreisen beläuft sich die Einzelzahl auf 2—4, die Gesammtsumme auf 21 einschlägige Fälle, so dass im Ganzen — unter besonderer Zählung der Wiederholungen bei nochmals aufflackernden Epidemien — die Zahl der Schulsperren nur 49 betrug.

Von diesen hatten als Veranlassung die bei weitem meisten Diphtherie, nämlich 33, und zwar nahezu zur Hälfte nach Ausbruch der Krankheit bei Lehrerkindern. Inbegriffen sind in der Zahl von 33 zwei gemischte Scharlach-Diphtherie-Epidemien, während 2 reine Scharlach-Epidemien als besondere Anlässe zählen. Masern traten mit gleichen Konsequenzen 6, Keuchhusten 5, Augenbindehautentzündungen 2 Mal, Typhus (in der Lehrer-Familie) 1 Mal auf.

Die Uebersicht der Schulschliessungen in den ländlichen Bezirken zeigt, dass, um in einer gewissen Fühlung mit den Zuständen der Landschulen zu bleiben, gerade zu Epidemie-Zeiten für die Sanitätsbeamten genügende Gelegenheit gegeben sein würde, — vorausgesetzt, dass für jede Gruppe von Schulschliessungen ein Mal oder einige Male der auf eigener Anschauung des Physikus beruhende Rath desselben obligatorisch wäre. Dazu käme das von den Gelegenheiten der Impfkampagnen herzunehmende Beobachtungsmaterial. Demnächst wäre zu erstreben, dass die Wahrnehmungen und Rügen der Impfärzte und der beamteten Aerzte weiteren Verfolg hätten. Ein solcher könnte gesichert werden durch die Landräthe, welche bei besonders auffälligen Mängeln der baulichen oder sonstigen Schul-Einrichtungen an die Gemeinden und Schulpatrone, — bei Nachlässigkeit in der Benutzung der Einrichtungen an die Schulinspektoren und an die Lehrer heranzutreten hätten. Namentlich aber wäre das im Laufe jeden Jahres in beiden Beziehungen gesammelte Material bei einer Centralstelle (im Medizinal-Decernat der Regierungen) behufs weiterer Veranlassung zu bearbeiten. Mit diesem Beaufsichtigungs-Mechanismus und mit der obligatorischen Einholung hygienisch-sachverständigen Rathes für die Neu- und Umbauten dürften für das Land die von schulärztlichem Beistande dauernd zu erwartenden Vortheile wohl erschöpft sein.

In den Städten dagegen könnten sehr wohl überall Aerzte ständig zu den Schulaufsichtskörpern gehören und denselben (auch hinsichtlich einer Begrenzung der Funktionen) organisch angegliedert werden. Ihre Hauptaufgaben würden ganz ähnliche. wie jetzt in einigen

Regierungsbezirken und Grossstädten bereits erprobte, sein, — in jedem Falle aber wohl Halt zu machen haben vor Fragen, welche in das innere Leben der Schule übergreifen (Ueberbürdungsfrage und dergleichen).

Neuntes Kapitel.

Gefängnisse.

Soweit den Kreisphysikern und den Kreiswundärzten Gelegenheit geboten war, die Gefangenen-Anstalten im Bezirk aus persönlicher Anschauung kennen zu lernen, sprechen sich die Sanitätsberichte im Allgemeinen günstig über den Zustand sowohl der Justiz- als der Polizeigefängnisse aus. Als behandelnde Aerzte waren die Angehörigen der einen, wie der anderen Beamten-Kategorie etwa zu 33% bei den Gefängnissen angestellt. Bei den Polizeigefängnissen der kleineren Städte, welche durchgehends oder vorwiegend zur Inhaftirung für einige Tage (Untersuchungshaft oder leichte Geldstrafen) dienen, ist die ärztliche Thätigkeit eine wenig umfangreiche. Wo eine bedrohliche Erkrankung bei einem Inhaftirten sich bemerkbar macht, wird er in das Stadtkrankenhaus oder je nach der Sachlage in eine Irrenanstalt übergeführt. Dieser Modus der Krankenversorgung ist auch bei den kleineren Justizgefängnissen der gebräuchliche; sie genügen aus diesem Grunde (dem der Entäusserung wirklich kranker Personen) den hygienischen Anforderungen noch einigermassen. Grössere Justizgefängnisse besitzen nur die Städte Coeslin, wo das Centralgefängniss sich befindet (Arzt ist der Kreisphysikus in Coeslin), — und Stolp (Arzt Sanitätsrath Dr. O.), — beide jetzt und in früheren Jahren an Ueberfüllung leidend.

Ihrer Grösse nach folgen dann: Neustettin mit einem Kreisgefängniss für 80, — dazu der Korrektionsanstalt für 54 Personen; — Schlawe mit einem Gerichtsgefängniss für 30, einem grösseren Polizeigefängniss für ungefähr gleich viele Personen, einem grösseren Militär-Arrestlokal; — Colberg mit einem Gefangenenhause in der Stadt mit 17 Zellen; — Dramburg mit einem sehr guten und neuen Polizei-, einem den Ansprüchen durchaus nicht genügenden Gerichtsgefängniss; — Lauenburg mit einem Justizgefängniss von 7; — Schivelbein mit einem solchen von 4 Zellen und einem grösseren Polizeigefängniss; — Bublitz kann in den dazu bestimmten Räumlichkeiten seines neuen Gerichtsgefängnisses 13 Köpfen zugleich Raum gewähren; — Bütow bietet viel Raum aber sehr mässige Einrichtungen in dem zu einem Amtsgerichtsgefängniss umgestalteten Schlosse; ähnlich sind die Verhältnisse in Rügenwalde. — Im Rummelsburger Gerichtsgefängniss wird im Punkte der Ueberfüllung nicht geklagt, wiewohl nur 4 Zellen zur Verfügung stehen. — Die sonstigen 10 Städtchen haben nur die Eingangs näher gekennzeichneten Polizeigefängnisse. —

Von den während der Berichtszeit eingetretenen Ereignissen lenken zunächst diejenigen Todesfälle die Aufmerksamkeit auf sich, welche durch Schwindsucht erfolgt sind. Sie bilden mit 4 †, denen nur noch 1 † an chronischer Nierenentzündung, 1 † an Lungenentzündung und allerdings 4 Selbstmorde gegenüberstehen, — mit letzterem das Hauptkontingent der Todesursachen (Sa. 10) — zu je 40%. Die Schwindsuchtstodesfälle kamen vor: 1887 zwei im Centralgefängniss zu Coeslin, 1888 einer daselbst; — 1887 einer in Schlawe. Die Selbstmorde ereigneten sich: 1887 einer im Coesliner Centralgefängniss, ingleichen 1888 einer; 1888 zwei in Neustettin. Der † von Nierenentzündung fand im Stadtlazareth zu Belgard statt, in dessen Behandlung der betreffende Gefangene übergeführt worden war; der tödtliche Lungenentzündungsfall in Schlawe.

Psychische Erkrankungen ereigneten sich nur in der Form von Delirium tremens (Colberg und Lauenburg je 1); — sonstige Formen von Manien kamen weder in den Gerichts- noch in den Polizeigefängnissen vor. (Hinsichtlich der letzteren trat ein Mangel in der Form zu Tage, dass sie zur Aufnahme Tobender absolut unvorbereitet, solche in Krankenhäuser abgeben, deren Ruhe durch Deliranten dieser Art dann nicht selten empfindlich gestört wurde. Nicht in die Berichtszeit aber gleich hinter den Ablauf derselben fällt ein Vorkommniss, dessen Entstehung und Verlauf auf eine direkte Gefährdung der Krankenhäuser durch delirirende Polizei-Inhaftaten hinwies. In einer der Isolirzellen des Stolper Krankenhauses stopfte ein dort untergebrachter Delirant seine wollene Decke in eine Oeffnung, die er trotz einer eisernen Schutzvorrichtung in die Kacheln des geheizten Ofens zu schlagen gewusst hatte. Bevor noch die Feuersgefahr erkannt werden konnte, hatte der Kranke durch die sich entwickelnden Dämpfe seinen Tod gefunden.) — Die Ziffern über sonstige in den Gefangenenanstalten in Behandlung gekommene Kranke sind deshalb sehr ungleichmässig mitgetheilt, weil die Berichterstatter in den Fällen, wo sie als behandelnde Aerzte mit den Anstalten in direkter Fühlung standen, das Material viel lückenloser sammelten, als in den Gegenfällen. Im Coesliner Centralgefängniss wurden durchschnittlich 120 Kranke behandelt; in diese Ziffer sind die Explorationsaufträge mit verrechnet. Die Art der Erkrankungen war (von den oben speziell namhaft gemachten abgesehen) leichter Natur. Typhen und sonstige akute Infektionskrankheiten kamen garnicht, — chronische Syphilis zweimal im Bublitzer Gerichtsgefängniss (1887) vor. In Lauenburg war die Zahl der bettlägerig Behandelten noch nicht 10 pro anno; in Neustettin etwa ebenso hoch; in Belgard und den Anstalten gleichen Umfanges handelte es sich selten um mehr als 3—5 Kranke im Laufe des Jahres. —

Ohne Zweifel trägt zu diesem günstigen Verhalten die geschärfte Aufmerksamkeit, welche von allen betheiligten Seiten auf die Verminderung von Krankheitsursachen gerichtet wird, den Haupttheil bei. Eine Besserung der Schwindsuchtsverhältnisse wird sich voraussichtlich aus der genaueren Beachtung der (erst hinter die Berichtzeit fallenden) neueren Bestimmungen über die Absonderung etc. schwindsüchtiger Gefangener ergeben (April 1889). — Allein mit in die vorderste Reihe der Besserungsbedingungen dürfte auch der Rückgang übermässiger Ueberfüllungen zu treten haben, da gegen die Ueberfüllungen (wie sie früher oft in dem Masse der Ueberschreitung der Belegziffer um 100 % zu Beginn der kalten Jahreszeit auftraten) auch die sorgfältigste Hygiene und die gewissenhafteste ärztliche Aufsicht vergebens angehen. — Der Ueberfüllung wird unter allen oben namhaft gemachten Anstalten nur noch Seitens des Gerichtsgefängnisses in Stolp fast in sämmtlichen Berichten Erwähnung gethan; was im Regierungsbezirk hauptsächlich dazu beigetragen hat, diesen Hauptübelstand zu mildern und theilweise ganz zu beseitigen, ist unter Kapitel IV anlässlich der Schilderung der Arbeiter-Kolonie Meierei näher auseinandergesetzt worden.

Von bemerkenswertheren hygienischen Verbesserungen gedenken die amtsärztlichen Berichte noch: der Abstellung eines sehr primitiven Dunggruben-Systems (Lauenburg), — der Aufstellung zweckentsprechender Öfen (Colberg), — der Einrichtung eines vervollkommneten Ventilationsmodus (Neustettin). Endlich ist in Lauenburg 1888 der Bau eines neuen Gerichtsgefängnisses begonnen worden.

Zehntes Kapitel.
Fürsorge für die Kranken und Gebrechlichen.

Das Krankenkassenwesen des Regierungsbezirks arbeitete, wie sich aus der folgenden Uebersicht ergiebt, noch nicht eben mit grossen Mitteln und ist weiterer Ausbildung wohl ebenso fähig als bedürftig. — Es betrugen:

	Die Einnahmen			Die Ausgaben				
	in Summa Mk.	aus Eintrittsgeld Mk.	aus Beiträgen Mk.	in Summa Mk.	für Aerzte Mk.	für Arzneien Mk.	Krankengelder Mk.	Verpflegungskosten an Krankenanstalten Mk.
Bei der Gemeindekranken-Versicherung	29 100	—	24 621	22 432	7 730	3 671	7 232	2 264
Bei den Ortskrankenkassen	83 398	1 989	64 154	56 531	12 102	10 698	12 719	4 609
Bei den Betriebs- (Fabrik-) Krankenkassen . . .	38 985	252	26 725	19 981	6 390	4 249	4 895	411
Bei den Baukrankenkassen	3 477	189	3 232	1 743	684	259	673	—
Bei den Innungskrankenkassen	212	1	86	76	10	7	—	—
Bei den eingeschriebenen Hülfskassen	1 411	54	1 232	1 356	421	332	475	15
Allesammt	156 583	2 485	120 050	102 119	21 637	19 216	25 994	7 299

Der Berichterstatter über Stolp macht zu dem Gegenstande folgende Bemerkungen: „Die Krankenverpflegung auf dem Lande hat insofern eine Verbesserung erfahren, als durch die Einrichtung der Krankenkassen für Arbeiter (auch ausser den in den Fabriken beschäftigten) die Fürsorge mehr Boden gewinnt und Seitens des Kreises, da diese Kassen aus eigener Kraft noch nicht bestehen können, die erforderlichen Zuschüsse geleistet werden; jedoch bleibt hierin noch viel zu wünschen übrig, und es kommen noch oft Fälle vor, in welchen der bei Unglücksfällen herbeigerufene Arzt nicht bloss seine Hülfeleistung, die Reise (oft in der Nacht) den etwa nöthigen Verband u. s. w. ohne Aussicht auf irgend welche Entschädigung bieten, sondern sogar die dabei entstandenen Fuhrkosten tragen muss, wenn die betreffende Gutsherrschaft oder Gemeinde ihn nicht direkt zu dem Verunglückten citirt hat, und dieser nicht zu den gänzlich Armen gerechnet wird. Die Erweiterung des Krankenkassen-Gesetzes auf sämmtliche ländliche Arbeiter wird hoffentlich hierin in Bälde eine dauernde Abhülfe schaffen.“

Aus der Tabelle VI über die Bewegung, den Zu- und Abgang in den Krankenhäusern ergiebt sich, dass die Neigung der Bevölkerung, sie aufzusuchen, auch bei wechselnder Krankheitsfrequenz eine sich sehr gleichbleibende ist. Auch die Verträge, welche eine Anzahl von Krankenkassen mit Kommunalkrankenhäusern geschlossen hat, sind von besonderem Belang für die Steigerung der Aufnahmeziffern nicht gewesen. Was die einzelnen Berichtsjahre anlangt, so prägt sich der Unterschied zwischen ihnen durch ein deutliches Absinken vom Jahre 1886 zum Jahre 1888 aus, — eine Erscheinung, die sich aus der Krankheits-Konstitution der ganzen Bevölkerung genügend erklärt. Eine irgendwie auffällige Sterblichkeit hat sich in keiner Anstalt bemerklich gemacht. In Bezug auf Sorgfältigkeit bei den alljährlichen Revisionen durch die städtischen Commissionen, die Strenge der Kontrole über die eingehenden bezüglichen Berichte könnten nur die Bemerkungen auf Seite 199 und 200 des IV. Generalberichtes wiederholt werden. (Die bleibenden und statistischen Krankenhaus-Verhältnisse s. Tafel VI.)

Ein grosses Krankenmaterial hat nur das Kommunalkrankenhaus in Stolp (438 Zugänge pro 1886); Colberg hatte gleichzeitig 230; Coeslin 176 Zugänge; Bütow, Bublitz, Falkenburg,

Callies, Coeslin (mindestens einmal über 50) weniger die sonstigen Anstalten, ihrem Belegraum und der Zahl ihrer Betten entsprechend.[1])

Der Unterbringung mittelloser Schwangeren und der Sicherung klinischer, fachwissenschaftlicher Behandlung in schwierigen chirurgischen Fällen Vorschub zu leisten, ist die unter dem 20. August 1888 an die Landräthe und an die Kreisphysiker gerichtete hier folgende Verfügung bestimmt.

„Im weiteren Verfolg meiner Verfügung vom 6. Dezember 1887 mache ich die Herren Landräthe und die Herren Kreisphysiker darauf aufmerksam, dass

a. arme Schwangere auf Antrag an das Direktorium der Gebäranstalt zu Stettin in derselben — aber nur während der Lehrzeit vom 1. Oktober bis 31. März jeden Jahres kostenfrei aufgenommen werden können;

b. in der chirurgischen Universitätsklinik zu Greifswald eine Anzahl der zur Disposition des Direktors derselben stehenden Freistellen während der Semesterzeit — also während der Monate Januar bis Ende März, Mai bis Anfang August, Ende Oktober bis Ende Dezember — für arme Kranke des diesseitigen Regierungsbezirks reservirt werden, sobald es sich um klinisch wichtige, chirurgische Fälle handelt.

Bei vorkommenden Gelegenheiten wird es in Euer pp. Ermessen liegen, bezügliche Anträge an den Leiter der chirurgischen Universitätsklinik, Herrn Professor Dr. Helferich, direkt und unter Beifügung einer ärztlichen Bescheinigung über die klinische Wichtigkeit des fraglichen Krankheitsfalles zu richten, nachdem vorher die Kosten für die Ueberführung der kranken Personen aus irgend welchen anderweitigen Fonds aufgebracht oder gesichert sind.

Betreffs dieser Kosten weise ich noch darauf hin, dass die Eisenbahndirektion in Stettin für die in Rede stehenden Reisen Unbemittelter bedeutende Ermässigungen zu gewähren pflegt, wenn um solche Vergünstigungen in geeigneter Form dort eingekommen wird.“

Durch Vertrag mit dem Kuratorium des Johanniter-Krankenhauses in Lauenburg gingen die der Anstaltsverpflegung bedürftigen Kranken des Magistrats 1886 an dieses über, eine Einrichtung, die sich für beide Theile bewährt hat, besonders in Folge der dem Magistrat verbliebenen Verpflichtung, Kranke, welche eine gefährliche Ansteckung verbreiten können, in geeigneter Weise abgesondert unterzubringen.

Eine weitere wichtige Aenderung in fortschreitender Richtung war ferner in der Errichtung eines den Verhältnissen genau angepassten Krankenhauses in Schlawe gegeben, hinsichtlich dessen der Physikus ausführlich berichtet:

„Das neu erbaute Krankenhaus liegt im Nordwesten der Stadt vor dem Stolper Thore, seitlich und nördlich der sogenannten Trift. Es liegt auf einer sanft ansteigenden Höhe, so zwar, dass es ungefähr auf der Mitte der sich von Nordost nach Südwest senkenden Höhe erbaut ist; hierdurch ist es gegen Nordostwinde möglichst geschützt. Mit seiner Vorderfront sieht es fast genau nach Südwesten, mit der Hofseite nach Nordosten. Zwischen der Vorderfront des Krankenhauses und der Strasse ist ein ca. 70 ar grosser Ziergarten zur Zeit in der Anlage begriffen.

Dieser wird gegen die Strasse und Nachbargrundstücke durch ein eisernes Gitter ab-

---

[1]) Eine Beschreibung der auf Gründungen der Privat-Wohlthätigkeit oder verschiedener Orden beruhenden Krankenhausstiftungen brachte der Dritte General-Sanitätsbericht (Colberg 1884) auf Seite 63—67. Einige der dort geschilderten Anstalten haben inzwischen ihr Krankenmaterial bedeutend erhöhen können, so das christliche Kurhospital „Siloah“ in Colberg, welches gegenwärtig 100 Aufnahmen und darüber pro anno bewirken kann. Von der Entwickelung des Krankenhauses Bethanien in Polzin brachte der „Vierte Generalbericht“ (Colberg 1887) auf Seite 202 eine Darstellung.

geschlossen werden. Hinter dem Hause liegt der mit Kopfsteinen gepflasterte Hof, welcher ca. 50 ar gross und mit einem hohen Bretterzaun umgeben ist.

Das Gebäude selbst ist massiv errichtet. Die Kellerräume sind gewölbt und befinden sich zur Hälfte über der Erde, so dass genügend Licht vorhanden ist. Ueber ihnen erheben sich zwei Stockwerke, das erste in ca. 12, das zweite in ca. 14 Fuss Höhe.

Die Treppen liegen an der südöstlichen Giebelseite, sind hell, bequem und geräumig, massiv mit hölzernen Trittbrettern. Die beiden geräumigen Korridore liegen in der Mitte des Gebäudes und durchschneiden dasselbe von einem Giebel bis zum andern. Sie sind völlig hell, sehr breit und würden im Nothfalle sehr wohl zu Krankensälen eingerichtet werden können, gerade so, wie der grosse luftige Bodenraum. Nach dem Keller und dem Boden hin sind beide Korridore durch gut schliessende Bretterwände abgeschlossen. Neben dem unteren Korridore liegen theils Wirthschaftsräume, theils Wohnräume der Diakonissen, ein Badezimmer, das Zimmer des Arztes und drei Krankenzimmer. Neben dem oberen Korridore liegen ein Badezimmer, acht Krankenzimmer, das Operationszimmer und eine zu verdunkelnde Kammer für Spiegel-Untersuchungen. Unter dem Dache befinden sich noch drei Kankenzimmer und das Zimmer für Geisteskranke. Letzteres liegt völlig isolirt, ist mit Eisengittern gegen Fenster, Thür und Ofen hin abgegrenzt; die eiserne Bettstelle ist mit einer festen Ledermatratze überzogen. Der Ofen wird von aussen geheizt. Es sind somit 15 Krankenzimmer vorhanden, die bei grosser Raumverschwendung nicht nur für je einen Kranken bestimmt sind. Die Kranken können nach Geschlecht, Alter und Art der Krankheit bequem getrennt werden. Ein Zimmer ist für ansteckende Krankheiten, besonders Scharlach und Diphtherie, reservirt; dasselbe ist durchweg mit Oelfarbe gestrichen, um eine schnelle und wirksame Desinfektion zu ermöglichen.

Die Erwärmung der Korridore geschieht durch einen im unteren Korridor stehenden grossen (Junker & Ruh'schen) Regulir-Füllofen. Derselbe dient zugleich zur Ventilation des unteren Korridors. Er wird zu Anfang des Winters angeheizt und brennt bei gutem Material und sorgsamer Beaufsichtigung ohne gereinigt werden zu müssen bis zum Ende des Winters. Er hat sich durchaus bewährt und hat relativ wenig Brennmaterial verbraucht. Die Krankenzimmer selbst werden durch Kachelöfen erwärmt. Die Ventilation in den Krankenzimmern wird ermöglicht durch Schiebegitter in den unteren Theilen der Thüren, als Gegenöffnungen dienen quadratische Löcher, welche durch Gitterklappen geschlossen werden können. Diese Oeffnungen führen in Luftschächte, welche in den Wänden neben dem russischen Rohr liegen und über dem Dache münden. Die Ventilation ist eine ausgiebige und die Luft in den Krankenzimmern vorzüglich.

Die Fussböden sind von Holz, nur die Eingangsflur des unteren Korridors und die Küche sind mit quadratischen Cementfliesen belegt. Die Badezimmer haben cementirte Fussböden. Thüren und Fenster sind gross, gut schliessend, an der Wetterseite sind Doppelfenster vorgesehen, jedoch vorläufig nur für die Zimmer der Diakonissen beschafft.

Bisher ist das Krankenhaus auf 18 Stellen eingerichtet. Sämmtliche Bettstellen sind von Eisen (Federmatratze mit aufgelegten Holzplatten: System Haselau). Diese wird bedeckt von einem Seegrasschoner; über diesem lagert eine aus drei gleichen Theilen zusammensetzbare Rosshaarmatratze. Letztere Einrichtung hat den Vortheil, dass bei unreinlichen Kranken der mittlere Theil bequem ersetzt werden kann. Bettwäsche aus weisser Leinwand, Betttischchen mit Marmorplatte und Schieblade, eiserne emaillirte Waschtische mit in einen runden Ausschnitt eingelassener Schüssel. Jedes Krankenzimmer, sowie die Badezimmer, das Arztzimmer und das Operationszimmer ist durch elektrische Läutewerke mit dem unteren Korridore verbunden. Die Beleuchtung geschieht durch Hängelampen in den Korridoren und den Krankenzimmern, im Operationszimmer ist eine grosse Hängelampe mit Diamantbrenner angebracht." —

Die Fürsorge für die Gebrechlichen wird aus Provinzialfonds bestritten und unterliegt der Beaufsichtigung durch die Regierung nicht.

Im Irrenwesen des Coesliner Bezirks wird sich insofern eine wichtige Neuerung vollziehen, als die 300 Plätze der Neuen Irrenheil- und Pflege-Anstalt in Lauenburg i. Pomm. das Bedürfniss der in Betracht kommenden Kranken des Regierungsbezirks ungleich entsprechender decken werden, als die 44 Plätze, welche 1858 durch einen Erweiterungsbau der alten Anstalt zu Rügenwalde zugelegt wurden, um dieselbe auf die Stufe einer Heil- und Pflege-Anstalt zu erheben. (Die Rügenwalder Anstalt, welche stets während ihres ganzen Bestehens mit Raummangel zu kämpfen gehabt hat, wurde in den früheren Amtsgebäuden des alten Rügenwalder Schlosses für 60 Irre und Sieche 1841 eröffnet, im Jahre 1848 auf 80 Plätze durch den Ankauf eines angrenzenden Privathauses, in welches die Beamtenwohnungen verlegt wurden, und endlich in obengedachter Weise — aber stets unzulänglich — erweitert.)

Die von der Provinz 1888—89 geleisteten Zuschüsse sind folgende:

An die Provinzial-Irrenanstalt Ueckermünde wurden 201 500, an die zu Rügenwalde 49 000, — an die zu Greifswald 31 300, — an die Irrenanstalt zu Bergquell-Frauendorf 55 360, — an die Heil- und Pflegeanstalt für Epileptische „Tabor“ zu Grünhof-Stettin 22 650, — an die Anstalt für Schwachsinnige zu Kückenmühle 4240 Mk. jährliche Zuschüsse und Pflegegelder aus Provinzialfonds gezahlt. Die letzte Rate zum Bau der Provinzial-Irrenanstalt in Lauenburg gelangte 1888/89 mit 90 000 Mk. zur Auszahlung.

Mithin betrug der gesammte Provinzialzuschuss für das Irrenwesen 293 700 Mark im Etatsjahr 1888/89.

Dazu traten 368 800 Mk. für das Landarmen- und Korrigendenwesen, —

90 000 Mk. zur Fürsorge für verwahrloste Kinder.

Ausserdem an Haupt- und Nebenposten:

Taubstummenwesen	85 400 Mk. [1]
Blindenwesen	36 500 =
Anstalt für Blöd- und Schwachsinnige Kückenmühle	3 600 =
Diakonissenanstalt Bethanien zu Neu-Torney	3 000 =
Buggenhagenstift zu Ducherow	600 =
Stift Salem zu Neu-Torney	600 =
Johanniter-Ordensgesellschaft zu Polzin	300 =
Privat-Augenanstalt des Dr. Harder—Stettin	900 =
Kinderheil- und Diakonissenanstalt zu Stettin	1 500 =
Christliches Kurhospital in Colberg	300 =

Elftes Kapitel.

Bäder.

1. Oeffentliche Badeanstalten. Volksbäder.

Zu den Badeanstalten in Coeslin, Colberg, Stolp, Schivelbein sind noch einige, wenn auch kleine Vorrichtungen zur Abgabe warmer Bäder getreten, so in Bublitz, wo 1887 zwei Zellen zu diesem Zweck eingerichtet wurden.

Die Vorkehrungen in den öffentlichen Wasserläufen oder den so zahlreich vorhandenen Seen, Bäder im Freien zu nehmen, sind noch immer auf wenige Flüsse beschränkt (Schlawe, Bütow, Stolp); in Coeslin existirt eine durch Abstau hergestellte Militärschwimmanstalt.

---

[1] Der Etat der Taubstummen-Anstalt zu Coeslin balancirt mit 39 630, derjenige der Taubstummen-Anstalt zu Stettin mit 34 550 Mk.

Im Lauenburger Physikatsberichte wird geklagt:

Eine öffentliche Anstalt zu warmen Bädern fehlt hier wieder, da das Johanniter-Krankenhaus die im Oekonomie-Gebäude vorhanden gewesene Einrichtung zu solchen Bädern ausser Betrieb gesetzt hat, weil sie zu wenig benutzt worden sein soll. Warme Bäder können daher jetzt hier nur im Hause der Patienten, resp. in den Krankenhäusern genommen werden. Die Flussbade-Anstalt im Leba-Flusse hat sich als ein sanitäres Institut von grosser Bedeutung für die Stadt erwiesen, und ist im Berichtsjahr nur über den niedrigen Wasserstand, nicht jedoch über die Einrichtung oder Verwaltung des Bades eine Klage laut geworden. — Morgens von 6—8 baden Herren, von 9—12 Damen, von 12—4 Mädchen, von 4—6 Knaben, von 6—8 wieder Herren.

Leider hat in der besten Badezeit, im Anfang August, der Mühlenbesitzer W. wegen Reparatur seiner Mühle die Schleusen ziehen lassen, wodurch das Wasser an der Badestelle so flach wurde, dass etwa 14 Tage lang nicht gebadet werden konnte. —

Im engeren Sinne sind zu den Badeorten nicht zu rechnen die kleinen Fischerdörfer an der Ostsee, welche den Familien der benachbarten Städte und ländlichen Orte eine primitive Gelegenheit zu Seebädern gewähren, in der jüngsten Zeit allerdings sich mehr und mehr dem Uebergang zu Badeorten nähern und in manchen Jahren schon ganz erhebliche Ziffern von sogenannten Badegästen aufweisen. In der Nähe von Coeslin wurden besucht (von Anfang Juli bis Mitte August):

<pre>
Gross-Möllen von 300 bis 350 Personen ⎞
Nest   = 200 = 275   =   ⎟ durch-
Sorenbohm   = 180 = 200   =   ⎬ schnittlich.
Bauerhufen   = 160 = 180   =   ⎠
</pre>

Leba, obwohl es einen vorzüglichen Strand und einen Wellenschlag besitzt, welcher gelobt wird, hat doch in den letzten Jahren an Badebesuch eher ab- als zugenommen. Der Grund wird — wohl mit Recht — darin gesucht, dass die Chaussee-Verbindung (29 km) von Lauenburg eine wenig bequeme ist, und es an Wohnungen, die für Fremde einigen Comfort gewähren könnten, noch allzusehr mangelt.

Die kleinen Oertchen am Küstenbereich der Kreise Colberg, Coeslin, Schlawe, Stolp und Lauenburg aufzuzählen, in welchen einige benachbarte Gutsbesitzer-Familien Erholung suchen, kann mit Hinweis auf den gänzlich privaten Charakter derartiger Niederlassungen wohl unterbleiben.

2. Kurorte, Luxusbäder, Heilquellen.

Eigentliche Heilquellen besitzt der Bezirk nur in

Polzin.

Bad Polzin, nahe dem Bahnhofe Gr.-Rambin der Stettin-Danziger Eisenbahn, durch erfrischende Waldluft, starke Eisensäuerlinge, kohlensäurereiche Stahlsoolbäder (nach Lipperts Methode bereitet) Fichtennadel-, elektrische und Moorbäder ausserordentlich wirksam bei Blutarmuth (Bleichsucht), allgemeinen Schwächezuständen, Nervenkrankheiten, Frauenkrankheiten und chronischem Rheumatismus, eröffnet die Saison am 1. Juni.

In der Berichtszeit stand Polzin dicht vor der Feier seines 200jährigen Bestehens, welche am 7. Juli 1889 begangen wurde. Für öffentliche Bäder existirte hier schon in den dreissiger Jahren das sogenannte Armenbad, eine der Königlichen Regierung gehörige, mit zwei Wannen ausgestattete Badeanstalt, in welcher unbemittelten Kranken Freibäder gegeben wurden, aber auch, so weit es nöthig, für andere gegen sehr billigen Preis Bäder hergestellt werden konnten.

Ferner geht aus Brüggemanns Beschreibung von Pommern, Stettin 1784, Seite 628, hervor, dass auf dem „Mineralischen Brunnen, später das Louisenbad genannt, bei Polzin schon im Jahre 1784 24 Zellen mit Wannen existirt haben, und dass bereits im Jahre 1712 der Herzog von Curland mit ansehnlichem Gefolge den Brunnen besucht und das mineralische Wasser 6 Wochen lang sowohl innerlich, wie äusserlich mit vieler Zufriedenheit und Nutzen gebraucht, sich auch so wohl darnach befunden hat, dass er auf seiner Rückreise von Rom den Brunnen wieder besucht hat."

Das sogenannte Armenbad ist von der Königlichen Regierung schon in den sechziger Jahren verkauft und von dem Käufer in das sehr gut eingerichtete Friedrich Wilhelms-Bad umgewandelt worden.

Gegenwärtig existiren in Polzin 5 grosse Kurhäuser, in welchen die Wohn- und Badestuben durch Korridore mit einander verbunden sind.

Rügenwaldermünde.

Am Ausflusse der Wipper in die Ostsee liegt mit grossen fiskalischen Hafenanlagen das unter dem Namen „Friedrichsbad" bekannte Ostseebad, welches sich durch einen kräftigen Wellenschlag auszeichnet, gute Einrichtungen für warme See- und Soolbäder, sowie ausgedehnte Parkanlagen besitzt. Es entspringt dort ein kräftig alkalisch-muriatischer Säuerling, die „Friedrichsquelle." Pensionen für Einzelne und Familien, sowie Privatwohnungen sind hinreichend vorhanden. Rügenwaldermünde ist Post- und Telegraphenstation, sowie Endstation der Eisenbahn Schlawe-Rügenwalde.

Stolpmünde,

Hafenort von 2000 Einwohnern, liegt unmittelbar am offenen Seestrande in 54° 35′ nördlicher Breite und 16° 57′ östlicher Länge von Gr., hat wöchentliche Dampferverbindung mit Stettin und Eisenbahnendstation.

Die angenehme Lage von Stolpmünde, ein guter, reiner Strand, kräftiger Wellenschlag, schöne Anlagen, welche an ausgedehnte Fichtenwaldungen grenzen, sichern dem Orte eine von Jahr zu Jahr steigende Frequenz. Es sind komfortabel eingerichtete Hotels und billige Privatwohnungen in mehr als hinreichender Zahl vorhanden; warme und kalte Seebäder, letztere für Herren und Damen getrennt, Post und Telegraphie. Der Badeort Stolpmünde wird von vielen Aerzten besonders anämischen, nervösen, skrophulösen Kranken und Rheumatismus-Rekonvaleszenten empfohlen. —

Die genannten Orte überragt an Bedeutung und Frequenz des Besuches, wie an Grösse seiner Einrichtung bedeutend

Colberg.

Wie sich bereits aus Kapitel I ergab, ist sein Klima in den Sommermonaten im allgemeinen ein kühles, durch häufige Seewinde angenehm erfrischendes, einer extremen Hitze, wie sie im Binnenlande oft beobachtet wird, ebensowenig wie im Winter einer extremen Kälte ausgesetztes. Gegen Sonnenstrahlung und Hitze, sowie gegen heftige Winde schützt ein unmittelbar an der See sich hinziehender, ausgedehnter Gürtel von parkartigen Strandwaldungen (Laubwald): ein Schutz, den man an der Nordsee empfindlich vermisst, und der als ein besonderer nicht genug zu schätzender Vorzug Colbergs bezeichnet werden muss.

Die Sommer sind also nur mässig warm, doch nicht zu kühl, stark ventilirt durch fast unausgesetzt wehende Winde, daher nicht zu feucht; die Winter milde und feucht.

Da im Herbste und in den eigentlichen Wintermonaten die Temperatur in Folge des die Sommerwärme länger festhaltenden Seewassers wärmer ist als im Binnenlande, und ähnlich, wie an der Nordseeküste, etwa um 2 Grad und darüber, die Temperatur des deutschen Binnenlandes übertrifft, so eignet sich dieser Küstenstrich sehr wohl auch zum Herbst- und Winteraufenthalt für solche, denen die rauhere Temperatur dieser Monate in den binnenländischen Gegenden nicht zusagt, zumal stets trockene Parkpfade den Spaziergang am Meeresufer entlang erleichtern.

Die Wirkungen des Klimas sind die gleichen, wie die des Klimas an der Nordseeküste; ein Unterschied ist zwischen beiden nicht vorhanden; in Colberg ist dagegen die Temperatur etwas höher, die Zahl der Regentage und die Höhe des Niederschlags geringer als an der Nordsee (ca. 100 mm weniger). Das Klima ist im Allgemeinen als milde erregend zu bezeichnen.

Kurmittel: Seebäder. Damenbad 258 Zellen, Herrenbad 180 Zellen, neues warmes Seebad 15 Zellen. — Soolbäder. 1. und 2. Dr. Behrendsches Soolbad, jetziger Eigenthümer M. Tobias, letzteres mit einer selbständigen grossen Moorbadeanstalt, Vereins-Soolbad und das neue Stegersche Soolbad.

Die Soolbadeanstalten gewähren ausser reinen und beliebig verdünnten Soolbädern und Douchen aller Art auch Dampf-, Moor-, Schwefel-, Fichtennadel-, Eisen- und Süsswasserbäder. Daneben elektrische Behandlung, Inhalationskuren, Heilgymnastik, Massage.

Die Gesundheitsverhältnisse Colbergs sind günstig, die Sterblichkeit ist unter dem Durchschnitt im Lande geblieben. Todesfälle sind unter den etwa 7000 Gästen der letzten Jahre meist nur 2—3 vorgekommen, welche in dem mitgebrachten Leiden begründet waren.

Die Stadt ist seit 1885 kanalisirt und hat Wasserleitung mit Hochdruck.

Die Colberger Soole hat nach den Analysen von Professor Wöhler, Professor Heintz, Dr. Bauck und Professor Fresenius einen Salzgehalt von nahezu 5 Procent, gehört also zu den kräftigsten Badesoolen.

In 10000 Theilen Soole sind an Hauptbestandtheilen:

	1. Salinenquelle	2. Zillenberg-quelle	3. Münderfeld-quelle	4. Quelle des II. Dr. Behrend'schen Soolbades	5. Wilhelms-quelle
Chlornatrium	436,37	398,33	401,34	379,01	210,08
Andere Chlorsalze . . .	68,07	58,55	54,47	53,86	23,57
Bromsalze	0,41	0,49	0,51	0,47	0,45
Jodsalze	Spuren	Spuren	Spuren	Spuren	0,008
Kohlensaures Eisenoxydul .	0,85	0,04	0,16	0,16	0,18
Eisenchlorür	1,92	—	—	—	—
Summa des Gehaltes	510,38	462,74	462,02	438,67	239,04

Im Vereinssoolbade und in den Dr. Behrendschen Anstalten werden auch Mutterlaugensalze und reines Soolsalz bereitet und als Handelsartikel versandt.

Zu den Soolbädern zählen auch die beiden Kurhospitäler. Das jüdische gewährt armen Kranken mosaischen Glaubens unentgeltliche Wohnung, Kur- und Verpflegung; das christliche — Siloah — ist zugleich Heilstätte für skrophulöse Kinder und steht unter Leitung von Diakonissen.

Während der Kurzeit sind alle natürlichen und künstlichen Mineralwasser, sowie Molken in Trinkhallen zu haben. Hier wird auch eine mit Kohlensäure gesättigte Soole, die Colberger Salzquelle (die dem Kissinger Rakoczy-Brunnen und der Kreuznacher Eisenquelle in der Wirkung und Zusammensetzung nahesteht) viel getrunken.

Die Soolbäder sind etwa vom 20. Mai, die Seebäder vom 1. Juni bis Ende September geöffnet.

Die Colberger Bäder bewähren sich vorzüglich bei allen skrophulösen und rheumatischen Zuständen, Erkältungsdispositionen, Residuen entzündlicher Prozesse und allen Schwächezuständen anämischer und nervöser Natur. Colberg ist ein Hauptkurort für Frauen- und Kinderkrankheiten, weil die Möglichkeit, hier die Sool- und Seebäder in verschiedenster Weise zu kombiniren, für die Potenzirung des allgemeinen Kurerfolges von sehr schätzbarem Werthe ist. In vielen Fällen ist es schon ein grosser Gewinn, die Soolbäder an der Meeresküste im beständigen Genusse der Seeluft nehmen zu können. Krankheitszustände chronischen Charakters, bei denen nicht wenigstens eines der Colberger Kurmittel verwendbar wäre, existiren daher kaum. Die Sool-Moorbäder sind in bester Ausstattung eingerichtet. —

Uebersicht des Bädebesuches.

Es besuchten	1886		1887		1888	
Colberg	7628	(316)	7162	(415)[1]	7151	(671)[3]
Polzin	455	(3)	518	(3)	575	(1)
Rügenwaldermünde . . .	520	(4)	475	(—)[2]	467	(—)
Stolpmünde	1050	(6)	1100	(—)	900	(5)[4]

Die obigen Ziffern gelten durchgehends ohne Passanten, wie es durch den Ministerial-Erlass vom 6. Mai 1887 (auf Anregung des statistischen Bureaus d. d. 7. Juli 1886) angeordnet ist.

---

[1] Die Klammer enthält die Ziffer der Ausländer resp. Nichtpreussen. — Hierzu traten 300 Passanten.

[2] Hierzu traten noch 214 Passanten.

[3] Hierzu traten 300 Passanten.

[4] Hier soll die Anzahl der Passanten angeblich nicht zu ermitteln gewesen sein.

Zwölftes Kapitel.

Leichenschau und Begräbnisswesen.

Eine Leichenschau ist in den Städten Stolp und Colberg (Coeslin steht in dieser Beziehung zurück) mehrfach angeregt, aber bis jetzt nur in letzterer Stadt ortsstatutarisch eingeführt worden. Hier existirt ein von dem behandelnden Arzte zum Theil auszufüllendes polizeiliches Formular, welches nach dem bekannten Vorbilde der Grossstädte in 15 Spalten eingerichtet ist und sich bewährt zu haben scheint, da eine Aenderung während der Berichtszeit nicht beliebt worden ist. Auf dem Lande findet lediglich bei Fundleichen in gerichtlichen Untersuchungssachen eine Leichenschau zunächst in Form der Besichtigung statt. (Ueber Obduktionen s. das nächste Kapitel, Titel: Medizinalbeamte.)

Fälle von sogenanntem Scheintode sind nur als vorläufige Ausgänge von Verunglückungen und mit direktem Bezuge auf die Prämienertheilungen für Wiederbelebungsversuche bekannt geworden. Die Zahl der prämiirten Medizinalpersonen blieb im Berichts-Triennium hinter der Summe der in den Jahren 1883—1885 zum Antrag gestellten Fälle (damals 14) zurück. Es wurden bewilligt:

an 1 Militärarzt die volle Prämie für 3 erstickte und gerettete weibliche Personen (Belgard: 20. März 1886), —

an 1 beamteten Arzt die volle Prämie für ein ins Leben zurückgerufenes Kind (Neustettin: 20. Mai 1886), —

an 1 nicht beamteten Arzt die volle Prämie für eine erwachsene und eine im Kindesalter stehende weibliche Person (Colberg: 3. Juni 1887), —

noch an 2 nicht beamtete Aerzte die vollen Prämien für Rettung einer Frau bezw. eines Kindes (Neustettin: 4. Februar, 8. August 1888.

Die Anträge wurden sämmtlich rechtzeitig eingebracht, so dass wegen Verjährung eine Ablehnung nicht vorkam.

Ueber die Zahl der Verunglückungen und Selbstmorde ist am Schluss des 2. Kapitels („Bevölkerungsbewegung") berichtet worden.

Das Schema, welches zwecks Kennzeichnung der sanitätspolizeilichen Suffizienz vorgeschlagener Begräbnissplätze von allen Amtsvorstehern im Falle eines bezüglichen Antrages auszufüllen ist, wurde im IV. Generalsanitätsbericht auf Seite 212 in extenso mitgetheilt. Es hat sich als Ergänzung der älteren allgemeinen Verfügungen über die landespolizeiliche Beaufsichtigung der Kirchhöfe vollständig bewährt, besonders auch nach der Seite hin, dass es in zweifelhaften Fällen und auch dann, wenn nur eine Einzelheit in sanitätspolizeilicher Hinsicht zweifelhaft ist, die unausweichliche Gelegenheit zur Ergänzung mittelst eines amtsärztlichen Gutachtens darbietet. Unter Berücksichtigung der in dem Schema gegebenen sachlichen Anhaltspunkte und der zugehörigen Physikatsberichte wurden genehmigt:

I. im Kreise Belgard: eine Neu-Anlage (4. Oktober 1886), — zwei Erweiterungen (19. Oktober 1886 — 29. November 1887), — ein Familienbegräbniss (5. Juni 1888); [in Polzin wurde auf dem Kirchhofe 1886 eine geräumige, wohleingerichtete Leichenhalle erbaut];

II. im Kreise Bublitz: zwei Neuanlagen (15. Januar 1887 — 24. Mai 1888 — 8. Juni 1888), eine Erweiterung (29. Dezember 1886);

III. im Kreise Bütow: eine Neuanlage (16. Februar 1887), — drei Erweiterungen (18. November 1886 — 17. September 1887 — 4. Juni 1888);

IV. im Kreise Coeslin: zwei Erweiterungen (21. Januar 1886 — 30. August 1887, für welche, da es sich um einen mitten im Orte befindlichen Kirchhof handelte, die Staatsgenehmigung eingeholt werden musste);

V. im Kreise Colberg: vier Neuanlagen (17. März 1886 — 24. August 1886 — 16. Mai 1888 — 22. Dezember 1888), — eine Erweiterung (31. März 1886);

VI. im Kreise Dramburg: drei Neuanlagen (25. Februar 1886 — 13. November 1886 — 29. Juni 1887);

VII. im Kreise Lauenburg: die Neuanlagen für die Beerdigungen der Provinzial-Irrenanstalt (21. November 1888), — eine Erweiterung (3. November 1888);

VIII. im Kreise Neustettin: eine Neuanlage (14. Januar 1886), — vier Erweiterungen (1. Juni 1887 — 25. November 1887 — 2. Februar 1888 — 25. Juni 1888), — ein Familienbegräbniss (3. November 1888);

IX. im Kreise Rummelsburg: Sechs Neuanlagen (19. Januar 1887 [gleichzeitig noch ein Nachbarort] — 2. März 1887 [gleichzeitig noch ein Nachbarort] — 27. August 1887 — 26. Juni 1888), — zwei Erweiterungen (28. Juli 1887 — 11. August 1887), — ein Familienbegräbniss (17. Juli 1887);

X. im Kreise Schivelbein: drei Neuanlagen (4. Februar 1886 — 13. November 1886 — 25. Juli 1888);

XI. im Kreise Schlawe: eine Neuanlage (16. Juli 1887), — vier Erweiterungen (15. Dezember 1886 — 21. Mai 1887 — 4. April 1888 — 12. Dezember 1888);

XII. im Kreise Stolp: Sechs Neuanlagen (24. April 1886 — 23. November 1886 [gleichzeitig noch ein Nachbarort] — 15. Januar 1887 — 12. März 1887 — 28. Mai 1887), — zwei Erweiterungen (18. September 1886 — 1. Dezember 1888), — eine Wiederingebrauchnahme (3. Januar 1887), — zwei Familienbegräbnisse (4. November 1887 — 24. März 1888).

Die Anzahl der Neuanlagen ist im Vergleich zu den während der Zeit von 1883 bis 1885 beantragten eine merklich höhere.

Die nöthigen Sachverständigen-Gutachten auf ihre Kosten zu beschaffen, wurde früher den Gemeinden, welche die Begräbnissanlagen bei der Landespolizeibehörde in Antrag brachten, aufgegeben. Seit 1888 besteht indess eine die Frage, ob es sich bei der Anlegung der Begräbnissplätze um ein öffentliches Interesse handele, im bejahenden (und also in einem für die Gemeinden günstigen) Sinne entscheidende Ministerial-Verfügung, nach welcher nunmehr in Ansehung der Kostenfrage im Regierungsbezirk gehandelt wird. Dieser Erlass lautet:

Berlin, den 12. Juli 1888.

Auf den Bericht vom 30. Januar d. J., II. 9., dessen Anlage anbei zurückerfolgt, erwidere ich der Königlichen Regierung, dass, wenngleich es im Interesse eines beschleunigteren Geschäftsganges für wünschenswerth zu erachten ist, dass die Kirchenvorstände bei Nachsuchung der Genehmigung zur Anlegung neuer oder zur Erweiterung bestehender Kirchhöfe ein Physikats-Attest über die Geeignetheit des gewählten Platzes in sanitärer Beziehung vorlegen, dieselben mangels einer gesetzlichen Bestimmung doch nicht hierzu angehalten werden können. Der von der Königlichen Regierung in Bezug genommene § 1 Absatz 1 und 2 des Gesetzes vom 9. März 1872 trifft nicht zu, da bei der Anlegung öffentlicher Begräbnissplätze weder Privatinteressen in Frage stehen, noch die Thätigkeit der Medizinalbeamten für solche ortspolizeilichen Interessen in Anspruch genommen wird, deren Befriedigung den letzteren gesetzlich obliegt.

Da es einem Zweifel nicht unterliegen kann, dass die Anlegung neuer Friedhöfe über die örtlichen Interessen hinausgeht und allgemeine Interessen des Landes, insbesondere auch in sanitärer Beziehung, berührt, so wird eventuell die Königliche Regierung das Gutachten des Kreisphysikus zu erfordern und die Kosten gemäss § 1 Absatz 1 a. a. O. auf die Staatskasse anzuweisen haben.

Hiernach wolle die Königliche Regierung in Zukunft verfahren.

Beschwerden und Beanstandungen in Betreff des sich an die Begräbnissplätze knüpfenden hygienischen Interesses kamen — abgesehen von dem Falle, in welchem (wie unter Coeslin erwähnt) wegen der Lage des Kirchhofes die Staatsgenehmigung eingeholt werden musste — in drei Fällen vor. Einmal über eine vorzeitige Planirung (ländlicher Kirchhof im Kreise Bütow), durch welche ein Grabhügel verwischt zu werden drohte; es wurde die Wiederaufhöhung desselben angeordnet. Demnächst beschwerte sich eine Besitzerin im Kreise Schlawe, welche ihre Mühle und sonstigen angrenzenden Besitzthümer durch die allzu enge Nachbarschaft eines projektirten ländlichen Begräbnissplatzes gefährdet sah; diese Angelegenheit gerieth auf den Civilrechtsweg, wo sie — soweit der weitere Hergang bei der Verwaltungsbehörde bekannt geworden ist — noch schwebt. Endlich beschwerte sich im Juli 1888 ein ländlicher kleiner Eigenthümer (Neustettiner Kreises) über das Grundwasser, in welches — statt in ein trockenes Grab — die Leiche seines Vaters gesenkt sein sollte. Die angestellte Recherche ergab, dass das vermeintliche Grundwasser das von Regenrückständen herrührende Wasser war; eine allgemeine Trockenlegung des fraglichen Begräbnissplatzes erschien deshalb nicht angezeigt, vielmehr wurde das Grab geöffnet und der Sarg auf trockenem Kies immer noch innerhalb der vorschriftsmässigen Grabtiefe aufgestellt. —

Während die hinterpommersche Bevölkerung in allen Punkten, welche sich auf die Pietät gegen die Verstorbenen bezieht, sehr erfinderisch, peinlich und selbstquälerisch ist, geht ihr jedes Verständniss für die hygienisch-richtige Behandlung der Leichen ab. Dieses Urtheil darf aus den Erfahrungen abgeleitet werden, welche bis jetzt mit einer hier unter dem 16. April 1886 erlassenen Verfügung betreffend das Aufbahren der Leichen ansteckender Kranker in den Privatwohnungen, die Leichenschmäuse, das sogenannte Aussingen und selbst das Predigen am offenen Sarge gemacht worden sind.

Diese Unzuträglichkeiten sollen zu Zeiten des Auftretens epidemischer Krankheiten betroffen und verhindert werden durch § 22 al. 5 des Regulativs vom 8. August 1835, welches über die Berechtigung der Polizeibehörden, die beregten Missbräuche zu verfolgen und zu bestrafen, keinen Zweifel lässt. Es wurde in der soeben genannten Verfügung erläutert, dass die Ausstellung der Leichen von Seuchenkranken in den ländlichen Wohnungen schon an sich, dann aber besonders in Verbindung mit längerem Aufenthalt jugendlicher Personen, mit Essen und Trinken in unmittelbarer Nachbarschaft solcher Leichen im höchsten Grade ansteckungsgefährlich sei.

9*

Es sollte besonders der Versuch gemacht werden, für die Abschaffung der gedachten Sitte die bei den Beerdigungen mitwirkenden intelligenteren Kreise zu gewinnen und zwar auf drei verschiedenen Wegen.

Zuvörderst lag es nahe, die bei der Leicheneinsegnung funktionirenden Geistlichen (etwa durch die Superintendenten) mit den oft so unheilvollen Folgen des Trauerceremoniells am offenen Sarge vertraut zu machen und ihre Beihülfe dafür in Anspruch zu nehmen, dass etwaigen Bitten: „solche Verstorbene, die einer gefährlichen Infektionskrankheit erlegen sind, im offenen Sarge einzusegnen," — ausnahmslos nicht gewillfahrt werde. Als Krankheiten, um welche es sich handelte, wurden genannt: Pocken, Cholera, Flecktyphus, Unterleibstyphus, Diphtherie, Scharlach und Masern. Wenn auch nicht in allen derartigen Fällen, so hätte doch in der Mehrzahl derselben der Geistliche über den Krankheitscharakter leicht insoweit sich informiren können, um — besonders zu Epidemiezeiten — die gedachte Einschränkung der Leichenfeierlichkeit seinerseits durchzusetzen.

In zweiter Linie wären die Lehrer auf dem platten Lande, welche in ihrer Eigenschaft als Küster häufig mit der Einsegnung von Leichen befasst werden, zur Bekämpfung des mehrerwähnten Missbrauches heranzuziehen gewesen. Auch bei diesen dürfte es oft weniger an genügender Information über die Todesursache fehlen, als an der Festigkeit, den Bitten der Angehörigen Widerstand zu leisten. Es wurde deshalb darauf hingearbeitet, dass dieselben sich der Verantwortung bewusst werden möchten, die sie übernehmen, indem sie sich durch Abhaltung von Leichenfeierlichkeiten beim offenen Sarge der Seuchenkranken einer durch das Gesetz (§ 327 St. G. B.) ausdrücklich verbotenen Handlung schuldig machten.

Endlich wurden die Landräthe veranlasst, die sämmtlichen Gesichtspunkte in dem ihnen zur Disposition stehenden Blatte zur öffentlichen Kenntniss zu bringen und über die Ausführung der empfohlenen Massnahmen, speciell auch über die wahrgenommenen Erfolge zu berichten. — Lauten schon diese Berichte wenig befriedigend, so tritt die Aussichtslosigkeit, auf gütlichem Wege zu einem Fortschritt zu gelangen, noch greller aus den amtsärztlichen Berichten zu Tage.

Die Polizeiverwaltung in Belgard wurde durch den Physikus daselbst zwar mit Erfolg ersucht, dafür zu sorgen, dass die öffentlichen Droschken zum Transport von Kindesleichen nicht benutzt werden dürfen. Allein der Unsitte des Ausstellens der Leichen gelang es nicht in Fällen ansteckender Krankheiten mit Erfolg entgegen zu treten. Gelegentlich der Diphtherie-Epidemie in Ganzkar wurde konstatirt, dass trotz ausdrücklichen Verbots die Leiche des zuerst der Krankheit erlegenen Kindes am Abend vor dem Begräbnisstage in der üblichen Weise offen ausgestellt worden war, und dass die Nachbarfrauen mit ihren Kindern zahlreich zur Leichenschau gekommen waren.

Wenige Tage später konnten in den Familien dieser Frauen Fälle von Diphtherie konstatirt werden. Weiter wurde festgestellt, dass der Lehrer des Orts bei dem Begräbniss des zuerst verstorbenen Kindes in der infizirten Wohnung am offenen Sarge die Leiche „zur Ruhe gesungen" hatte, und dass derselbe noch an dem nämlichen Abend über Halsschmerzen zu klagen anfing, als deren Ursache eine Angina sich ergab, die als eine diphtheritische gedeutet werden musste, nachdem eine jüngere Schwester des Lehrers wenige Tage später an echter Diphtherie erkrankt war.

Aehnlich wird aus dem Bublitzer Kreise berichtet und geklagt:

Besonders das Ausstellen und Aufbahren von an ansteckenden Krankheiten Gestorbenen wurde wiederholt untersagt. Trotzdem ist es kaum abzusehen, wann diese in sanitätspolizeilicher Beziehung durchaus zu verwerfende Sitte wird abgeschafft werden. Von dem Kreisphysikus wurde in allen Fällen, wo es sich um Anordnung sanitätspolizeilicher Schutzmassnahmen zur Beschränkung von Seuchen handelte, immer wieder auf die eventuellen grossen Gefahren des Abhaltens von Trauerversammlungen in den Sterbewohnungen, das Aufstellen und Einsegnen der Leichen im offenen Sarge hingewiesen, so dass auch das Publikum die

Schädlichkeit des erwähnten Missbrauchs einzusehen gelernt hat. Infolgedessen geschieht wenigstens zuweilen die Beerdigung in der der Bestimmung des al. 5 des § 22 des Regulativs vom 8. August 1835 entsprechenden Weise.

Aus dem Kreise Coeslin, und zwar den unmittelbaren ländlichen Umgebungen der Regierungshauptstadt, sind Fälle von direkter Opposition gegen die Verfügung vom 16. April 1886 Seitens der Lehrer wie der Geistlichen (der letzteren auch unter Deckung von Seiten ihrer Aufsichtsbehörden) in den Regierungsakten verzeichnet. — Im Dramburger Bericht heisst es:

„Auf die Verfügung, dass bei allen Beerdigungen der an ansteckenden Krankheiten Gestorbenen die Ausstellung der Leichen unterbleiben und ihre Beerdigung schnellstens erfolgen solle, ist wiederholt hingewiesen worden, aber trotz allen Eifers, den hier und da Amtsvorsteher nach dieser Richtung hin aufbieten, kann die Bevölkerung von der alten Gewohnheit der Leichenausstellung und des nachfolgenden Leichenschmauses schwer lassen. Es kommen immer noch Verstösse genug vor. Nicht nur aus dem Orte, in dem das Begräbniss stattfindet, sondern auch aus anderen Ortschaften habe ich Kinder und Erwachsene im Trauerhause angetroffen. Die frühe Beerdigung der Leichen scheitert an den Bestimmungen des Landrechts; denn wenn dem Standesbeamten auch angezeigt worden, dass der Tod durch eine ansteckende Krankheit erfolgt ist, der Geistliche lässt ohne ärztliche Bescheinigung die Beerdigung nicht früher zu, als sie nach dem Landrechte erlaubt ist. In den meisten Fällen, z. B. der Diphtherie, ist aber, da eine ärztliche Behandlung nicht stattgefunden hat, eine ärztliche Bescheinigung nicht beizubringen. Daher muss die Leiche sehr häufig in demselben Raume aufbewahrt werden, der zur Wohnung dient, liegt sie aber im Verschlage oder im Kämmerchen, so ist sie dadurch immer noch in nächster Nähe der Menschen, da diese jene Räume als Schlafaufenthalt, oft sogar als Aufbewahrungsort für Lebensmittel, benutzen, die sie am Begräbnisstage dem Leichengefolge vorsetzen.“

Es wäre kein Kreis zu nennen, in welchem Erfolge nach der in Rede stehenden Richtung zu verzeichnen wären. Vielmehr findet sich die Unmöglichkeit, auf die ländliche Bevölkerung auf dem Wege der Vermahnung, Warnung und Belehrung zu wirken, einstimmig beklagt. Recht charakteristisch spricht sich bezüglich der zu Grunde liegenden Denkweise noch der Schivelbeiner Bericht aus:

„Das Ausstellen von Leichen beim Begräbniss ist hier in Stadt und Land allgemein Sitte.

Von Seiten des Königlichen Landrathsamts und der Polizeiverwaltung ist auch im vergangenen Jahre das Ausstellen der an Infektionskrankheiten Verstorbenen im offenen Sarge wiederholt verboten worden; es ist aber mit Sicherheit anzunehmen, dass dies trotzdem vielfach geschieht, besonders bei Kinderleichen. Das Publikum hat hier eigentlich nur vor Cholera- und Pockenleichen eine intensive Furcht, allen anderen Infektionskrankheiten (besonders bei Kindern) gegenüber huldigt es fatalistischen Anschauungen. „Wer die Krankheit bekommen soll, bekommt sie trotz aller Vorsicht,“ — und umgekehrt. Aus eigenem Antriebe wird deshalb die Ausstellung nie unterlassen, es mus jedesmal von der Polizei verhindert werden; letztere erfährt aber sehr häufig nichts von der Krankheit und lässt hinsichtlich der nothwendigen Energie oft Vieles zu wünschen übrig.“

Für ein strenges Einschreiten gegen jede einzelne Uebertretung dieser Art lassen sich gewiss sehr schwerwiegende Gründe geltend machen, — nur nicht der entschiedenste: die Aussicht auf Erfolg. Wo der Aberglaube, dass nur der „zur Ruhe Gesungene“ auf Frieden und ungestörte Grabesruhe zu rechnen habe, unausrottbar ist, wo Anschauungen über das Wesen, den Mechanismus und die Gefahr der Ansteckungen kaum in den gewecktesten Köpfen der jetzt in das Mannesalter tretenden Generation zu keimen beginnen, — da würde (besonders unter dem sehr wahrscheinlichen Rückhalt, den die das Landvolk geistig beherrschenden Stände dem als Pietätsgefühl im guten Kurse stehenden Aberglauben zu gewähren geneigt sind) jeder harte Angriff nur Märtyrer schaffen.

Nichtsdestoweniger kann es nicht ausgeschlossen bleiben, etwaige Fälle von besonderer Bedrohlichkeit oder offen kundgegebener Opposition — besonders unter den Lehrern — bei unzweifelhaftem Besserwissen und protokollarisch ertheilter Information an der Hand des § 327 St. G. B. auf strafrechtlichem Wege zu verfolgen und des Beispiels wegen zum Austrage zu bringen.

Dreizehntes Kapitel.

Medizinal - Personal.

1. und 2. Aerzte (beamtete und nichtbeamtete Aerzte).

Uebersicht

der auf je einen Arzt entfallenden Bodenflächen- und Bevölkerungs-Antheile.

Kreis	Zahl der Aerzte im Juni 1887 (Durchschnitt)	Zahl der Orte, in welchen Aerzte wohnen	Flächeninhalt der Kreise qkm	Einwohnerzahl der Kreise	Je 1 Arzt kommt auf durchschnittlich qkm	auf eine Einwohnerzahl von
Belgard	13	4	1 127	45 290	87	3 484
Davon in Städten	11 (1)[1]					
Bublitz	2	1	706	21 436	353	10 718
	2 (0)					
Bütow	4	1	608	24 542	152	6 135
	4 (0)					
Coeslin	9	2	748	45 766	83	5 085
	8 (1)					
Colberg	16	3	929	51 564	58	3 223
	15 (4)					
Dramburg	5	3	1 172	36 578	254	7 316
	5 (0)					
Lauenburg	6	2	1 228	43 712	205	7 285
	6 (0)					
Neustettin	10	4	2 006	76 162	201	7 616
	10 (0)					
Rummelsburg	2	1	1 148	34 402	574	17 201
	2 (0)					
Schivelbein	5	1	502	19 505	100	3 901
	5 (0)					
Schlawe	12	4	1 583	76 885	134	6 407
	12 (1)					
Stolp	16	3	2 268	99 329	142	6 207
	13 (2)					
	100	29	14 025	575 171	140,25	5 751,71
	93 (9)					

Wie die vorstehenden Ziffern erweisen, hatte der Regierungsbezirk um die Mitte der Berichtszeit einen Zuwachs an Aerzten erfahren, welcher — gegenüber dem vorigen Berichts-Triennium — nicht weniger als 10 Aerzte betrug. Die Zahl von genau 100 wurde anlässlich der Aufstellung der Listen zur Wahl der Aerztekammern speziell ermittelt.

---

[1] Die Zahl der Militärärzte in Klammern.

An dieser vermehrten Anzahl von Aerzten, in Folge deren das Verhältniss von 1 Arzt: 140,25 km Bodenfläche und 1 Arzt: 5751,71 Einwohnern sich ergab, hatte die Bevölkerung des platten Landes direkt keinen Antheil. Denn die Zahl der von Aerzten zum Wohnsitz erwählten Orte blieb mit 29 genau die nämliche wie während der Berichtszeit 1883—85.

In Städten hatten überhaupt von 100 Aerzten ihren Wohnsitz 93, — in den grösseren Städten (Coeslin, Colberg, Stolp) nicht weniger als 33, — in den Städten mit zwischen 5000 und 19 999 Einwohnern sogar 65 Aerzte. Nimmt man zu diesen Plätzen noch den Badeort Polzin (4550 Einwohner) mit seinen 6 Aerzten hinzu, so bleiben für die übrigen 11 Landstädtchen mit ihren 27 410 und das gesammte Plattland mit seinen 419 892 — in Summa 447 302 Einwohner — 29 Aerzte übrig, deren Jedem also nach dieser Berechnung 15 424 Köpfe zufallen würden. Hinsichtlich der Einwohnerquote korrigirt sich das Verhältniss natürlich durch den Umstand, dass die Praxis der Aerzte in den kleinen Landstädten sich zu einem wesentlicheren Theile aus deren ländlichen Umgebungen rekrutirt, als aus den oft sehr ärmlichen Städtebewohnern. Bei der Berechnung des Flächenraumes, der auf jeden dieser 29 Aerzte entfällt, mit durchschnittlich mehr als 300 qkm., dürfte man kaum erheblich fehlgehen.

Die Vertheilung der Aerzte im Regierungsbezirk darf also wohl auch nach dem Zuwachs der letzten Jahre als eine ungünstige angesehen werden, wenngleich einige Ausgleiche sich angebahnt haben. Noch während der Berichtszeit wurde im Kreise Rummelsburg an dem Orte Bartin, der eine Apotheke besitzt, ein Arzt durch eine vom Kreise ausgeworfene Beihülfe zur dauernden und erfolgreichen Niederlassung bewogen. Auch die ländlichen Orte Gr.-Jestin und Gr.-Tychow entbehrten — sehr zum Vortheil ihrer Apotheken — während der Berichtszeit nicht der Aerzte, welche in früheren Perioden oft gewechselt oder Jahre lang ganz gefehlt hatten. Für die Regelung dieser Verhältnisse in dem Städtchen Leba wirkte günstig weiter die Massnahme, diesen Platz dem Kreiswundarzt des Lauenburger Kreises zum Wohnsitze anzuweisen, ebenso wie dies mit dem entsprechenden Medizinalbeamten für den Kreis Belgard hinsichtlich des Dorfes Gr.-Tychow geschehen war. Der Arzt in Glowitz (Stolper Kreises) führte mit gutem Erfolge seine Hausapotheke weiter; auch wurde eine solche beim Wechsel der Person des Arztes in Reinfeld (Belgarder Kreises) dem Nachfolger genehmigt. Eine Genehmigung zum Halten einer Hausapotheke, welche ein im Süden des Colberger Kreises ansässiger Arzt nachgesucht hatte, fiel zurück, nachdem derselbe den gewünschten Erfolg mit dieser Einrichtung nicht erreicht sah.

Auch mit Bezug auf die jüngst abgeschlossene Berichtszeit musste die Beobachtung wiederholt werden, dass weder die ausgedehnte Fläche des anscheinenden Wirkungskreises, noch die so hohe Bewohnerzahl, welche nach einer wie immer angestellten Berechnung den einzelnen Aerzten zuzufallen scheint, eine Gewähr für einen ausreichenden Erwerb darbietet. Auf dem Lande ist es die so mangelhaft regulirte Thätigkeit, welche zu Zeiten an eine volle rüstige Manneskraft durch anstrengende nächtliche Reisen auf theilweise entsetzlich vernachlässigten Wegen die weitgehendsten Ansprüche macht, — und zu andern Zeiten so flau wird, dass die kleine städtische Praxis spielend zu besorgen ist, die eine Uebersicht des Ertrages erschwert und die Freude am Beruf erstickt. In den Städten theilt sich — vermöge des Zuwachses, der zum Theil aus Spezial-Aerzten besteht — der Gesammtertrag der ärztlichen Praxis in immer ungünstigerer Weise für den Einzelnen ein. Auf die Erfahrungen, welche die in der jüngsten Zeit sich in steigender Anzahl ansiedelnden Vertreter spezialistischer Fächer im Regierungsbezirk machen werden, darf man um so mehr gespannt sein, als der vermögende Theil des in Betracht kommenden Publikums von· jeher die grösste Geneigtheit zeigt, auch bei wenig gefährlichen Leiden sich in die Behandlung hauptstädtischer Autoritäten scil. nach Berlin zu begeben. Inwieweit eine Aufbesserung oder doch wenigstens eine bessere Gewährleistung der ärztlichen Einnahmen durch das staatliche Krankenkassenwesen herbeigeführt werden wird, lässt sich zur Zeit noch nicht übersehen.

Das Verhältniss der beamteten zu den nichtbeamteten Aerzten des Regierungsbezirks ist dem auf Seite 222 des IV. Generalberichts tabellarisch dargestellten durchaus ähnlich geblieben. Somit waren (ebenfalls genau um die Mitte der Berichtszeit: Juni 1887) definitiv im Amte angestellt (einschliesslich des Berichterstatters): 19, — davon 12 als Physiker, 6 als angestellte Kreiswundärzte. Kommissarisch verwaltete Kreiswundarztstellen gab es 3, welche im Laufe des Jahres 1888 noch unter der Form auf 5 vermehrt wurden, dass der Kreisphysikus des Kreises Dramburg den Auftrag zur kommissarischen Verwaltung der Kreiswundarztstelle in Schivelbein, der Physikus des letztgenannten Kreises den entsprechenden Auftrag für die bereits lange unbesetzte Kreiswundarztstelle des Dramburger Kreises von höherer Stelle erhielt. (Die gleichfalls schon seit Jahren nicht zu besetzende Kreiswundarztstelle des Bütower Kreise wurde zum 1. April 1889 — gleichzeitig mit der seither durch jüngere Militärärzte wahrgenommenen des Schlawer Kreises — Seitens des Herrn Ministers eingezogen.)

Todesfälle unter den beamteten Aerzten im engeren Sinne kamen nicht vor; an Auszeichnungen nur die Verleihung des Charakters als Sanitätsrath an den Physiker zu Dramburg, Dr. Ulmer, im Jahre 1887.

Von nichtbeamteten Aerzten starben:

1. In Lauenburg am 7. Oktober 1887 der Generalarzt a. D. Dr. August Schiele, geboren 1820, evangelisch, approbirt am 12. März 1843, welcher seit seiner Pensionirung am genannten Orte ansässig war; —

2. in Rügenwalde starb Anfangs März 1886 der Direktor der Provinzial-Irrenanstalt daselbst, Sanitätsrath Dr. Heinrich Seiffert, geboren am 1. März 1833, approbirt am 19. April 1855 zu Breslau, welcher sein Amt 20½ Jahr innegehabt hatte; —

3. in Rügenwalde starb am 14. Oktober der Arzt Dr. Karl Haendly, geboren am 30. August 1832, approbirt am 13. Juli 1863 zu Berlin, nachdem er kurze Zeit an seinem Sterbeorte, vorher viele Jahre lang an verschiedenen Plätzen des Regierungsbezirks praktizirt hatte; —

4. in Stolp starb am 28. September 1887 der Arzt Sanitätsrath Dr. Louis Gaul (der Vater), geboren 1824, approbirt in Berlin am 31. Januar 1851, längere Jahre dort in der Praxis thätig und als städtischer Arzt angestellt; Sanitätsrath seit September 1878; —

5. in Stolp starb am 25. Oktober 1888 der Garnison- und Stabsarzt a. D. Dr. Gustav Callam, geboren 1814, approbirt zu Berlin am 8. Januar 1847, der sich nach seiner Pensionirung in Stolp niedergesetzt hatte; —

6. in Reinfeld (Belgarder Kreises) starb im Mai 1888 der Arzt (ehemalige Wundarzt 1. Klasse) Johann Glück, 66 Jahre alt, Geburtshelfer seit 1851, früher Militärarzt, nach nahezu 30jährigem Wirken daselbst.

Ausgezeichnet durch den Charakter als Sanitätsrath wurde unter den nichtbeamteten Aerzten Dr. Bielitz in Lauenburg, Arzt am dortigen Johanniter-Krankenhause, im Laufe des Jahres 1888.

Dienstgeschäfte der beamteten Aerzte.

A. Forensische.

Es haben stattgefunden:

Im Kreise	Gerichtliche Leichenöffnungen (einschliesslich der Besichtigungen)				Gemüthszustands-Untersuchungen			
	1886	1887	1888	im Ganzen	1886	1887	1888	im Ganzen
Belgard	9	4	7	20	1	1	1	3
Bublitz	8	1	—	9	3	—	—	3
Bütow	3	3	—	6	—	—	2	2
Coeslin	4	3	7	14	3	—	2	5
Colberg	6	2	3	11	—	2	—	2
Dramburg	4	3	1	8	2	2	1	5
Lauenburg	17	8	2	27	—	—	—	—
Neustettin	9	13	5	27	4	—	1	5
Rummelsburg	4	2	2	8	—	—	—	—
Schivelbein	6	1	1	8	—	1	1	2
Schlawe	6	7	1	14	3	3	—	6
Stolp	7	5	4	16	2	5	5	12
Im Regierungsbezirk	83	52	33	168	18	14	13	45

$$\text{In 20 unter den 83} \left\{ \begin{array}{c} \text{Obduktionen} \\ \text{Besichtigungen} \end{array} \right\} \text{des Jahres 1886}$$

= 13 = = 52 = = = 1887

= 9 = = 33 = = = 1888

waren nicht beamtete, grösstentheils pro physicatu geprüfte Aerzte als Mitobduzenten, bei insgesammt 7 Gemüthszustands-Untersuchungen waren ausserhalb des Regierungsbezirks ansässige Aerzte als begutachtende Sachverständige betheiligt.

Als Sachverständige vor den Schwurgerichten und Strafkammern hatten sämmtliche beamtete Aerzte zahlreiche Termine wahrzunehmen.

B. Medizinalpolizeiliche.

In Bezug auf die Vornahme dieser Gruppe von Dienstgeschäften findet eine durchaus gleichmässige Wiederholung statt, soweit die Krankenhaus- und Droguen-Revisionen in Frage kommen; ferner in Bezug auf die Erstattung der jährlichen Sanitäts- und Badeberichte, die Veränderungen im Medizinalpersonal (quartaliter und monatlich). — Die Wahrnehmung der Hebeammen-Nachprüfungstermine ist beziehentlich der Zeit insofern in das Belieben der Medizinalbeamten gestellt, als nach Ertheilung der Genehmigung zu etwaigen Reisen die Wahl der Reisetage freisteht (bis zum Beginn des Herbstes). Aehnlich ist das Verfahren hinsichtlich der Zwischenprüfungen der Apotheker-Lehrlinge. Die Kontrolrevisionen der Apotheken hängen der Zeit nach von den bezüglichen Hauptrevisionen ab.

C. Sanitätspolizeiliche.

Unter dieser Kategorie von Geschäften bilden den Hauptantheil die zahlreichen Reisen zum Zweck der Anordnung sanitätspolizeilicher Massnahmen gegen ansteckende Krankheiten. Nur bei einem Theil der Physikate treten hierzu noch anderweitige sanitätspolizeiliche Aufgaben, deren vorwiegendste die Begutachtung von Begräbnissplätzen und gewisser gewerblicher Anlagen; demnächst auch von Brunnen, Reinigungsanlagen etc. sind. Diese Geschäfte sind wenig häufig; ihre Zahlen sind für die drei Berichtsjahre den für die epidemiologischen Aufträge ermittelten in Klammer beigesetzt, die drei Berichtsjahre getrennt.

Es entfielen auf:

Belgard:	21	resp. 29 (1)	resp. 25 (2)	sanitätspolizeiliche Aufträge; —
Bublitz:	3	= 2 (5)	= 2; —	
Bütow:	26 (1)	= 9 (1)	= 8 (3); —	
Coeslin:	13 (3)	= 3 (3)	= 3 (3); —	
Colberg:	8	= 8	= 4; —	
Dramburg:	10 (2)	= 3	= 3; —	
Lauenburg:	12	= 23	= 9; —	
Neustettin:	5 (1)	= 5	= 6; —	
Rummelsburg:	9	= 13	= 3; —	
Schivelbein:	7 (1)	= 1	= 1; —	
Schlawe:	24	= 27 (2)	= 3 (1); —	
Stolp:	10 (4)	= 1 (2)	= 5; —	

Am 27. Februar 1888 erging hinsichtlich des Modus bei der Konstatirung ansteckender Krankheiten etc. folgende Präsidial-Verfügung an die Kreislandräthe:

„Es sind in einem Spezialfalle Zweifel darüber entstanden, ob die durch einen Kreiswundarzt erfolgte erste Konstatirung einer epidemischen Krankheit im Sinne des Ministerial-Reskripts vom 8. November 1886, bezw. meiner Verfügung vom 16. November ej. a. als vorläufiger Ausgangspunkt für eine medizinalamtliche Behandlung der Epidemie und für die Anordnung der nöthigen sanitären Massnahmen auch hinsichtlich der etwa erforderlichen Schulschliessung gelten, — oder ob, weil nämlich der unten sogleich zu erwähnende Passus der allgemeinen Rundverfügung vom 14. Juli 1884 ausdrücklich von der „Zuziehung des Kreisphysikus" spricht, dieser letztere Medizinalbeamte nochmals an den Ort der Epidemie entsandt werden soll.

Wie jedoch bereits die obengenannte Verfügung vom 16. November 1886 ausdrücklich die erste Konstatirung der Krankheiten durch Medizinalbeamte — von der Scheidung in Physiker und Kreiswundärzte absehend — ins Auge fasst, so wird in Zukunft jedem noch bleibenden Zweifel dadurch zu begegnen sein, dass die Bestimmung im § 9 der Rundverfügung vom 14. Juli 1884, welche Euer Hochwohlgeboren Entscheidung betreffs der Schulsperren keineswegs ausschliesslich von der Information des Kreisphysikus an Ort und Stelle, sondern von dessen „Zuziehung" abhängig macht, richtig gedeutet werde.

Wenn demgemäss in einer überwiegenden Mehrzahl fernerer Fälle es auch wünschenswerth erscheinen mag, die qu. Entscheidung auf persönliche Informationen des Kreisphysikus zu gründen, so wird die Zuziehung des Kreisphysikus doch stets dann in Form einer blossen gutachtlichen Aeusserung desselben zu erfolgen haben, wenn Seitens des Kreiswundarztes eine auf persönlicher Anschauung beruhende thatsächliche Ermittelung der epidemischen Zustände und somit eine amtsärztliche Anschauung hinsichtlich der anzuordnenden Massnahmen bereits vorliegt. Diese Ermittelungen und Ansichten des einen Medizinalbeamten (in Form einer eingehenden Berichtlegung Seitens desselben) für die Zuziehung des Anderen — des Kreisphysikus — benutzbar zu machen, wird für die Folge den bisher zweifelhaft erschienenen Fällen gegenüber aufs dringendste anzuempfehlen, die nochmalige Entsendung des Kreisphysikus dann aber auf die im Schlusspassus der Eingangs erwähnten Verfügung gekennzeichneten ganz besonderen Vorkommnisse zu beschränken sein.

Von dieser Verfügung wollen Euer Hochwohlgeboren den Medizinalbeamten Ihres Kreises gefälligst Kenntniss geben."

Der Regierungs-Präsident.

Standesvertretung. Aerztevereinswesen. Unterstützungs-Angelegenheiten.

Die durch Allerhöchste Verordnung vom 25. Mai 1887 ins Leben gerufene Einrichtung einer ärztlichen Standesvertretung war die wichtigste Erscheinung auf dem Gebiete des Aerztewesens. Gemäss dem § 4 der Verordnung wurden die Wahllisten zur Bildung der Pommerschen Aerztekammer aus der Zahl der wahlfähigen Aerzte vorbereitet, auf Grund der Bestimmungen im § 6 auf sämmtlichen Landrathsämtern im Monat Juni ausgelegt, und nachdem Einwendungen gegen die Listen des Regierungsbezirks nach keiner Richtung zu Gehör gebracht worden waren (ebenfalls auf Grund des § 6) im November 1887 die Wahlen durch Stimmzettel vorgenommen. — Ebenso wie sämmtliche Aerzte sich als wahlfähig im doppelten Sinne herausgestellt hatten, waren sämmtliche eingegangenen Wahlzettel giltig.

Hinsichtlich der Betheiligung ergaben dieselben, dass nur 20 % der Aerzte von ihrem Wahlrechte abgesehen hatten; hinsichtlich der gewählten Personen stellte sich das Ergebniss heraus, dass als Mitglieder die meisten Stimmen auf sich vereinigten:

> Regierungs- und Medicinalrath Dr. Wernich in Coeslin; prakt. Arzt Dr. Bumke in Stolp; Generalarzt a. D. Dr. Starke in Colberg; —

als Stellvertreter:

> praktischer Arzt Dr. Haenisch in Colberg; Sanitätsrath Dr. Bechert in Polzin; Kreiswundarzt Dr. Kob in Stolp.

Die Annahme-Erklärungen sämmtlicher Gewählten erfolgten umgehend; 1888 wurden in Stettin zwei Vorstandssitzungen und eine Kammersitzung gehalten, deren wesentlichste Aufgaben in der Konstituirung und Aufstellung zunächst in Berathung zu nehmender Gegenstände bestanden. —

Die Formen des Vereinslebens, wie sie im vierten Generalbericht (Seite 226, 227) ausführlicher geschildert wurden, haben keine Aenderungen erfahren. Die beiden Zweigvereine des Regierungsbezirks: Belgard (Westen) und Stolp (Osten) umfassen einige 40 resp. gegen 30 Mitglieder, beschicken die allgemeinen Aerztevereinstage regelmässig durch je 1 Delegirten und halten während des Winters 5 – 6 ordentliche Monatsversammlungen, Mitte Juni eine vereinigte Jahresversammlung ab. An diesen letzteren nehmen ca. 30 % der sämmtlichen Aerzte, an den Monatssitzungen durchschnittlich weniger als die Hälfte der Mitglieder Theil. — Für ehrengerichtliche Fragen besitzen beide Zweigvereine einen gemeinsamen Ehrenrath, der nach einer neuerlichen Reform aus 10 gewählten Mitgliedern, ebenso vielen Stellvertretern und einem Vorstande (3 Personen) besteht. Bei mehrfachen Gelegenheiten hat dieser Ehrenrath durch seine Bemühungen, schroff erscheinende Gegensätze zu mildern, förderlich gewirkt. —

Zu den Hufelandschen Unterstützungskassen trugen im Durchschnitt 45 Aerzte jährlich 135—160 M. für die Kasse nothleidender Aerzte und 50 Aerzte bis 172 M. für die Wittwenkasse bei — zusammen 280—312 M., ca. 20 M. mehr als in der Berichtsperiode 1883—85. —

Die Höhe der aus beiden Kassen hierher angewiesenen Unterstützungen belief sich auf durchschnittlich 300—450 M.

Pfuscher-Unwesen.

Zu den Schäfern, Maurern, Schneidern, klugen Frauen, welche in niederen Kreisen mit ihren Kuren wirken, — zu den der Homöopathie (aber in etwas rückgehender Zahl) dienstbaren Gutsbesitzerfrauen und Pfarrern (von denen Einer von Seiten seiner Aufsichtsbehörde eine ernste Verwarnung erhielt) ist in neuester Zeit eine neue Gruppe von Heilbeflissenen getreten, welche, meist keinem Beruf angehörig, sich darin gefällt, bei der Regierung die Erlaubniss zum Kuriren (vorwiegend bestimmter Krankheiten: Schwindsucht, Krebs, Wassersucht) nachzusuchen. Eine Bescheidung derartiger Anträge fand durch die zuständigen Landrathsämter und Polizeiverwaltungen in dem Sinne statt, dass diesen Behörden neben der bezüglichen ablehnenden Antwort noch aufgegeben wurde, die in Frage kommenden Persönlichkeiten bei der Abgabe ihrer Medikamente in Gemässheit der Bestimmungen der Kaiserlichen Verordnung vom 4. Januar 1875, sowie der Polizeiverordnung vom 14. Mai 1879 (Giftverkehr) und im Sinne des § 367, 3 Str. G. B. strenge zu überwachen.

Hinsichtlich des sonstigen Verkehrs mit Reklamemitteln und der Pfuscherei im Hebeammenfach ist unter den hierunter folgenden Abschnitten noch besonders gehandelt.

3. Apothekenwesen.

Am Schluss des Jahres 1888 die Zahl

Es betrug im Kreise:	der Apotheken insgesammt	der privilegirten [1]	der Orte mit Apotheken und zwar mit: einer Apoth.	zwei Apoth.	drei od. mehr	überhaupt	der auf je 1 Apotheke entfallenden: Kreisinsassen	qkm
Belgard	4	3	2	1	—	3	11322	282
Bublitz	1	1	1	—	—	1	21436	706
Bütow	1	1	1	—	—	1	24542	608
Coeslin	3	2	1	1	—	2	15255	246
Colberg	5	3	2	—	1	3	10313	186
Dramburg	3	3	3	—	—	3	12193	391
Lauenburg	2	1	2	—	—	2	21856	614
Neustettin	4	4	4	—	—	4	19041	501
Rummelsburg	2	1	2	—	—	2	17201	572
Schivelbein	1	1	1	—	—	1	19505	502
Schlawe	4	4	4	—	—	4	19221	346
Stolp	4	2	1	—	1	2	24832	567
	34	26	24	2	2	28	16683	412
Dazu ärztliche Hausapotheken in den Kreisen:								
Belgard	1	—	1	—	—	—	9124	225
Stolp [1]	1	—	1	—	—	—	19681	454
Summa aller Apotheken	36	—	26	—	—	30	16090	389

(Die beiden Hausapotheken-Zeilen sind durch eine Klammer mit dem Zusatz „ohne Hülfspersonal." verbunden.)

Ausweislich der dem Schlusse des Jahres 1888 vorausgegangenen ordentlichen Visitationen die Zahl — der Apotheken

Es betrug im Kreise:	ohne Hülfs- oder Lehrpersonal	mit 1 Lehrling allein	mit Gehülfen ohne Lehrlinge und zwar 1	2	mit Gehülfen und Lehrlingen: mit Gehülfen 1	2	mit Lehrlingen 1	2	mit approb. Gehülfen	der approbirten Gehülfen	der nicht approb. Gehülfen	der Lehrlinge	Selbstständige Verwalter von Apoth.
Belgard	1	1	2	—	1	—	1	—	1	1	2	2	1
Bublitz	—	—	1	—	—	—	—	—	1	1	—	—	—
Bütow	—	—	1	—	—	—	—	—	—	—	1	—	1
Coeslin	—	—	—	—	1	1	2	1	2	2	1	4	—
Colberg	1	—	—	1	2	1	4	—	1	1	5	4	1
Dramburg	2	1	—	—	—	—	—	—	—	—	—	1	—
Lauenburg	1	—	—	—	—	1	—	1	1	1	1	2	—
Neustettin	2	—	1	—	1	—	1	—	—	—	1	1	—
Rummelsburg	2	—	—	—	—	—	—	—	—	—	—	—	—
Schivelbein	—	—	1	—	—	—	—	—	—	—	1	—	—
Schlawe	1	2	1	—	—	—	—	—	—	—	2	2	—
Stolp	—	1	1	—	—	2	2	—	3	3	2	4	—
	10	5	8	1	5	5	10	2	9	9	16	20	3

Die beiden ärztlichen Hausapotheken in Reinfeld (Kreis Belgard) und Glowitz (Kreis Stolp) haben ihrer Bestimmung, bei der ziemlich beträchtlichen Entfernung ordentlicher Apotheken in den betreffenden Gegenden dieser grossen Kreise, in erwarteter Weise entsprochen. (Die erstgenannte hat in Folge des Ablebens des Arztes Glück ihren Besitzer gewechselt, die zweite ist in den nämlichen Händen geblieben).

Dispensiranstalten in Krankenhäusern und selbstdispensirende (hierfür examinirte) Homöopathen sind im Regierungsbezirk nicht vorhanden.

---

[1] Filial-Apotheken giebt es im Regierungsbezirk ebensowenig wie im Pachtverhältniss stehende. Die Zahl der verwalteten Apotheken beträgt 3.

Der Durchschnitt der von einer Apotheke in Anspruch zu nehmenden Grundfläche ist auf 412, mit Hinzunahme der beiden Hausapotheken auf 389 qkm zu berechnen. Vergleichsweise stehen bezüglich des Verhältnisses am günstigsten da die Kreise: Colberg, Coeslin Belgard, — am ungünstigsten: Bütow, Lauenburg und Bublitz.

Bezüglich der Bewohnerzahl, welche durchschnittlich auf je eine Apotheke angewiesen ist und bei 34 Apotheken sich auf 16 683, mit Hinzurechnung der ärztlichen Hausapotheken sich auf 16 090 beläuft, betheiligen sich am günstigen Extrem die Kreise Colberg, Belgard Dramburg, während in Bütow und Stolp eine den Durchschnitt um 50 % überschreitende und Einwohnerzahl (über 24 500 Köpfe) sich an einer Apotheke begnügen muss.

Es haben jedoch diese Verhältnisse während des Berichtstrienniums nicht dazu geführt, Anträge auf Neuanlagen von Apotheken einzubringen. Auch zu einer Umwandlung einer der ärztlichen Hausapotheken (etwa in dem grossen und wohlhabenden Kreise Stolp) hat es bisher an der erwarteten Anregung gefehlt.

26 von 34 ordentlichen Apotheken sind privilegirte = 76,5 %. Von diesen Anstalten sind während des 17. Jahrhunderts angelegt: 5 (Rügenwalde 1612, dann Belgard I, Stolp I, Colberg und Bütow 1673). — 21 führen ihre Gründung auf das 18. Jahrhundert zurück. Die jüngstkonzessionirte ist Stolp III (1880), welcher (nach rückwärts) vorausgingen: Colberg III, Bartin, Cordeshagen, Gr.-Tychow, Gr.-Jestin, Leba, Stolpmünde und Zanow (1834).

Während Veränderungen in der Zahl der Apotheken und der damit ausgestatteten Orte garnicht und in den Verhältnissen des Personals nur nach der Richtung vorgekommen sind, dass dessen Zahl sich um 4 (sowohl durch Ansetzen von Lehrlingen neben der vorschriftsmässigen Zahl von Gehülfen, als durch Genehmigung, einen Lehrling ohne Gehülfen zu halten) vermehrte, ereigneten sich einige Besitzwechsel. Im Dezember 1886 kaufte R. die Apotheke in Stolpmünde. Am 1. Januar 1887 ging die Coesliner Apotheke von M. Vater auf M. Sohn über. Dr. kaufte im nämlichen Jahre die bis dahin F.'sche Apotheke in Cordeshagen (Kr. Coeslin) und N. die Apotheke von Sch. in Bartin (Kreis Rummelsburg). 1888 wechselten ihren Besitzer die Geschäfte in Dramburg und Pollnow (letzteres im Schlawer Kreise); auch trat in die Administration der D.'schen Apotheke in Bütow ein neuer Verwalter ein. (Dass die Bewegung während der Berichtszeit mehr auf einer Tendenz als auf Zufällen beruhte, lässt die Fortsetzung derselben im Jahre 1889 vermuthen, in dessen erster Hälfte bereits zwei weitere Verkäufe: Coerlin und Gr.-Jestin — beide im Colberger Kreise — stattfanden.)

Revisionen und ihre Ergebnisse.

Der Revisionsturnus, welcher 1885 begonnen worden war mit den Apotheken: Belgard II, Cordeshagen, Schivelbein, Falkenburg, Tempelburg, Gr.-Jestin, Stolp I, Colberg III, Lauenburg, Leba und der ärztlichen Hausapotheke in Glowitz, — umgriff 1886 die Geschäfte zu Belgard I, Polzin, Bublitz, Coeslin I, Colberg II, Coerlin, Callies, Neustettin, Baerwalde, Ratzebuhr, Rügenwalde, Stolp III und Stolpmünde, — um im Jahre 1887 mit den Visitationen in Gr.-Tychow, Bütow, Coeslin II, Cordeshagen, Coerlin, Dramburg, Rummelsburg, Bartin, Pollnow, Stolp II und der ärztlichen Hausapotheke zu Reinfeld abzuschliessen. In den gesperrten Orten war eine Wiederholung einmal in Folge ausdrücklicher höherer Anweisung, dies Geschäft im Auge zu behalten, das andere Mal aus Anlass von Klagen, welche wegen Uebertheuerung und anderer Unordnungen verlautbart wurden, nöthig geworden.

Im Berichtsjahre 1888 hat sonach eine neue Revisionsreihe begonnen. Es wurde eine Umstellung der Reihenfolge nach dem Gesichtspunkt angestrebt, für den Beginn eine grössere Anzahl solcher Geschäfte zu betheiligen, welche nicht vollauf den Anforderungen genügt hatten und mit einer grösseren Zahl von Erinnerungen bedacht worden waren. Dazwischen mussten natürlich, der sonstigen Anweisungen über die Revisionsreisen eingedenk, auch gute und vorzügliche Geschäfte eingeschoben werden. Es gelangten zur Visitation die Apotheken: Belgard I, Coeslin I, Cordeshagen, Colberg III, Gr.-Jestin, Callies, Leba, Tempelburg, Schivelbein, Schlawe, Rügenwalde, Zanow, Stolp III und die ärztliche Hausapotheke in Glowitz.

Anzahl und Inhalt der gezogenen Monita begründet das Urtheil: 6 Apotheken für vorzüglich gut, 12 für gut, 13 für mittelmässig gut und 3 für eben genügend zu erklären. Die Extrarevisionen wurden, wie oben ausgeführt, aus besonderen Anlässen bewirkt. Eine Nachrevision auf Kosten des Besitzers resp. in Folge ungenügenden Ergebnisses einer ordentlichen Visitation war in keinem Falle erforderlich.

Neben den wichtigeren Erinnerungen, deren Anzahl in toto nur noch recht unerheblich ist, und in gleichem Tempo mit diesen hat sich auch die Reihe der vermeidlichen früher häufigeren Monita sehr vermindert; so derjenigen, welche hinsichtlich der Giftdokumente, der Giftaufbewahrung, der Signaturen, der Laboratoriums-Einrichtungen vordem oft erforderlich waren. Mängel, z. B. in dem Reagentien-Apparat gehörten gegen früher zu den Seltenheiten, ebenso das Vorhandensein nicht probehaltiger pflanzlicher Mittel, Tinkturen und Säfte.

Auch in der Beziehung haben sich die Apothekengeschäfte des Regierungsbezirks unverkennbar gehoben, dass Nebengeschäfte, wie der Materialienverschleiss, der Handel mit Schnaps, die Landwirthschaft, mehr und mehr aufgelassen wurden, und als wirkliche Nebengeschäfte nur noch Mineralwasser-Fabrikation (9 Mal), der Gewerbebetrieb als Fleischbeschauer (8 Mal), Droguendetailhandel und Spirituosenverkauf (je 1 Mal) in besonderen Lokalitäten — soweit erforderlich — betrieben wurden.

Ueber den Modus der Revisionen ist nur zu erwähnen, dass dieselben zwar eine möglichste Ueberraschung der Besitzer mittelst völliger Geheimhaltung der Reisepläne anstrebten (welche letzteren selbst den [drei] pharmazeutischen Kommissarien nur bruchstückweise und auf bereits begonnenem Reisewege mitgetheilt wurden), — dass aber der Revision im weiteren Verlauf das Wesen der Nachspürerei gänzlich genommen und weit mehr der Charakter einer Aussprache über die von den bestehenden Vorschriften abweichend gefundenen Punkte gewahrt wurde. Auf diese Weise lassen sich (nach des Berichterstatters Erfahrung) nicht allein äusserlich blendende Resultate erzielen, sondern Verbesserungen erreichen, welche neben oft beträchtlichen Geldopfern auch ein eindringendes Verständniss und besten eigenen Willen von Seiten der Besitzer voraussetzen. Wo die Letzteren sich durch die Revisionsbescheide allzusehr bedrängt glaubten, haben sie vorwiegend den Verkauf des Geschäftes einer chronischen Differenz mit der Aufsichtsbehörde vorgezogen. Als Vertreter der Kommunalbehörden fungirten bei dem Visitationsgeschäft grösstentheils die Bürgermeister in Person.

Lehrlingsausbildung. — Die Bewerbungen um die Einstellungen von Lehrlingen in gehülfenlosen Apotheken haben deren Zahl um zwei, in gleichem Masse hat sich die Zahl der Lehrlinge neben einer ausreichenden Zahl von Gehülfen vermehrt. Dieses bescheidene Anwachsen der Hülfskräfte beim Betriebe der Apotheken entspricht nicht ganz der Hebung der letzteren, wie sie sich in der oft sehr erheblichen Steigerung der Verkaufspreise ausgedrückt hat. Die Ergebnisse der Lehrlingsausbildung waren gute. Von 9 1886 (in 3 Terminen), — 8 1887 (in 4 Terminen), — 11 1888 (in 3 Terminen) — zusammen 28 zur Prüfung gestellten und unter möglichster Verschärfung der Anforderungen geprüften Lehrlingen ist Keiner durchgefallen; die Nota „Genügend" erhielten 11, die Nota „Gut" 12, die Nota „Sehr gut" 5.

Beschwerden gegen Apothekenbesitzer ereigneten sich nur einmal (s. o.). — Das Ergebniss der vorgenommenen Extra-Untersuchung war eine Ermahnung zur grösseren Sorgfalt beim Taxiren.

Ein besonderer Vorfall gab Veranlassung zu einer Cirkularverfügung unter dem 23. Februar 1888 an die Physiker:

> „Im Januar l. J. hat in einer Kreisstadt des diesseitigen Verwaltungsbezirks ein stellesuchender vorgeblich approbirter Apotheker bei Annahme eines Engagements den Mangel aller Personalausweise damit zu entschuldigen gewusst, dass er seine sämmtlichen Papiere behufs Nachsuchung einer Konzession dem Polizei-Präsidium in Berlin eingereicht habe. Die im Aufsichtswege angeordneten verschärften polizeilichen Ermittelungen haben nur zur Folge gehabt, dass das

fragliche Individuum sofort die Stellung aufgegeben hat, um sich angeblich wieder nach Berlin zurück zu wenden.

Dieser Vorfall giebt mir Veranlassung, Euer Wohlgeboren anzuweisen, gegen Personen des Apothekerstandes, welche genügende personelle Ausweise beizubringen ausser Stande sind — mögen die bezüglichen Entschuldigungen lauten wie sie wollen — mit aller Schärfe vorzugehen. Einzig in dem Falle, dass der engagirende Apothekenbesitzer ausdrücklich zu polizeilichem Protokoll erklärt, dass er den bei ihm Eintretenden als Apotheker oder als Gehülfen bereits vorher gekannt habe, wird es angängig erscheinen, derartigen ausweislosen Stellesuchenden eine angemessene Frist zur Beschaffung ihrer Papiere zu bewilligen.

In allen anderen derartigen Fällen wollen Euer Wohlgeboren die erforderliche Anzeige an mich nicht bis zum erforderlichen Monatsrapport aussetzen, sondern mir dieselbe unmittelbar nach eigener Information unter Angabe aller wichtigen Nebenumstände erstatten.“

Der Regierungs-Präsident.

Der Vertrieb von Reklamemitteln (Patentmedizinen, sogenannten Geheimmitteln) findet in Apotheken nicht unter Formen statt, welche Anstoss erregt hätten, oder solchen zu erregen im Stande wären; d. h. er drängt sich an dieser Stelle nicht auf dem Wege der Annonce oder sonstigen Anpreisung in die Oeffentlichkeit. Wohl aber drängt sich das Heer der Geheimmittelfabrikanten in immer zudringlicherer Weise auch an die vorsichtigsten Apothekenbesitzer mit seinen Produkten heran, droht mit Konkurrenz-Verkaufsstellen, publizirt ohne Erlaubniss die Namen der Apotheken als ihnen zugänglicher Verkaufsplätze und besoldet eine Schaar von Agenten, die unter allerlei Aushängeschildern und Masken sich Eingang beim ungebildeten Publikum zu verschaffen wissen. Lebensessenzen, Brustsyrupe, Schlagwässer und ähnliche finden durch diese Kanäle ihren Weg in die Krämerläden und bäuerischen Familien.

Die Presse war noch zu Anfang der Berichtszeit weniger am Geheimmittelunwesen betheiligt. Während der letzten Jahre hat sich jedoch — vielleicht weil an manchen grösseren Plätzen ein wirkliches Zurückdrängen dieser betrügerischen Industrie gelungen ist — die Zahl und die Anstössigkeit der Zeitungs-Annoncen auch im Bezirk derart gesteigert, dass vom Erlass einer Polizeiverordnung zwecks Bestrafung der betheiligten Zeitungen nicht länger wird abgesehen werden können.

Was die Urheber der Anpreisungen anlangt, so waren, wie von jeher, die Kleindroguisten vorwiegend betheiligt. Diese Beobachtung, sowie die Erfahrung, dass auch das strengste Revisionssystem dieser Gattung von Gewerbtreibenden gegenüber stets nur temporäre Erfolge zu erzielen vermag, musste dahin führen, eine umfassende Enquête über das Treiben derselben nach den in der hier folgenden Verfügung vom 6. Dezember 1887 (an die Polizeiverwaltungen grösserer Städte) spezialisirten Richtungen anzustellen:

„Laut der allgemeinen Polizeiverordnung vom 14. Mai 1879 (Amtsblatt 1879 No. 24) § 9 ist der Gifthandel der Beaufsichtigung der Polizeibehörden unterworfen. Die letzteren haben von Zeit zu Zeit — ohne dass hierdurch die von den Regierungs-Medizinalräthen gelegentlich auszuführenden derartigen Revisionen durch diese Polizeiverordnung berührt werden — durch einen Medizinalbeamten (Physikus) Revisionen der betreffenden Lokale vornehmen zu lassen.

Im weiteren Verfolg meiner Rundverfügung vom 11. November 1884 veranlasse ich die Polizeiverwaltung, mir binnen 4 Wochen zu berichten:

a. ob und wie viele Revisionen der dortigen Droguerie (Droguerien) resp. der Kaufleute, welche sonst noch Gifthandel treiben, innerhalb der jüngst vergangenen 3 Jahre stattgefunden haben;

b. welchen Wortlaut die dort ertheilten Erlaubnissurkunden, auf Grund deren
der Gifthandel betrieben wird, haben;

c. ob und welche Bestrafungen wegen unerlaubten oder vorschriftswidrigen Gift-
handels auf polizeilichem oder gerichtlichem Wege dort eingetreten sind;

d. ob Erfahrungen vorliegen, welche eine strengere Beaufsichtigung des dortigen
Giftverkehrs (soweit ein solcher eben ausserhalb der Apotheken stattfindet)
— zunächst in Form häufiger Revisionen — nothwendig zu machen scheinen.

Bei der Berichtlegung wird möglichst die hier gewählte Reihenfolge der
einzelnen Fragepunkte inne zu halten sein."

Der Regierungs-Präsident.

Ueber den Erfolg dieser Erhebungen lässt sich — unter Hinzunahme von dem Berichterstatter durch persönliche Erfahrung zu Gebote stehender Thatsachen — Nachstehendes berichten:

Die Entwickelung des Kleindroguisten-Gewerbes im diesseitigen Verwaltungsbezirk ist
während der ersten auf die Kaiserliche Verordnung vom 25. März 1872 und auch während
der auf die zweite Kaiserliche Verordnung vom 4. Januar 1875 unmittelbar folgenden Jahre
nur eine langsame und wenig umfangreiche gewesen. Noch zu Beginn der 80er Jahre hatten
sich nur an einzelnen sogleich namhaft zu machenden Plätzen Geschäfte dieser Art aufgethan,
so dass die Medizinalberichte über die Jahre 1881 und 1882 Nächweise über die in Rede
stehende Form des Verkehrs mit Droguen und Arzneien noch überhaupt nicht enthalten. Ausweislich der Verhandlungen über ausserordentliche Visitationen der Droguerien existirten jedoch
1883 bereits 12 derartige Geschäfte in 10 (von 23) Städten und zwar 2 in Stolp, 2 in Belgard,
je 1 in Coeslin, Colberg, Coerlin, Schlawe, Rügenwalde, Lauenburg, Neustettin und Schivelbein, wobei zu bemerken ist, dass in Neustettin der Kreisthierarzt, in Schivelbein und Belgard
zwei Apothekenbesitzer die Geschäftsinhaber waren.

Seit 1883 hat sich die Zahl der Droguengeschäfte von 12 auf 18 vermehrt; hierbei hat
sich die Erscheinung geltend gemacht, dass (fast ohne Ausnahme) die nämlichen routinirten Persönlichkeiten es gewesen sind, welche theils Zweiggeschäfte in ihnen besonders
gelegen erschienenen Städten begründeten, theils Geschäfte unter neuer Firma mit fremdem
Gelde einrichteten und das Etabliren von Kleindroguerien gewissermassen in Form eines „flie-
genden" Geschäftszweiges betrieben, — theils endlich ihre bereits einige Zeit im Gange befindlichen Läden an ihre Kommis oder ihnen nahestehende Personen verkauften, um selbst
an einem benachbarten städtischen Platze wieder aufzutauchen und die Genehmigung zu einem
neuen Kleindroguenkram mit Giftverkehr bei den Kreisausschüssen (resp. in den Städten von
über 10 000 Einwohnern bei den Magistraten) zu beantragen und zu erhalten.

Entgegen der von anderen Seiten mehrfach geäusserten Ansicht, als gehe der Zug dieser
Geschäftsgründungen besonders dahin, wo die Arzneibedürfnisse des Publikums nicht genügend
durch Apotheken gedeckt sind, haben von Anfang an die hier beobachteten Gründungen
überall da ihren Boden zu finden versucht, wo entweder eine dauernde grössere Wohlhaben-
heit oder gelegentliche Confluxe begüterter Bevölkerungsgruppen ihnen einen bequemen und
schnellen Gewinn in Aussicht stellten, sie haben, diesen einen Hauptpunkt im Auge behaltend,
den Kampf gegen — auch in der Mehrzahl — vorhandene Apotheken mit Vorliebe aufgenommen, so dass sich in die seit Ende 1883 neu entstandenen 6 Droguengeschäfte getheilt haben:

Belgard	mit	7107	Einwohnern,	2 Apotheken und bereits 2 Droguerien,					
Coeslin	=	17 328	=	2	=	=	=	1	=
Colberg	=	16 547	=	3	=	=	=	1	=

(Fremdenconflux durch die Bäder.)

Falkenburg	=	4095	=	(im Wachsen begriffen mit 1 Apotheke),
Polzin	=	4550	=	(Bad mit Fremdenconflux mit 1 Apotheke),
Stolp	=	22 443	=	(im Wachsen begriffen mit 3 Apotheken und

bereits 2 Droguenhandlungen.

Auf diese Weise sind bis jetzt 9 Städte mit 1945 bis 5155 Einwohnern, sowie 4 grössere Flecken, in denen je 1 Apotheke besteht, sowie 2 Flecken mit je 1 ärztlichen Hausapotheke von der Gründung von Kleindroguerien verschont geblieben.

In diesen kleineren Plätzen bestehen überall Materialhandlungen, von denen einige die beschränkte Erlaubniss zum Verkauf einiger differenter Farben, Wasch- und Reinigungsmittel besitzen und bei welchen, wie gleich an dieser Stelle hervorgehoben werden darf, die im Laufe des Jahres 1884 vorgenommenen polizeilichen Visitationen noch ziemlich zahlreiche, die im gegenwärtigen Frühjahre jedoch — aus der besonderen Veranlassung einer ministeriellen Verfügung —- vorgenommenen Recherchen gar keine Verstösse gegen die allgemeine Polizei-Verordnung vom 14. Mai 1879, betreffend die Aufbewahrung der Gifte etc. ergeben haben. Im letzteren Umstande dürfte vornehmlich die Erklärung dafür zu finden sein, dass die sämmtlichen Magistrate bezw. Polizeiverwaltungen der 23 Städte antwortlich der bezüglichen Frage sich dahin geäussert haben, „dass in ihrem Bereich keine Erfahrungen bekannt geworden seien, welche auf eine Unzulänglichkeit der über den Arznei- und Gifthandel bestehenden gesetzlichen Bestimmungen hindeuteten."

Diese Ansicht, so begründet sie mit Hinblick auf die Materialwaarenhandlungen, wie sie augenblicklich gefunden wurden, erscheinen mag, muss einigermassen befremden, soweit sie sich auf den Zustand der Kleindroguerien im engeren Sinne mitbeziehen soll. Es schliessen nämlich mit jener Folgerung auch diejenigen städtischen Berichte ab, welche in ihren vorangehenden Ausführungen mehrfacher polizeilicher oder gerichtlicher Bestrafungen von Kleindroguisten Erwähnung gethan haben, und in denen die zahlreichen Verstösse, welche speziell anlässlich der ausserordentlichen Visitationen gefunden wurden, zur Sprache gebracht sind, so dass ein Widerspruch zu entstehen scheint zwischen den thatsächlich aufgedeckten wiederholten Ungesetzlichkeiten und der Schlussfolgerung, die gesetzlichen Bestimmungen seien dennoch ausreichend, jene zu verhindern.

Nicht ohne Einfluss mag auch die Seitens der nachgeordneten Aufsichtsbehörde angestellten Erwägungen der Umstand sein, dass die Kosten für die ordentlichen Revisionen der Droguen-, Farben- und Materialien-Handlungen den Gemeinden zur Last fallen. Die natürliche Folge des Auffindens von wiederholten Verstössen gelegentlich der Revisionen (ordentlichen wie ausserordentlichen) würde logischer Weise eine immer häufigere Wiederholung des Visitations-Verfahrens sein, bis zur Erreichung des vorgesteckten Zieles: „der definitiven rückfallsfreien Abstellung der Mängel." Verbietet sich indess auf der einen Seite eine nach dieser Massgabe zu steigernde Wiederholung der ausserordentlichen Visitationen in den Droguerien von selbst (da dieselben an den regelmässigen Turnus bei den Apotheken-Revisions-Reisen gebunden sind), — so werden die Seitens der Städtischen Polizeiverwaltungen vorzunehmenden ordentlichen Visitationen — ganz ohne Rücksicht auf den Erfolg — möglichst lange verzögert, hinausgeschoben, oft ein ganzes Jahr hindurch unterlassen und erst auf mehrfache Erinnerungen Seitens der vorgesetzten Behörden endlich ausgeführt, weil die Kostenfrage in den kleineren Kommunen stets Bedenken hervorruft.

Gesteigert werden aber diese Bedenken noch durch die Besorgniss, dass positive Befunde von Mängeln stets weitere wiederholte Revisionen nach sich ziehen, und durch ein gewisses Missverhältniss, welches zwischen der Mühewaltung resp. den Kosten der Visitationen und zwischen dem Strafmass, mit welchem der Begleich der aufgedeckten Ungesetzlichkeit erfolgt, zu bestehen scheint. Die routinirten und öfter bestraften Kleindroguisten bieten zahlreiche, ihnen zu Gebot stehende Mittel auf, um die Vergehen, welche ihnen (besonders soweit die Kaiserliche Verordnung vom 4. Januar 1875 in Betracht kommt) nachgewiesen werden, als klein, zufällig, womöglich sogar fraglich hinzustellen. Sie halten sich für diesen Zweck umfangreiche Sammlungen von freisprechenden Gerichtserkenntnissen, auch eigens für diese Art von Vertheidigung herausgegebene Kommentare zu den Verzeichnissen A und B der soeben erwähnten Verordnung, — Alles um nachzuweisen, dass ähnliche Verstösse, wie die gerade zur Beurtheilung anstehenden, theils straffrei bleiben mussten, theils straffrei geblieben oder mit kaum nennenswerthen Strafen belegt worden sind. Dass ihnen auf Grund der bestehenden Verordnungen gar nicht entgegengetreten werden kann da, wo sie durch stetige Neueinstellung und Vorräthighaltung der in der Kaiserlichen Verordnung vom 4. Januar 1875 noch nicht genannten (wenn auch noch so differenten) neueren Arzneimittel: Cocain, Antipyrin etc. — den Bereich ihrer Handverkaufsartikel willkürlich und in einer der öffentlichen Sicherheit gefährdenden Weise erweitern, dürfte vollends dazu beitragen, die Wirkung des bestehenden Revisions- und nachfolgenden Strafverfahrens als eine unverhältnissmässig geringe erscheinen zu lassen.

Es spitzt sich hiernach, wie nach dem bereits Eingangs über die eigenthümliche Art der Geschäftspropagation des Kleindroguisten-Gewerbes Gesagten, die Frage nach wirksameren Aufsichtsmassregeln jenes Gewerbes auf den Punkt zu, ob nicht eine ganz bestimmte Gruppe der fraglichen Geschäftsleute schärfer getroffen werden müsste und könnte, welche stets auf Mittel und Wege sinnt, die vom Gesetze gesteckten Grenzen, lediglich um sich Vortheile zuzuwenden, zu überschreiten? Ein Beweis, dass sich diesem Vorwurf meistens die nämlichen Persönlichkeiten, welche eben jene Gruppe unter den Droguisten bilden, aussetzen, dürfte vielleicht aus der nachstehenden kleinen Uebersicht entnommen werden:

An 33 ortspolizeilich verhängten und
11 bei den Amtsanwaltschaften in Antrag gebrachten

zusammen 44 durchgeführten Droguisten-Bestrafungen, während der 6 Halbjahre 1885 bis 1887 waren 13 (mit wenigen Ausnahmen nahezu sämmtliche) Kleindroguisten betheiligt, so dass auf jeden derselben 3,31, auf jedes Semester aber 7,3 Bestrafungen entfielen.

Dagegen waren:
An 9 ortspolizeilich verhängten und
5 bei den Amtsanwaltschaften in Antrag gebrachten

zusammen 14 durchgeführten Bestrafungen während der 3 Halbjahre 1888 bis 1889 (halb) nur 3 Kleindroguisten betheiligt, so dass auf jeden derselben 4,66, auf jedes Semester aber nur 3,5 Bestrafungen entfielen.

Die bestraften Persönlichkeiten waren Droguisten von Fach und zum Theil die nämlichen, welche die Vermehrung der Geschäfte auf dem Wege der Filialisirung, des häufigen Verkaufs etc. betreiben; sie sind es vornehmlich oder ausschliesslich, denen gegenüber sich eine Unzulänglichkeit der in Betracht kommenden gesetzlichen Bestimmungen nach den diesseitigen Erfahrungen herausgestellt hat.

Um den geschilderten Uebertretungen in wirksamerer Weise als bisher zu begegnen, dürfte jede Möglichkeit, jenen Droguisten auf Grund stattgehabter wiederholter Bestrafungen die Genehmigung zur Gründung neuer Geschäfte zu versagen oder zur Fortführung gesetzwidrig geleiteter Geschäfte zu entziehen, ein bestens geeignetes Mittel sein, und es somit erstens erspriesslich erscheinen, die Kaiserliche Verordnung vom 4. Januar 1875 in der Weise zu erneuern, dass positiv in derselben bestimmt wird, welche Stoffe der Kleindroguist feilhalten und verkaufen darf; — zweitens aber die Aufnahme der Kleindrogisten unter diejenigen Gewerbetreibenden, welche den bezüglichen Bestimmungen der Gewerbeordnung gemäss bei Eröffnung ihres Gewerbebetriebes der zuständigen Behörde hiervon Anzeige zu machen haben, und die Bestimmung, dass ihnen wegen wiederholter Bestrafungen die Fortsetzung resp. Neubegründung des Gewerbebetriebes untersagt werden kann, — als eine geeignete Massregel lebhaft zu befürworten sein.

4. Hebeammen.

Der Stand des Hebeammenwesens Mitte 1887 war der folgende:

Es betrug im Kreise	Die Einwohnerzahl	Der Flächeninhalt in qkm	Die Zahl der Geburten im Jahre 1887	Die Zahl der Hebeammen				Auf jede Hebeamme entfielen		
				in den Städten überhaupt	in Städten mit 5000—19999 Einwohnern	auf dem platten Lande	insgesammt in Stadt und Land	Einwohner	qkm Fläche	Geburten laut Berechnung
Belgard	45 290	1127	1822	7	4	19	26	1742	43	70
Bublitz	21 436	706	912	4	—	7	11	1949	64	83
Bütow	24 542	608	1058	5	—	9	14	1753	55	75
Coeslin	45 766	748	1586	9	9	16	25	1831	30	63
Colberg	51 564	929	1974	10	8	19	29	1778	32	68
Dramburg	36 578	1172	1407	10	3	11	21	1742	55	67
Lauenburg . . .	43 712	1228	1716	8	4	15	23	1901	53	74
Neustettin	76 162	2006	3139	13	7	39	52	1464	38	60
Rummelsburg . .	34 402	1148	1571	3	2	11	14	2457	82	112
Schivelbein . . .	19 505	502	710	6	6	11	17	1147	29	42
Schlawe	76 885	1583	2946	13	6	37	50	1538	31	58
Stolp	99 329	2268	2956	19	19	36	55	1806	41	58

Am günstigsten steht nach der

    a) zu bereisenden Bodenfläche, wie auch

    b) zur hülfebedürftigen Einwohnerzahl

der Kreis Schivelbein da. Ihm folgen geordnet nach Gesichtspunkt a: Coeslin, Schlawe, Colberg, Neustettin, Stolp, Belgard, Lauenburg, Dramburg, Bütow, Bublitz, Rummelsburg; — nach Gesichtspunkt b: Neustettin, Schlawe, Dramburg, Belgard, Bütow, Colberg, Stolp, Coeslin, Lauenburg, Bublitz und zuletzt wiederum Rummelsburg.

Der letztere Kreis würde auch jeder seiner Hebeamme 112 Geburten gewähren, wenn nicht gerade in diesem dünnbevölkerten und weitgedehnten Kreise das Eintreten der Pfuscherhülfe ausserordentlich häufig wäre. Auf jede Hebeamme im Schivelbeiner Kreise würden dagegen nicht mehr als 42 Geburten entfallen, was dem thatsächlichen Verhältniss annähernd entspricht. Am nächsten kommen der berechneten Vertheilung demnächst die den Hebeammen des Kreises Schlawe in Wirklichkeit zufallenden Entbindungen.

Die Verhältnisse der städtischen und ländlichen Hebeammen-Vertheilung lassen sich aus den Kolonnen 5, 6 und 7 der vorstehenden Tabelle mit Leichtigkeit ersehen.

Das Bezirkshebeammenwesen ist statutarisch nur in drei Kreisen als Kreisangelegenheit geordnet (Vergl. Näheres im IV. Generalbericht, Seite 235): in Bütow, Colberg und Lauenburg. — Dagegen ist die Bildung besonderer Hebeammenbezirke in allen Kreisen durchgeführt und zwar in Coeslin, Neustettin und Schlawe zum überwiegenden Theil unter Zugrundelegung des Ministerial-Erlasses vom 6. August 1883; in Belgard, Bublitz, Dramburg, Rummelsburg, Schivelbein und Stolp gemäss der Regierungsverfügung vom 26. Juli 1880. Für letzteres Verhalten muss als Rechtfertigung dienen, dass die Kreistage eine Neuregulirung theils ablehnen würden (Bublitz, Dramburg, Schivelbein), — theils faktisch abgelehnt haben (Belgard, Rummelsburg), — theils die begonnene Neuregulirung nur mit grosser Bedächtigkeit in Angriff nehmen (Stolp). — Dass hierbei jedoch nicht Mangel an Verständniss oder Bereitwilligkeit gegenüber sanitären Erfordernissen, sondern grösstentheils finanzielle Schwierigkeiten ernster Natur mitgewirkt haben, zeigte sich (wie hier vorweg bemerkt werden darf) bei den Berathungen über das Inslebentreten des Ministerial-Erlasses vom 22. November 1888, welchem die Kreise ausnahmslos mit der Bewilligung von Mitteln für Desinfektionszwecke sich sympathisch gegenüberstellten.

Angestrebt wurde dieses Entgegenkommen mittelst des hierunter folgenden Zirkulars an die Landräthe:

„Euer Hochwohlgeboren lasse ich in weiterer Ausführung des in Stück 5 des Amtsblatts unter No. 48 veröffentlichten Ministerial-Erlasses vom 22. November 1888 in der Anlage einerseits eine für den dortigen Kreisphysikus bestimmte Anweisung zur Ausführung dieses Erlasses in zwei Exemplaren zugehen, von welchen Euer Hochwohlgeboren das eine dem genannten Beamten aushändigen wollen, während das zweite bei der dortigen Registratur zu verbleiben hat.

Die Vertheilung der andererseits in mehreren Druckexemplaren hier ebenfalls angelegten „Anweisung für die Hebeammen" des dortigen Kreises, deren Anzahl den gegenwärtigen Personalbestande (nebst einem Mehr, welches für die nächsten Jahre und event. bis zum Erscheinen eines neuen Hebeammen-Lehrbuches auszureichen bestimmt ist) entspricht, wird dagegen erst vor sich gehen dürfen, nachdem Euer Hochwohlgeboren in der Lage sein werden, für die Verhältnisse Ihres Kreises speziell diejenigen Ausführungsbestimmungen gleichfalls den Hebeammen aushändigen zu können, welche ich in der gedachten Veröffentlichung zu § 4 c ausdrücklich der weiteren Erwägung und Vorbereitung Seitens der Kreise vorbehalten habe.

Es lässt sich zunächst nicht erkennen, dass die Durchführung des § 4 der ministeriellen Anweisung schon insofern mit Schwierigkeiten verbunden sein wird, als dieselbe einen gewissen Mehraufwand von Kosten zur Beschaffung der ad a bis d neu oder abgeändert vorgeschriebenen Ausrüstungsgegenstände erforderlich macht. Wie in der Anweisung für die Kreisphysiker ad No. 1 näher ausgeführt, werden die Letzteren von jetzt ab bei der Vorlegung des Instrumentariums der Hebeammen auch auf das Vorhandensein dieser Stücke streng zu achten und die vor der Vereidigung hierüber zu ertheilende Bescheinigung so lange zu verweigern haben, bis auch den neuen Erfordernissen vollständig Seitens der Hebeammen genügt worden ist. Immerhin wird in den meisten Fällen der fragliche Mehraufwand nur diejenigen Verbände, welche Bezirkshebeammen auf eigene Kosten anstellen und ausrüsten, und diese nur mit einem sehr mässigen Betrage treffen.

Schwieriger und ohne eine Betheiligung der Kreisbehörden kaum erfüllbar erscheint die Beschaffung des Desinfektionsmittels in allen jenen Fällen von Entbindungen armer Personen, die zum Ersatz der der Hebeamme hierdurch erwachsenen Auslagen in keiner Weise herangezogen werden können. Aber es darf vertraut werden, dass es bei eindringlicher Einwirkung auf diejenigen Verbände bezw. Kommunen, denen die Pflicht der Anstellung der Bezirks-Hebeammen und die Bestellung von Armen-Hebeammen obliegt, gelingen wird, dieselben zur Uebernahme der betreffenden Kosten zum Mindesten soweit zu vermögen, als die letzteren aus dem Beistand der Hebeammen bei unterstützungsbedürftigen Personen erwachsen. Es darf dieser Hoffnung umsomehr Raum gegeben werden, je wärmer und ernster den Verbänden etc. die in dem vorbezeichneten Erlasse angegebenen Gesichtspunkte, die Schwere der Gefahr und die so sichere Möglichkeit, sie zu vermeiden, klargestellt werden. Insbesondere wird auch ein Hinweis darauf, wie hier mit geringen Mitteln einer weit stärkeren Belastung der Armenpflege (durch das dem Tode oder dem Siechthum der Frau so häufig direkt folgende Familien-Elend) vorgebeugt werden kann, von den wünschenswerthen Erfolgen begleitet sein.

Am klarsten und von wesentlichen Weiterungen kaum noch abhängig dürfte sich die Ausführung der Vorschrift im § 4 e für diejenigen Kreisverbände herausstellen, welche einen Fonds zur Beschaffung von Desinfektionsmitteln bereits ausgeworfen haben und den Hebeammen den zu ihrer Berufsübung nöthigen Bedarf an solchen Mitteln, speziell also an verflüssigter reiner Karbolsäure, aus öffentlichen Fonds überweisen. Hier wird es nur der Massnahmen zur schärferen Kontrole des thatsächlich bewirkten Verbrauches (im Sinne der No. 7 der Physikats-Anweisung) — sowie der Ausschliessung der in diesem Punkt nachlässigen Hebeammen von allen Prämien, Unterstützungen etc. (Physikats-Anweisung No. 6) bedürfen, um die gewissenhafte und auch willige Mitwirkung der Hebeammen für die gewollten Zwecke allmählich in überhaupt erreichbarem Umfange zu sichern. Der Kreis Belgard hat bereits seit einer Reihe von Jahren auf diesem keineswegs besonders kostspieligen Wege sehr bemerkenswerthe Erfolge in der Bekämpfung des Kindbettfiebers erzielt.

Wo indess die Kreise und sonstigen Verbände sich ausser Stande erklären sollten, öffentliche Fonds zu Desinfektionszwecken bei den Entbindungen der Armen zur Verfügung zu stellen, wird (mit dieser oder jener Modifikation) der Weg zu beschreiten sein, dass von den bis jetzt für die Hebeammenzwecke im Allgemeinen zur Verfügung stehenden Mitteln vorweg jährlich d er Betrag abgenommen werde, welcher sich als zur Erfüllung der mehrfach gedachten Zwecke erforderlich herausstellen wird, — und erst der· hiernach bleibende Rest der Fonds zu Unterstützungen und Prämiirungen der Hebeammen verwendet werde; selbstverständlich letzteres dann um so mehr nach der Massgabe, dass überhaupt nur die im Punkte der Desinfektion absolut zuverlässigen Hebeammen noch derartige Zuwendungen erhalten, die unzuverlässigen dagegen unbedingt leer ausgehen. Wie gross der für Desinfektionszwecke abzuziehende Betrag in jedem Kreise sein würde, dürfte durch Mitwirkung der Apotheker, von welchen die Hebeammen ihren Bedarf an Karbolsäure event. auf Kredit der Kreise zu ·entnehmen angewiesen werden könnten und unter der Kontrole Seitens der Kreismedizinalbeamten, wie oben (No. 7 in deren Anweisung) bereits erwähnt. im Laufe weniger Jahre zu ermitteln sein.

Euer Hochwohlgeboren ersuche ich hiernach ganz ergebenst, Ihrerseits mit allem Eifer und Nachdruck auf die Durchführung der vorgeschriebenen Massnahmen hinzuwirken, die hinsichtlich der Kosten-Aufbringung den in Betracht kommenden kleineren Verbänden und dem dortigen Kreisausschuss zu machenden Vorlagen sofort in Angriff zu nehmen und mir den Bericht über das Veranlasste und Erreichte — nebst den sich etwa noch aus den event· Anträgen der Kreisphysiker ergebenden Vorschlägen (No. 8 in der bezüglichen Anweisung) — innerhalb 3 Monaten gefälligst einzureichen."

Die Anweisung an die Kreisphysiker, welche bestimmt war, denselben eine wirksame Handhabung der verschärften Erfordernisse sowohl den neu sich niederlassenden, als den nachzuprüfenden Hebeammen gegenüber zu empfehlen, hatte folgenden Wortlaut:

1. Keiner sich zur Niederlassung an irgend einem Orte des Regierungsbezirks Coeslin meldenden Hebeamme darf die vor der Vereidigung erforderliche Bescheinigung, dass sie sich im Besitz der nöthigen Instrumente befindet, vom Physikus ertheilt werden, ohne dass die Antragstellerin ausser den im § 96 Absatz 1 des Lehrbuchs und § 11 der Instruktion vorgeschriebenen Geräthschaften noch die im § 4 des überschriftlich gedachten Erlasses aufgezählten Gegenstände und Geräthschaften dem Physikus vorzuweisen. im Stande ist.

2. Die Tagebücher sämmtlicher Hebeammen sind im Laufe des Jahres 1889 in der Weise neu einzurichten, dass jedes Tagebuch hinter dem Rubrum betreffend die Kunsthülfe entweder unter „Bemerkungen" oder besser von diesen durch einen Strich abgegrenzt, ein Rubrum „Angabe über den stattgehabten Verbrauch an reiner Karbolsäure und wieviel der letzteren im Ganzen verbraucht ist" für jede geleistete Entbindung enthält.

3. Tagebücher, welche dieses Rubrum nachlässig ausgefüllt zeigen,· werden bei den Nachprüfungen der späteren Jahre (von 1890 ab) vom Physikus zurückbehalten und durch Vermittelung des Landrathsamtes der Regierung im Original eingereicht.

4. Bei jeder Hebeammen-Nachprüfung ist mit jeder Examinandin der Gegenstand „Verhütung des Kindbettfiebers" vorzunehmen und in belehrender Weise unter Anlehnung an die Bestimmungen des Ministerialerlasses vom 22. November 1888 ausführlich und verständlich zu entwickeln.

5. Der im Laufe des Jahres 1889 Seitens der Landrathsämter den Hebeammen auszuhändigende Abdruck der neuen „Anweisung für die Hebeammen" (welcher genau der Ausstattung und Anordnung des Hebeammenlehrbuchs entspricht) ist mit letzterem gehörig vereinigt von den zur Nachprüfung kommenden Hebeammen (von 1890 ab) regelmässig vorzuzeigen.

6. Keine Hebeamme, welche sich in irgend einem der ad 2—5 vorgenannten Punkte schuldig gemacht hat, darf vom Physikus zu einer Geldunterstützung oder Prämiirung vorgeschlagen werden. Dieser Punkt ist bei allen Nachprüfungterminen ausdrücklich zu verlesen.

7. Die Herren Physiker werden die Kreisbehörden in der Kontrolirung des Verbrauches von Desinfektionsmitteln, wo derselbe aus öffentlichen Fonds bestritten wird, mittelst Durchsicht betreffend Apothekerrechnungen oder von den Hebeammen auszustellender Liquidation unterstützen.

8. Anträge, welche Euer Wohlgeboren (ausser obigen Punkten) noch zur Ausführung des mehrgedachten Ministerialerlasses zu stellen sich veranlasst sehen sollten, wollen Sie innerhalb 4 Wochen dem dortigen Königlichen Landrathsamte einreichen.

Der Regierungs-Präsident.

Durch die No. 6 der vorstehenden Anweisung wird sich voraussichtlich eine wirksame Handhabe zur dauernden Ausführung der Wochen-Desinfektion darbieten, da gegenüber den mannigfachen Antrieben, durch welche die Hebeammen von ihrer Pflicht abgedrängt werden, kein wirksameres Gegengewicht gefunden werden dürfte, als Geldprämien und Geldunterstützungen. Auch fehlte es bisher noch vielfach an den nöthigen Anhaltspunkten, um bei der Zuwendung solcher Geldgaben würdige von unwürdigen Hebeammen zu unterscheiden. — Im Uebrigen haben sich die in diesem Sinne bereitgestellten Mittel erfreulich vermehrt; den die grössten Beträge gewährenden Kreisvertretungen Belgard und Coeslin (bis zu 1000 Mark) sind einige andere nachgestrebt, so besonders der Dramburger Kreis, welcher früher unverhältnissmässig zurückstand, seit 1886 jedoch die fraglichen Beträge erheblich erhöhte.

Die mittelst der No. 7 der Anweisung ins Leben gerufenen Anträge der Kreisphysiker zum Erlass vom 22. November 1888 bilden ein ansehnliches Material, dessen Entstehung und Verwerthung jedoch dem Haupttheile nach aus dem Zeitraum der Berichtsperiode bereits herausfällt. Mehrfach wurde der Antrag gestellt, Nachprüfungen mit sämmtlichen Hebeammen im laufenden Jahre vorzunehmen, — ferner der, die Taxe der Hebeammen zu erhöhen. Auch haben einige Kreisphysiker den Anlass benutzt, um über die Schwierigkeiten, auf welche die Ausführung der Bestimmungen des Erlasses vermuthlich stossen dürfte, sich in ihren Berichten wie in der Fachpresse zu verbreiten. Es wurde dargelegt, dass die Fassungskraft der Hebeammen (speziell exemplificirt wurde auf die im Bublitzer und Lauenburger Kreise) keineswegs an die Ausdrucksweise des den Hebeammen zugewiesenen Schriftstücks heranreiche und auf die Nothwendigkeit, alles Verlangte in die einfachsten Einzelheiten zu zerlegen, mit Nachdruck hingewiesen.

„Wenn ich nun," so resümirt sich der Physikus in Lauenburg (Zeitschrift für Medizinalbeamte, Jahrgang 2, Oktober, Seite 352), „nach den gemachten Erfahrungen von dem geringen Fassungsvermögen der Hebeammen frage, ob die vielfach vorgeschlagenen Reformen des Hebeammenwesens, welche bedeutende Kosten und Mühe verursachen würden, die vorhandenen Mängel und ganz besonders diejenigen des Hebeammenwesens auf dem platten Lande zu verbessern im Stande sind, so glaube ich doch entschieden „Nein" sagen zu müssen. — Denn mit der Steigerung der Anforderungen wird die Zahl der Hebeammen in kleinen und armen Dörfern ab- und die der Pfuscherinnen zunehmen und werden alle diejenigen Hebeammen, die eine Nachprüfung (in einem Lehrinstitute) nicht mehr bestehen, nicht einfach von der Bildfläche verschwinden, sondern sich in das ziemlich geschützte Lager der Winkel-Hebeammen flüchten, in welchem jede Kontrole aufhört."

Diese Befürchtungen sind leider nur allzusehr begründet, obwohl nicht daran verzweifelt werden sollte, die öffentliche Meinung — auch die des weniger gebildeten Publikums — in Bezug auf die Gefährlichkeit der Hebeammen-Pfuscherinnen zu belehren, seien sie nun hervorgegangen aus verkommenen oder bestraften Hebeammen oder aus dem völligen Laienthum.

Ein Urtheil des Reichsgerichts vom 14. Januar 1887, welches gegen eine derartige unberufene Hülfsperson empfindliche Strafen bestätigte, hat im Kreise Bublitz, wo es gegen das Blühen der dort sehr mächtigen Hebeammen-Pfuscherei zur Veröffentlichung gebracht wurde, eine anscheinend gute Wirkung geübt. Auch im Schivelbeiner Kreise wurden Nachforschungen in Bezug auf besondere Strafthaten von denuncirten Pfuscherinnen — jedoch einstweilen noch ohne Erfolg — angestellt. — Die Mitwirkung der Aufsichtsbehörde wurde demnächst noch in Anspruch genommen bei der Beschaffung von Hebeammen-Lehrbüchern (in grösseren Parthien und zum Vorzugspreise) und bei der anderweitigen Begrenzung sowie Vermehrung von Hebeammen-Bezirken (Bublitz, Neustettin, Schivelbein, Stolp) — wo eine solche Mitwirkung gern gewährt wurde.

Dieselbe musste abgelehnt werden gegenüber einem Antrage aus dem Kreise Bublitz, welcher sich auf die zwangsweise Durchführung eines Vertrages mit einer Bezirks-Hebeamme, bezw. auf den Zwang der Verpflichteten zur Zahlung ihres Beitrages zum Hebeammengehalt richtete, da nach dieser Richtung die Auffassung des Oberverwaltungsgerichts-Erkenntnisses vom 9. Mai 1885 gegenüber der betreffenden Bestimmung der Allgemeinen Verfügung vom 6. August 1883 die durchschlagende und massgebende geblieben ist. — Nur einmal wurde die Befugniss der Regierung als Aufsichtsbehörde für den Dispens einer zum Hebeammen-Unterricht angemeldeten Person, welche ausserehelich geboren hatte, in Wirksamkeit gesetzt. —

Von besonderen Vorfällen innerhalb dieses medizinalpolizeilichen Bereichs sind noch zu erwähnen:

Entziehung des Zeugnisses, ausgesprochen vom Bezirksausschuss in Charlottenburg, wohin sie sich von ihrem Wohnorte Coeslin begeben, gegen die frühere Hebeamme O., im März 1888; —

Ablehnung, ein Strafverfahren gegen die Hebeamme G. in L. wegen verschiedener Formfehler und Nachlässigkeiten zu eröffnen, — im August 1888; —

Die Suspendirung einer Hebeamme J. in Schl., in Folge von konstatirter Erkrankung an Syphilis, — im August 1888; —

Ein fruchtloses Verfahren gegen eine Hebeamme im Schivelbeiner Kreise (Denunciation wegen Vernachlässigung, Medizinalpfuscherei), welcher der Bezirksausschuss, nach einer für sie günstigen Beweisaufnahme, das Zeugniss zu entziehen ablehnte; — Juli 1887; —

Die Verhaftung der Hebeamme G. in Coeslin wegen Verdachtes des Verbrechens gegen ungeborenes Leben — Dezember 1888 (das Verfahren endigte mit rechtskräftiger Verurtheilung zu zweijähriger Zuchthausstrafe; der Prozess wegen Aberkennung des Prüfungszeugnisses schwebt noch).

5. Heilgehülfen.

Der Bestand und die Vertheilung der geprüften Heildiener im Regierungsbezirk hat sich gegenüber den entsprechenden Verhältnissen der Vorgänge insofern verändert, als eine Vermehrung dieses Personals um 33 % stattgefunden hat.

Es betrug Mitte 1887:

Im Kreise	Die Zahl der geprüften Heildiener:			
	In Städten überhaupt	in Städten von über 5000 bis 19 999 Einw.	auf dem Lande	insgesammt
Belgard	4	2	—	4
Bublitz	1	—	—	1
Bütow	2	—	—	2
Coeslin	6	6	—	6
Colberg	2	2	—	2
Dramburg	1	1	—	1
Lauenburg	2	2	—	2
Neustettin	2	1	—	2
Rummelsburg	3	3	—	3
Schivelbein	1	1	—	1
Schlawe	3	2	—	3
Stolp	3	Stadt über 20 000 Einwohner	—	3
	30	23	—	30

Die Aspiranten zur Heildienerprüfung erlangen ihre Kenntnisse theoretischen und praktischen Inhalts meistens ausserhalb des Regierungsbezirks. Das Befähigungszeugniss wird ihnen auf Grund der vor den Physikern abgelegten Prüfung ertheilt. In einem Falle (Neustettiner Kreis), in welchem das Prüfungs-Zeugniss versehentlich als Konzession gegolten hatte, wurde dieser Irrthum redressirt. Zurückweisungen wegen ungenügenden Bestehens der Prüfung kamen nicht vor; ebensowenig Entziehungen der ertheilten Konzessionen.

Tabellarische Anlagen

zum

Fünften General - Sanitätsbericht

des

Regierungsbezirks Coeslin

(umfassend die Jahre 1886, 1887, 1888)

No. I bis VI.

Tafel No. I (a bis c).

Meteorologische Beobachtungen.

(Anlagen zu Seite 11 bis 18.)

a. Statistik (Jahresmittel) 1886.

	Minimum	Maximum	Schwankung	Mittel	7 h a. m.	2 h p. m.	9 h p. m.
1. **Luftdruck mm** .	733 Dez. 9.	784,9 Febr. 8.	= 51,9	761,3	760,90	761,88	761,40
2. **Temperatur** °C.	−17,3 März 2.	28 Sept. 14.	= 45,3	7,46	5,90	9,78	7,09
3. **Relative Feuchtigkeit** % . . .	18 Juli 8.	100	= 82	70,3	77,3	60,0	72,8
4. **Dunstdruck mm** .	0,9 März 2.	15,3 Juli 26.	= 14,4	5,8	6,07	5,60	5,75
5. **Bewölkung** . .	(0—10)	—	—	5,43	5,72	5,36	5,25

  ad 2. Jahrestemperatur 7,46 lag 0,5 unter der normalen. Das Insolations-Maximum, gemessen am Schwarzkugelthermometer im luftleeren Raume, betrug 59° am 8. Juli.

6. **Windstärke** und **Windrichtung**:

  a. Windstärke: Mittlere Geschwindigkeit des Jahres: 4,88 mm

   Im ganzen Jahre durchlaufen . . . . . 153 935 km = 3,8 Aequatorlängen

   Mittlere tägliche Kraft . . . . 419 =

   Grösste Stundenkraft . . . . 70 =

   Mittlere stündliche Kraft . . . . . . 17,5 =

   Stärkste Ventilation (im Dezember) . . . 6 m per sec.

   Geringste = (im Oktober) . . . 4,2 = = =

  b. Windrichtung: Nördliche und östliche Winde (Polarstrom). 42,25 %

   Südliche und westliche Winde (Aequatorialstrom) . . . 50,35 %

   Windstillen . . . . 7,40 %

7. **Niederschläge:** Jahresregenhöhe 511 mm = 90 unter der Norm (also 1886, trockenes Jahr).

Monatsmittel 42,6 mm.

Maximum in 24 Stunden 31,5 mm 24. September in nur 14 Stunden.

Von Januar bis 7. September nur 280 mm (1879 in gleicher Zeit 500, 1882: 538 mm).

Regenmenge von Januar bis März   85,4 mm
=   = April = Juni   115,3 =
=   = Juli = September 189,4 =
=   = Oktober = Dezember 120,9 =

Tage mit Niederschlägen überhaupt   . 151

Regentage 113

Tage mit Schnee   39

Nebeltage   61

Gewitter . . . .   18 + 3 entfernte.

b. Statistik (Jahresmittel) 1887.

	Minimum	Maximum	Schwankung	Mittel	7 h a. m.	2 h p. m.	9 h p. m.
1. **Luftdruck mm**	741,2	783	= 41,8	761,74	761,7	761,75	761,77
2. **Temperatur ⁰C.**	− 13,5	31,5	= 45	7,23	5,92	9,09	6,9
3. **Relative Feuchtigkeit %** .	18	100	= 82	70	78	59,8	72,7
4. **Dunstdruck mm**	0,95	18,5	= 17,55	5,7	5,83	5,36	5,90
5. **Bewölkung**	(0—10)	—	—	5,74	6,14	5,8	5,27

Bemerkungen.

ad 1—6	Niedrigstes Monatsmittel		Höchstes Monatsmittel	
ad 1.	755,66	Dezember	771,9	Februar
= 2.	− 2 ⁰	Januar	19,27	Juli
= 3.	60 %	April	78	November
= 4.	2,85	Januar	10,7	Juli
= 5.	4,37	Juni	8	November

} Insolations-Maximum im Vakuum des Schwarzkugelthermometers 61⁰ am 31. Juli. Die Jahrestemperatur lag 0,6 unter der normalen.

6. **Windstärke** und **Windrichtung:**

a. Windstärke: Mittlere Geschwindigkeit des Jahres 5,35 per sec.

Im ganzen Jahre durchlaufen . . . . . 168192 km = 4,15 Aequatorlängen

Mittlere tägliche Kraft . . . . 460,9 =

Absolutes Stundenmaximum . . . . . . 91 = am 25. Oktober Vorm.

Mittlere stündliche Kraft . . . . . . 19,2 =

Stärkste Ventilation, Oktober . . . . 6,6 m per sec.

Geringste = Juli . . . . . . 4 = = =

b. Windrichtung: Nördliche und östliche Winde (Polarströmung) 41,75 %

Südliche und westliche Winde (Aequatorialströmung) . . 51,7 %

Windstillen . . . . 6,55 %

Polarströmung vorherrschend im März, Mai, Juni und August.

Aequatorialströmung vorherrschend im Januar, Februar, Juli, Sept. bis Dezember.

7. **Niederschläge:** Jahresregenhöhe 576,3 mm (normal 600).

Monatsmaximum 88,6 mm Mai, Minimum 11,6 Januar.

Regenmenge von Januar bis März   58,7 mm
=   = April = Juni   151   =
=   = Juli = September 188,1 =
=   = Oktober = Dezember 178,5 =

Tage mit Niederschlägen überhaupt   . 172

Regentage 131

Tage mit Schnee . . . 35 + 3 Hagel, letzter Schnee 24. April, erster 15. November.
=   = Nebel . . . 60
Gewitter . . . . . . 10 und ein entferntes.
Grösste Tagesregenmenge 25,5 mm am 14. September.

c. Statistik (Jahresmittel) 1888.

	Minimum	Maximum	Schwankung	Mittel	7 h a. m.	2 h p. m.	9 h p. m.
1. **Luftdruck mm** .	738 März 29.	779 Jan. 16.	41	761,4	761,30	761,60	761,30
2. **Temperatur** ^{0}C. .	− 18,5 Jan. 2.	29,8 Mai 19.	48,3	6,29	5,0	8,15	6,0
3. **Relative Feuchtigkeit** % . . .	25 Juni 7.	100		75	71,5	79,1	60,1	75,5
4. **Dunstdruck mm** .	0,8 Jan. 2.	14,6 Aug. 9.	13,8	5,36	5,4	5,2	5,6
5. **Bewölkung** . .	(0—10)	—	—	6,40	6,66	6,37	6,27

Bemerkungen.

ad 1. Höchster Luftdruck im September 766,7 ⎫ Monatsmittel.
       Niedrigster = = März 755,2 ⎭

ad 2. Die Jahrestemperatur lag 1,5 ^{0} unter der normalen.
       Kältester Monat: Februar − 3,27 ^{0}
       Wärmster = Juli 16 ^{0}
       Insolations-Maximum . . 60,8 ^{0} am 20. Mai.

6. **Windstärke** und **Windrichtung**:

   a. Windstärke: Mittlere Geschwindigkeit des Jahres 5,36 m per sec.
       Im ganzen Jahre durchlaufen . . 168200 km = 4,16 Aequatorlängen
       Mittlere tägliche Kraft . . . . 460,91 =
       Absolutes Stundenmaximum . . 99 = am 24. Nov. ähnlich am 19. März
       Mittlere Stundenkraft . . . . . 19,2 =
       Stärkste Ventilation März . . . 6,8 m per sec.
       Geringste = Dezember . 4 = = =
   b. Windrichtung: Nördliche und östliche Winde (Polarströmung) 42,1 %
       Südliche und westliche Winde (Aequatorialströmung) . . 53,3 %
       Windstillen . . . . 4,6 %
       Polarströmung am häufigsten im Februar 70 %, sodann im April und Juni
       Aequatorialströmung am häufigsten im Oktober 72,9 %.

7. **Niederschläge**: Jahreshöhe 829,9 mm = 229,9 über dem Mittel
   Monatsmaximum . . . 170 = Juli
   Monatsminimum . . . 30,9 = Mai
   Tagesmaximum . . . 43,5 = in 24 Stunden am 16. Juni, in 39 Stunden am
                    15. u. 16. Juni 63 mm
   Letzter Schnee 11. Mai; erster Schnee 12. November.
   Regenmenge von Januar bis März 192,4 mm
       = = April = Juni 158,9 =
       = = Juli = September 315,2 =
       = = Oktober = Dezember 163,4 =
   Tage mit Niederschlägen überhaupt . 187
       = = Regen 144
       = = Schnee 57
       = = Nebel 59
   Gewitter . . . . 6 + 9 entfernte.

Tafel

Drei Uebersichten, betreffend das Lebensalter der

(Anlage zu

Uebersichten des

1. Es waren im Berichtsjahr selbst geboren, also **1886**: St. 125 und 93 = 218 †geb., 479 und
Stadt und Land: 833 †ge-

Es waren geboren:

Zwischen	(incl.) 1886 — 80				1879 — 70				1869 — 60				1859 — 50			
	St.		Ld.		St.		Ld.		St.		Ld.		St.		Ld.	
	M.	W.	M.	W.	M.	W.	M.	W.	M.	W.	M.	W.	M.	W.	M.	W.
Von den Todten des Jahres 1886 . . .	1303	1163	3409	2966	96	102	438	457	84	56	175	159	87	76	159	175
	2466		6375		198		895		140		334		163		334	
	8841				1093				474				497			
	4712 M.		4129 W.		534 M.		559 W.		259 M.		215 W.		246 M.		251 W.	

2. Es waren im Berichtsjahr selbst geboren, also **1887**: St. 108 und 115 = 223 †geb, 371 und
Stadt und Land: 877 †ge-

Es waren geboren:

Zwischen	(incl.) 1887 — 80				1879 — 70				1869 — 60				1859 — 50			
	St.		Ld.		St.		Ld.		St.		Ld.		St.		Ld.	
	M.	W.	M.	W.	M.	W.	M.	W.	M.	W.	M.	W.	M.	W.	M.	W.
Von den Todten des Jahres 1887 . . .	1040	973	3232	2750	66	92	337	361	83	72	148	162	101	94	156	157
	2013		5982		158		698		155		310		195		313	
	7995				856				465				508			
	4272 M.		3723 W.		403 M.		453 W.		231 M.		234 W.		257 M.		251 W.	

3. Es waren im Berichtsjahr selbst geboren, also **1888**: St. 106 und 103 = 209 †geb., 349 und
Stadt und Land: 849 †ge-

Es waren geboren:

Zwischen	(incl. 1888 — 80)				1879 — 70				1869 — 60				1859 — 50			
	St.		Ld.		St.		Ld.		St.		Ld.		St.		Ld.	
	M.	W.	M.	W.	M.	W.	M.	W.	M.	W.	M.	W.	M.	W.	M.	W.
Von den Todten des Jahres 1888 . . .	920	745	2661	1915	68	70	171	176	103	60	125	131	68	69	141	136
	1665		4577		138		347		163		256		137		277	
	6242				485				419				414			
	3581 M.		2661 W.		239 M.		246 W.		228 M.		191 W.		209 M.		205 W.	

No. II.

im Zeitraum der Jahre 1886 bis 1888 Verstorbenen.

Seite 20—28.)

Alters der Gestorbenen.

396 = 875 lebendgeb. — Ld. 368 und 247 = 615 †geb., 1099 und 952 = 2051 lebendgeboren. boren und 2926 lebendgeboren.

1849 — 40				1839 — 30				1829 — 20				1819 — 10				1809 — 1800				Vorher und unbekannt			
St.		Ld.		St.		Ld.		St.		Ld.		St.		Ld.		St.		Ld.		St.		Ld.	
M.	W.	M.	W.	M.	W.	M.	W.	M.	W.	M.	W.	M.	W.	M.	W.	M.	W.	M.	W.	M.	W.	M.	W.
143	92	218	168	143	88	294	246	188	166	443	406	180	184	454	508	73	115	236	220	19	19	35	44
235		386		231		540		354		849		364		962		188		456		38		79	
621				771				1203				1326				644				117			
361 M.		260 W.		437 M.		334 W.		631 M.		572 W.		634 M.		692 W.		309 M.		335 W.		54 M.		63 W.	

306 = 677 lebendgeb. — Ld. 367 und 287 = 654 †geb., 955 und 739 = 1694 lebendgeboren. boren und 2371 lebendgeboren.

1849 — 40				1839 — 30				1829 — 20				1819 — 10				1809 — 1800				Vorher und unbekannt			
St.		Ld.		St.		Ld.		St.		Ld.		St.		Ld.		St.		Ld.		St.		Ld.	
M.	W.	M.	W.	M.	W.	M.	W.	M.	W.	M.	W.	M.	W.	M.	W.	M.	W.	M.	W.	M.	W.	M.	W.
120	95	205	193	163	107	304	255	206	174	469	377	175	205	473	444	94	120	209	224	12	26	36	37
215		398		270		559		380		846		380		917		214		433		38		73	
613				829				1226				1297				647				111			
325 M.		288 W.		467 M.		362 W.		675 M.		551 W.		648 M.		649 W.		303 M.		344 W.		48 M.		63 W.	

311 = 660 lebendgeb. — Ld. 321 und 319 = 640 †geb., 858 und 831 = 1689 lebendgeboren. boren und 2349 lebendgeboren.

1849 — 40				1839 — 30				1829 — 20				1819 — 10				1809 — 1800				Vorher und unbekannt			
St.		Ld.		St.		Ld.		St.		Ld.		St.		Ld.		St.		Ld.		St.		Ld.	
M.	W.	M.	W.	M.	W.	M.	W.	M.	W.	M.	W.	M.	W.	M.	W.	M.	W.	M.	W.	M.	W.	M.	W.
99	53	226	168	119	118	361	292	180	153	451	416	183	208	394	371	53	90	114	131	16	28	42	53
152		394		237		653		333		867		391		765		143		245		44		95	
546				890				1200				1156				388				139			
325 M.		221 W.		480 M.		410 W.		631 M.		569 W.		577 M.		579 W.		167 M.		221 W.		58 M.		81 W.	

`Tafel

Die Todesursachen bei den im Zeitraum der Jahre 1886 bis

(Anlage zu

Krankheits-

Es starben an	Im Jahre	Belgard 25,5 : 74,5		Bublitz 22,1 : 77,9		Bütow 24,5 : 75,5		Coeslin 38,4 : 61,6		Colberg 38,5 : 61,5	
		St.	Ld.	St.	Ld.	St.	Ld.	St.	Ld.	St.	Ld.
Angeborener Lebensschwäche	1886	6	40	—	—	7	18	—	—	36	19
	7	4	41	10	25	2	13	—	—	17	14
	8	1	31	9	21	4	11	—	—	19	11
Atrophie der Säuglinge	1886	5	12	—	—	3	5	—	—	12	16
	7	1	11	2	10	1	4	—	—	13	14
	8	4	11	0	6	0	8	—	—	14	10
Kinderdiarrhoe (Brechdurchfall)	1886	3	1	—	—	1	0	9	3	11	0
	7	1	0	1	0	3	0	3	7	6	1
	8	2	0	0	0	0	1	7	7	8	0
Skropheln und Rachitis	1886	0	0	—	—	1	0	—	—	0	2
	7	1	2	0	0	1	1	—	—	1	2
	8	0	2	0	0	0	0	—	—	1	1
Zahnkrämpfen und Gehirnerkrankungen	1886	70	140	—	—	17	82	—	—	74	126
	7	81	145	21	44	13	72	—	—	49	124
	8	63	124	9	47	23	80	—	—	64	141

Krankheits-

	Im Jahre	St.	Ld.	St.	Ld.	St.	Ld.	St.	Ld.	St.	Ld.
Scharlachfieber .	1886	2	10	—	—	2	17	3	5	1	3
	7	1	6	0	1	0	1	0	2	3	5
	8	1	1	0	0	0	1	0	0	10	2
Masern u. Rötheln	1886	1	1	2	5	16	117	52	118	0	4
	7	8	12	2	0	0	7	0	3	29	9
	8	0	7	0	3	1	0	0	0	1	0
Bräunekrankheiten	1886	27	250	37	24	24	128	10	61	19	145
	7	61	200	1	127	33	249	9	98	94	98
	8	16	95	6	68	53	142	9	32	21	68
Keuchhusten .	1886	4	21	1	1	0	3	12	49	3	15
	7	1	7	0	2	0	8	0	18	1	18
	8	1	6	0	0	6	20	13	3	0	4

No. III.

1888 Verstorbenen nach den hervorragendsten Krankheitsgruppen.

Seite 20; 29—68.)

Gruppe A.

Dramburg 37,1 : 62,9		Lauenburg 21,4 : 78,6		Neustettin 23,3 : 76,7		Rummelsburg 15,2 : 84,8		Schivelbein 30,4 : 69,6		Schlawe 21,0 : 79,0		Stolp 22,9 : 77,1	
St.	Ld.	St.	Ld.	St.	Ld.	St.	Ld.	St.	Ld.	St.	Ld.	St.	Ld.
—	—	2	42	9	32	9	17	4	17	40	70	—	88
—	—	4	28	16	62	2	25	1	0	47	98	—	82
3	14	3	38	11	47	1	30	5	5	36	143	—	58
—	—	3	6	—	—	0	12	2	5	16	67	—	27
—	—	7	10	—	—	2	5	2	6	15	76	—	35
8	5	5	5	9	12	3	6	1	1	13	65	—	18
10	0	0	6	—	—	1	2	3	3	15	21	11	8
—	—	1	0	—	—	1	2	5	2	4	2	0	4
2	1	0	1	2	5	0	2	0	1	1	5	—	4
—	—	0	4	—	—	0	0	—	—	4	8	—	3
—	—	—	—	1	0	1	0	1	2	3	3	—	4
1	0	0	0	1	0	0	1	1	0	3	6	—	1
—	—	57	88	81	179	30	129	42	49	78	193	—	232
—	—	49	84	96	200	19	137	33	52	65	226	—	242
77	79	46	80	95	231	26	140	27	39	90	169	—	231

Gruppe B.

Dramburg		Lauenburg		Neustettin		Rummelsburg		Schivelbein		Schlawe		Stolp	
St.	Ld.	St.	Ld.	St.	Ld.	St.	Ld.	St.	Ld.	St.	Ld.	St.	Ld.
1	0	0	6	3	20	0	10	1	0	5	5	5	50
0	0	0	18	3	23	0	0	1	1	0	5	0	14
0	0	1	18	1	3	0	0	0	0	2	21	0	10
2	6	7	13	10	3	0	107	3	10	32	106	39	29
0	0	0	16	0	18	5	9	0	0	6	77	5	43
0	0	0	3	1	2	0	1	0	0	1	0	0	3
163	102	20	155	24	150	7	175	9	52	56	226	81	721
45	125	10	129	32	294	27	217	25	71	45	523	37	476
34	34	9	92	29	175	26	78	49	19	66	212	7	206
9	0	19	55	3	7	3	13	1	5	8	95	—	70
—	—	1	17	5	12	0	3	0	6	2	27	0	58
3	0	3	17	2	15	0	9	0	1	2	14	0	23

Es starben im Alter von 20—25 Jahren	Im Jahre	Belgard 25,5 : 74,5		Bublitz 22,1 : 77,9		Bütow 24,5 : 75,5		Coeslin 38,4 : 61.6		Colberg 38,5 : 61,5	
		St.	Ld.	St.	Ld.	St.	Ld.	St.	Ld.	St.	Ld.
Im Kindbett	1886	2	7	0	0	1	3	6	5	0	9
	7	4	9	4	1	1	10	4	7	3	12
	8	0	7	0	4	3	10	5	5	0	7
An typhösen Fiebern	1886	—	—	2	2	0	4	1	10	9	9
	7	—	—	0	2	3	7	1	7	5	5
	8	3	1	3	1	1	3	5	9	1	3
An akutem Gelenk-Rheumatismus	1886	—	—	—	—	0	0	0	6	3	0
	7	1	3	0	0	0	2	0	4	2	3
	8	1	4	0	1	0	0	0	5	1	0
An Herz- u. Nieren-Krankheiten	1886	—	—	—	—	0	1	36	—	4	1
	7	4	4	0	0	1	0	38	10	6	1
	8	2	0	1	0	2	1	30	4	12	7
An Lungen- und Brustfell-Entzündungen	1886	—	—	5	10	3	2	65	56	5	5
	7	13	20	2	1	2	9	33	45	4	4
	8	3	9	0	9	5	9	31	33	3	6
An Tuberkulose (des mittleren Alters)	1886	—	—	2	3	7	11	15	50	14	20
	7	12	27	6	10	8	8	17	51	28	23
	8	10	25	9	12	4	8	21	54	31	33

	Im Jahre	Belgard		Bublitz		Bütow		Coeslin		Colberg	
An Tuberkulose (des höheren Alters)	1886	8	26	—	—	5	13	13	18	14	15
	7	9	22	3	14	8	16	10	20	14	12
	8	9	19	8	12	7	18	9	17	13	20
An Krebs	1886	7	7	—	—	2	0	11	—	12	8
	7	6	11	4	3	0	5	10	15	16	7
	8	5	8	0	5	2	2	11	9	11	12
An Wassersucht	1886	6	16	—	—	2	10	—	—	9	7
	7	9	13	2	3	1	5	—	—	2	11
	8	7	11	3	7	4	9	—	—	5	9
An Schlagfluss	1886	9	13	—	—	4	9	11	27	22	27
	7	16	31	8	9	2	12	11	24	24	23
	8	12	22	4	8	6	10	16	24	30	25
An Altersschwäche	1886	29	83	—	—	12	53	—	—	44	87
	7	37	75	16	44	11	45	—	—	46	105
	8	30	85	14	39	7	60	—	—	27	95

Gruppe C.

Dramburg 37,1 : 62,9		Lauenburg 21,4 : 78,6		Neustettin 23,3 : 76,7		Rummelsburg 15,2 : 84,8		Schivelbein 30,4 : 69,6		Schlawe 21,0 : 79,0		Stolp 22,9 : 77,1	
St.	Ld.	St.	Ld.	St.	Ld.	St.	Ld.	St.	Ld.	St.	Ld.	St.	Ld.
0	3	0	11	2	6	2	12	1	1	0	—	2	27
1	3	1	5	3	14	0	15	2	2	7	9	1	13
2	5	5	6	4	11	0	5	1	3	3	10	3	17
—	—	2	21	3	13	0	5	4	6	—	—	11	24
0	8	13	29	2	10	3	6	1	2	3	5	11	58
5	2	3	4	3	11	0	3	3	2	6	6	5	19
—	0	1	0	—	—	0	2	0	0	—	—	—	2
—	0	0	3	3	2	0	2	0	0	1	2	—	5
0	0	1	0	3	3	0	0	1	0	1	1	—	2
—	—	1	2	2	2	0	2	0	4	—	—	—	4
—	—	3	6	2	5	1	2	3	1	12	4	—	4
2	2	1	2	2	6	2	1	0	1	2	8	—	5
14	21	25	33	10	31	2	10	11	13	—	—	—	15
—	—	15	44	11	38	1	15	12	7	26	37	52	22
3	6	7	16	6	20	2	11	6	3	21	32	74	31
—	—	11	20	7	20	3	23	11	13	32	117	26	52
—	—	10	27	8	16	8	19	10	10	28	109	24	77
17	9	9	25	23	33	12	17	6	11	34	81	23	72

Gruppe D.

Dramburg		Lauenburg		Neustettin		Rummelsburg		Schivelbein		Schlawe		Stolp	
—	—	13	16	6	18	5	20	7	6	18	44	26	81
—	—	9	20	8	16	9	17	9	7	12	42	25	80
7	12	10	19	12	36	3	9	3	15	16	43	24	44
—	—	4	14	11	4	2	8	4	4	—	—	—	26
—	—	3	15	11	13	3	13	9	11	11	11	—	21
7	3	4	11	10	16	2	10	4	2	7	17	—	23
—	—	5	32	—	—	0	8	10	6	—	—	—	35
—	—	9	14	—	—	6	18	3	4	11	32	—	39
6	4	9	26	11	19	0	18	4	11	7	31	—	37
1	13	10	21	7	14	3	20	3	7	—	—	—	42
—	—	13	13	13	20	8	18	9	10	12	32	—	54
13	12	7	17	19	33	3	11	12	8	22	37	—	43
—	—	28	77	—	—	16	59	15	52	—	—	—	230
—	—	28	84	—	—	14	78	20	37	95	92	—	222
41	84	35	101	47	136	16	69	17	50	93	215	—	253

Tafel No. IV.

Uebersicht der Impfbezirke im Regierungsbezirk Coeslin nebst den betreffs der Pocken erlassenen Verfügungen.

(Anlage zu Seite 44—48.)

Laufende No.	Namen des Kreises mit Einwohnerzahl	Impfbezirk	Einwohner 1880	Zahl der Impfstationen	Zahl der Orte	Impfärzte
1	Schivelbein 20 001	1. Schivelbein .	20 001	19	56	Dr. Mau, Kreisphysikus.
2	Dramburg 37 225	1. Dramburg .	8 469	} 24	} 24	Dr. Ulmer, Kreisphysikus.
		2. Callies . . .	5 177			
		3. Pammin . .	4 344			
		4. Güntershagen	5 600	12	12	Dr. Howitz.
		5. Falkenburg .	7 591	10	10	Dr. Reinke.
		6. Virchow . .	6 045	13	13	Dr. Grubert.
3	Neustettin 77 933	1. Gramenz . .	16 786	19	51	Sanitätsrath Dr. Liedke, Kreisphys.
		2. Neustettin .	18 559	14	27	Dr. Finder, Kreiswundarzt.
		3. Ratzebuhr .	11 635	13	25	Degner.
		4. Tempelburg .	18 275	15	39	Dr. Schulz.
		5. Baerwalde .	12 678	15	35	Dr. Hohensee.
4	Belgard 47 861	1. Belgard . .	18 897	22	33	Dr. Roth, Kreisphysikus.
		2. Roggow . .	5 976	11	19	Dr. Brednow.
		3. Gross-Tychow	4 743	6	13	Dr. Witting, Kreiswundarzt.
		4. Polzin . . .	14 812	28	34	Sanitätsrath Dr. Bechert.
		5. Reinfeld . .	3 433	4	10	Dr. Frank.
5	Colberg 52 016	1. Colberg Stadt	16 027	1	1 {	Dr. Behrend, Kreiswundarzt. Dr. Haenisch, Kommunalarzt.
		2. do. Land	11 253	29	33	Sanitätsrath Dr. Raabe, Kreisphys.
		3. Coerlin . .	14 136	21	37	Dr. Stremlow.
		4. Gr.-Festin . .	10 600	24	34	Dr. Scheffler.
6	Coeslin 45 766	1. Coeslin Stadt	16 824	1	1	Sanitätsrath Dr. Lebram, Kreisphys.
		2. do. Land	19 202	19	56	Dr. Heidenhain, Kreiswundarzt.
		3. Cordeshagen .	10 354	12	38	Dr. Gessler.
7	Bublitz 21 865	1. Bublitz W .	14 003	10	25	Dr. Alexander, Kreisphysikus.
		2. do. O .	7 862	8	19	Dr. Spiegel, Kreiswundarzt.
8	Schlawe 78 312	1. Schlawe Stadt	20 819	31	33	Dr. Henning, Kreisphysikus.
		2. do. Land	15 690	25	35	Dr. Müller.
		3. Lanzig . . .	10 208	20	31	Dr. Henning, Kreisphysikus.
		4. Rügenwalde .	10 171	10	19	Dr. Hellweger.
		5. Zanow . . .	9 474	13	16	Dr. Niecke.
		6. Pollnow . .	11 950	15	35	Dr. Sachs.
9	Rummelsburg 34 788	1. Rummelsburg	29 258	32	68	Dr. Kraft, Kreisphysikus.
		2. Bartin . . .	5 530	12	12	Dr. Wanke, Kreiswundarzt.
10	Stolp 100 250	1. Stolp . . .	73 925	} 65	} 213	Sanitätsrath Dr. Mulert, Kreisphys. Dr. Rohde in Glowitz.
		2. Lupow . . .	19 304			
		3. Stolpmünde .	7 021	7	11	Sanitätsrath Dr. Mulert, Kreisphys.
11	Lauenburg 44 544	1. Lauenburg .	26 600	25	71	Dr. Friedländer, Kreisphysikus.
		2. Leba . . .	17 944	26	66	Dr. Seligmann, Kreiswundarzt.
12	Bütow 24 930	1. Bütow I . .	14 820	13	23	Dr. Dyrenfurth, Kreisphysikus.
		2. do. II . .	10 110	14	36	Dr. Simon.
		41 Impfbezirke				

Gutachtliche Aeusserung.

Seit dem Bekanntwerden der Beschlüsse des Bundesrathes vom 18. Juni 1885, welche die allgemeine Einführung der Impfung mit Thierlymphe betreffen, haben sich einige Kreisvertretungen des diesseitigen Verwaltungsbezirks veranlasst gesehen, auf Antrag ihrer beamteten Aerzte, welche als Impfärzte funktioniren, die animale Impfung einzuführen. Andere Kreise haben die Angelegenheit der animalen Impfung in den Kreisausschüssen berathen und deren Ausführung einstweilen von bestimmten Weisungen oder Anleitungen der vorgeordneten Behörden abhängig gemacht. Anlässlich eines speziellen Falles der oben genannten Art lasse ich die nachstehende gutachtliche Aeusserung des Regierungs- und Medizinal-Rathes Ew. Hochwohlgeboren event. als Anhalt für bezügliche Berathungen im dortigen Kreisausschusse ergebenst zugehen.

Der Vortheil der Impfungen mit Thierlymphe besteht in gänzlichem Fortfalle der durch die Anwendung humanisirter Lymphe unter seltenen Umständen möglichen und mit Gefahren für Leben und Gesundheit der Impflinge verbundenen Uebertragung syphilitischer Krankheitskeime (Impfsyphilis). Auch eine Uebertragung menschlicher Schwindsuchts- und Skrophelkeime erscheint durch die sogenannte animale Impfung ausgeschlossen; ingleichen die Ueberimpfung der Tuberkulose-Bacillen der Perlsucht des Rindviehs unter der Voraussetzung, dass (wie jetzt allgemein üblich) die vaccinirten Kälber, von denen die Thierlymphe abgenommen wurde, vor der Ingebrauchnahme dieser letzteren geschlachtet, dann ausdrücklich auf Perlsucht untersucht und von dieser Krankheit frei gefunden wurden.

Mit viel geringerer Sicherheit als die soeben berührten Punkte ist die Frage zu beantworten, ob die Impfrose (Früh- und Spät-Eysipel) die sonstigen accidentalen Wundkrankheiten und selbst Blutvergiftungen (Septicämia und Pyämia) durch Anwendung der Thierlymphe vollständig unmöglich gemacht werden. Zwar entwickeln sich die Krankheitskeime, welche zur Erzeugung der aufgezählten Wundkrankheiten führen, in den Vaccinepusteln des Kalbes ebensowenig, wie in denen gesunder Kinder. Allein es ist auch keineswegs die Lymphe an sich und als Inoculationsstoff, welcher die Schuld an der Entstehung der accidentellen Wundkrankheiten ausschliesslich zufällt. Knüpft sich vielmehr, wie unzweifelhaft und häufig genug festgestellt, ein grosser Theil der fraglichen Gesundheitsschädigungen an die Geräthschaften zur Aufbewahrung und Zubereitung des Impfstoffs, an die Impfinstrumente, an die Salubrität des Operationsraumes, die äussere Reinlichkeit des zu Impfenden und endlich selbst an deren individuellen Körperkonstitution, — so liegt es auf der Hand, dass ein blosser Ersatz der humanisirten Lymphe durch die animale nicht alle seltenen oder möglichen ungünstigen Nebenwirkungen des Impfprozesses mit einem Schlage beseitigen kann. Jedenfalls ist es allen Impfärzten genügend gegenwärtig und allen Ortspolizeibehörden wie den Angehörigen der Impflinge von Jahr zu Jahr neu in Erinnerung zu halten, welche Bedeutung noch der neueste Erlass des Herrn Medizinalministers vom 6. April dieses Jahres der sorgfältigen Desinfektion der Impfinstrumente, der Auswahl und Herrichtung des Impflokals, der Fernhaltung ansteckender Kranker und deren Angehörigen beilegt, sowie ferner der Reinlichkeit der gesunden und der Zurückstellung mit sichtbaren Krankheitsanlagen behafteter Impflinge.

Diese Vorsichtsmassregeln bleiben, ob humanisirte, oder ob animale Lymphe zur Anwendung gelangt, durchweg die gleichen. In voller Würdigung dieses Umstandes wird aber trotzdem kein Impfarzt die Vortheile gering anschlagen, bei der animalen Impfung nicht mehr gegen die oft so grosse Scheu und Furcht des Publikums vor humanisirter Lymphe kämpfen zu dürfen und der Nothwendigkeit überhoben zu sein, die Abnahme der Lymphe von den Kindern widerstrebender Eltern mit einem grossen Aufwand von Zeit und Energie bewirken zu müssen.

Für die Kreisvertretungen werden die Ueberlegungen hinsichtlich der Kosten, welche die animale Impfung verursacht, nicht ohne Bedeutung sein. Es ist mehrfach in den Vordergrund gestellt worden, dass die Haftung der animalen Lymphe derart von einer besonders subtilen und vervollkommneten Impftechnik abhängig sei, dass den mit der letzteren nicht von vornherein vertrauten Aerzten Misserfolge in erheblichem Verhältniss vorkommen. Die Wiederholungen der Impfungen würden in Konsequenz dieser Anschauung sich in erheblicher Zahl mehren, die Kosten für den immer wieder neu zu beschaffenden Impfstoff eine gar nicht abzusehende Steigerung erfahren. Dieser Befürchtung ist mit dem Hinweise zu begegnen, dass eine vervollkommnete Technik beim Einpflanzen der Lymphe in die Haut auch bei Verwendung der humanisirten Lymphe zur Zeit allgemein angestrebt wird. Die bei jedem Impfarzte vorauszusetzende individuelle Dexterität und Geschicklichkeit wird gewisse Schwierigkeiten beim Haften des animalen Impfstoffes in mehr oder weniger kurzer Zeit überwinden, und die Ausfälle von Impferfolgen werden voraussichtlich einmalige oder seltene, keineswegs aber dauernde und unberechenbar wiederkehrende sein.

Nicht unerheblich hoch stellen sich andererseits die Kosten für die Anschaffung des nöthigen animalen Impfstoffes, deren Betrag aus der für die Zahl der zu impfenden Personen absolut nöthigen Gesammtquantität, aus den Nachlieferungen der zur Repetition fehlgeschlagener Vaccinationen nöthigen Lymphmengen, ferner daraus, dass manche Versendungsarten des Impfstoffes einen jedesmaligen sofortigen Verbrauch des einmal angebrochenen Lymphquantums bedingen, und aus den Preisnotirungen der einzelnen Bezugsquellen resultirt.

Was nun diese letzteren anlangt, welche theils Privatunternehmungen sind, theils durch einige öffentliche Institute ausserhalb Preussens repräsentirt werden, so sind die Erhebungen betreffend die Preiswürdigkeit und Zuverlässigkeit ihrer Erzeugnisse noch nicht beendigt.

Es ist um so weniger angänglich, irgend eine Bezugsquelle offiziös zu empfehlen, als die Frage, in welchem Masse die Erzeugung der Thierlymphe in den Königlichen Impfinstituten für die bevorstehende Impfcampagne in Aussicht zu nehmen ist, Seitens der Zentralbehörden noch ihrer Entscheidung harrt.

Wo also dem Antrage der Impfärzte auf Einführung der animalen Lymphe Seitens der Kreisvertretungen stattgegeben ist oder stattgegeben werden sollte, treffen in voller Ausdehnung die Bestimmungen des Allgemeinen Ministerialerlasses vom 6. April 1886 zu, laut deren der Impfarzt selbst für die Zuverlässigkeit jeder anderen Quelle für Impfstoff, als die Landesimpfinstitute sie darbieten, verantwortlich bleibt, und solche Lymphe nur verwendet werden darf, wenn sie vor der Verimpfung möglichst sorgfältig geprüft ist und über ihre Reinheit und Unschädlichkeit kein Bedenken besteht. —

Die im Regierungsbezirk Coeslin bis jetzt mit der Anwendung animaler Lymphe gemachten Erfahrungen sind theils aktenmässig noch nicht bekannt, theils zu jung, um neben den obigen allgemeinen Fingerzeigen zu besonderen Direktiven schon jetzt verwerthet zu werden. Dem Vernehmen nach sind die betreffenden Impfärzte mit dem Ablauf des Impfprozesses zufrieden, die Prozente der Fehlimpfungen nicht auffallend hohe gewesen. Die ursprünglich ausgeworfenen Kosten für die Beschaffung des Lymphmaterials sind nur in einzelnen Fällen überschritten worden. — Ueber diese Spezialerfahrungen, besonders auch hinsichtlich des letzteren Punktes, Euer Hochwohlgeboren seiner Zeit weitere Benachrichtigung zugehen zu lassen, behalte ich mir vor.

Der Regierungs-Präsident.

An
die Königlichen Landrathsämter zu Bublitz,
   Bütow, Colberg, Dramburg, Lauenburg, Rummelsburg, Schivelbein und Stolp.

Anweisung

für die Standesbeamten im Regierungs-Bezirk Coeslin zur Mitwirkung bei der Pockenstatistik in Preussen.

§ 1. Jeder Standesbeamte hat von jeder Sterbefalls-Zählkarte, auf welcher die Todesursache „Pocken" vermerkt ist, ein Duplikat anzufertigen, welches am oberen Rande das Wort „Abschrift" trägt.

§ 2. Die Entschädigung, welche den Standesbeamten für die Anfertigung dieser Zählkarten-Duplikate zu gewähren ist, wird in gleicher Höhe bemessen und in derselben Weise liquidirt, wie die Entschädigung für die Herstellung der Zählkarten selbst.

§ 3. Das Duplikat ist vor Ablauf von 48 Stunden an den Kreisphysikus unfrankirt abzusenden.

§ 4. Für die Zeit vom 1. April bis zum 30. Juni 1886 haben die Standesbeamten ihre Sterbefallszählkarten auf Vorkommen von Pockentodesfällen genau durchzusehen, die im Sinne des § 1 sich etwa als nothwendig herausstellenden Duplikate anzufertigen und dieselben sofort den Kreisphysikern zuzusenden.

Coeslin, den 24. Juni 1886.

Der Regierungs-Präsident.

Regierungs-Präsidium.   Coeslin, den 21. Juni 1888.

Aus Anlass eines Vorkommnisses, in welchem Euer Wohlgeboren die Richtigstellung eines angeblichen Pockentodesfalles vorgenommen und, dem Ergebniss dieser Richtigstellung entsprechend, die ihnen auf Grund der diesseitigen Verfügung vom 24. Juni 1886 Seitens des Standesbeamten zugefertigte Zählkarte nicht als Grundlage für die Herstellung einer Pockentod-Meldekarte betrachtet haben, bestimme ich in Ergänzung der oben genannten Verfügung und um die berichtigte Diagnose sofort für die Zwecke des Statistischen Bureaus zu verwerthen, Folgendes:

Die berichtigte Zählkarte ist mit einem Zusendungsschreiben, welches kurz die Motivirung der richtig gestellten neu eingetragenen Todesursache enthält, möglichst am nächsten Tage, nachdem sich aus den Rückfragen bei den betreffenden Ortspolizeibehörden die Nothwendigkeit der Berichtigung ergeben hat, mir einzureichen. — Bezüglich der Herstellung und Weiterreichung der auf Grund unbeanstandeter bezw. unberichtigter Zählkarten auszufüllender Pockentod-Meldekarten hat es bei den bisherigen Bestimmungen der mehrfach angezogenen Verfügung wie bisher sein Bewenden.

Der Regierungs-Präsident.
gez. Haussonville.

An
den Königlichen Kreisphysikus Herrn Sanitätsrath Dr. M., Wohlgeboren, Stolp.

Coeslin, den 21. Juni 1888.

Abdruck der vorstehenden Verfügung erhalten Euer Wohlgeboren zur Kenntnissnahme und Nachachtung.

Der Regierungs-Präsident.
gez. Haussonville.

An
die Herren Kreisphysiker des Regierungs-Bezirks.

Regierungs-Präsidium.   Coeslin, den 18. Oktober 1888.

Euer Wohlgeboren lasse ich die auf Impetigo contagiosa bezüglichen beiden Schriftstücke hierneben mit der besonderen Veranlassung zugehen, eine unverzügliche Benachrichtigung, unter Nennung derjenigen Lymphebereitungs-Anstalt, aus welcher der fragliche Impfstoff stammt, direkt an das Kaiserliche Gesundheitsamt in Berlin NW., Luisenstrasse 57 abgehen zu lassen, sobald in Ihrem Kreise sich Fälle von Impetigo contagiosa im Anschluss an die Impfung bemerkbar machen sollten.

Die sonstige dienstliche Berichterstattung bleibt durch eine derartige event. Benachrichtigung selbstverständlich unberührt und würde neben derselben ihren Gang zu nehmen haben.

Der Regierungs-Präsident.
gez. Haussonville.

An
die Herren Kreisphysiker des Bezirks.

Tafel No. V.

Die Ergebnisse von Wasseruntersuchungen

(Anlage zu Seite 90 und 92).

A. Tabellarische Uebersicht der Brunnen- und der Leitungswässer in der Stadt Belgard nach Untersuchungen im Jahre 1886.

In einem Liter waren enthalten:

Lfde. No.	Brunnen.	Organische Substanz mg	Ammoniak	Salpetrige Säure	Salpetersäure	Chloride mg	Abdampf-Rückstand g	Zahl der Bakterienkolonien in 1 ccm
1	No. 8. Leitungswasser aus der Leitnitz	80	fehlt	fehlt	Spuren	20	0,6	1 600
2	No. 11. Leitungswasser aus der Leitnitz	80	„	„	„	20	0,6	2 000
3	No. 12. Leitungswasser aus der Leitnitz	60	Spuren	Spuren	„	5	0,2	2 400
4	No. 6. Leitungswasser	70	„	„	„	20	0,4	27 000
5	No. 5. Leitungswasser	80	„	„	„	20	0,5	26 000
6	No. 9. Tiefbrunnen, 109 Fuss tief . .	80	„	„	„	35	0,6	5 000
7	No. 3. Tiefbrunnen, 38 Fuss tief . . .	100	„	„	2 mg	35	1,0	6 000
8	No. 14. Tiefbrunnen, 190 Fuss tief . .	50	„	„	Spuren	25	0,7	200 000 u. 800 000
9	No. 18. Tiefbrunnen, 76 Fuss tief . . .	150	10 mg	„	„	40	1,0	3 080 u. 67 000
10	No. 15. Flachbrunnen, 12 Fuss tief . .	180	15 „	„	mehr als zulässig	35	1,7	60 000
11	No. 17. Flachbrunnen, 12 Fuss tief . .	80	8 „	„	Spuren	40	1,35	22 000
12	No. 12. Flachbrunnen, 10 Fuss tief . .	120	12 „	mehr als zulässig	„	35	1,5	16 000
13	No. 4. Flachbrunnen, 16 Fuss tief . .	180	15 „	Spuren	mehr als zulässig	35	2,0	9 600
14	No. 13. Flachbrunnen, 16 Fuss tief . .	190	15 „	mehr als zulässig	„	40	1,6	1 800
15	No. 2. Flachbrunnen, 12 Fuss tief . .	170	2 „	Spuren	„	30	2,0	80 000
16	No. 16. Flachbrunnen, 12 Fuss tief . .	120	12 „	mehr als zulässig	Spuren	40	1,2	8 000
17	No. 1. Flachbrunnen, 12 Fuss tief . .	150	12 „	Spuren	2 mg	10	1,0	2 000
18	No. 19. Flachbrunnen, 14 Fuss tief . .	150	8 „	mehr als zulässig	Spuren	40	2,0	5 000
19	No. 3a. Flachbrunnen, 10 Fuss tief . .	200	18 „	Spuren	mehr als zulässig	35	2,0	32 000
20	No. 7. Flachbrunnen, 25 Fuss tief . .	250	20 „	„	„	50	4,0	140 000
21	No. 20. Flachbrunnen, 12 Fuss tief . .	180	15 „	„	„	40	2,0	3 000
22	No. 10. Flachbrunnen, 15 Fuss tief . .	150	15 „	mehr als zulässig	„	45	4,5	5 000
23	No. 13a. Flachbrunnen, 15 Fuss tief . .	90	12 „	„	„	35	1,5	50 000
24	Bahnhofsbrunnen, 62 m tief, 1888 gebohrt	50	fehlt	fehlt	sehr geringe Spuren	30	0,8	20—60 Keime

**B. Tabellarische Uebersicht der Brunnen
nach Untersuchungen**

Laufende No.	Des Brunnens Lage, Ort, Beschaffenheit, Tiefe, Umgebung	Des Wassers			Härte	Carbonate	Sulfide
		Aussehen	Geschmack	Geruch			
1	artesischer Brunnen beim Kreishause	klar	rein	kein	8,96 d. H. Gr. 16 franz.	wenig	keine
2	artesischer Brunnen auf dem Brunnenplatz	do.	do.	geruchlos	10 d. H. Gr.	do.	Spur
3	Tiefbrunnen b. Kaufmann E.	do.	do.	kein	21,8 d. H. Gr.	normal	do.
4	Pumpe bei Fleischer R., etwas tief gelegen	do.	gut	fehlt	16,8 d. H. Gr.	do.	do.
5	Pumpe bei Kupferschmied T. in der Nähe des Stadtgrabens	schmutzig trübe	faulig	stinkend	24,8 d. H. Gr.	stark kalkhaltig	do.
6	Brunnen am Markte beim Hotel T.	klar	gut	kein	19,04 d. H. Gr.	normal	fehlen
7	Brunnen in der Mühlenstrasse Ecke des Seiler S.	do.	hart und fade	geruchlos	25,76 d. H. Gr.	ziemlich viel	normal
8	Brunnen in der Louisenstrasse bei Kaufmann J.	do.	gut	do.	21,0 d. H. Gr.	wenig	fehlen
9	Pumpe in der Polziner Vorstadt bei Ackerbürger B.	etwas trübe	do.	do.	17 d. H. Gr.	do.	Spur
10	offener Schöpfbrunnen beim Ackerbürger M.	do.	do.	kein	22 d. H. Gr.	stark kalkhaltig	normal
11	am Burgwall Baerwalder Chaussee-Pumpe	do.	do.	do.	17 d. H. Gr.	normal	Spur H. 2 S. 64
12	Pumpe beim Kaufmann L., tief gelegen, Rinnstein mit Schmutzwässern in der Nähe, auch der Stadtgraben liegt nicht weit davon	schmutzig trübe	schlecht	do.	23 d. H. Gr.	stark kalkhaltig	normal
13	Brunnen beim Klinkteich, Quellbrunnen	klar	gut	do.	16,53 d. H. Gr.	normal	Spur
14	Brunnen in der Nähe des Schulhauses	do.	rein	fehlt	26,6 d. H. Gr.	do.	do.
15	Ende der Schulstrasse, bei D.'s Garten	do.	do.	geruchlos	27,8 d. H. Gr.	do.	do.
16	Pumpe in der Speicherstrasse	do.	do.	do.	13 d. H. Gr.	do.	normal
17	offener Schöpfbrunnen am Klinkberg	do.	do.	kein	17,92 d. H. Gr.	wenig	wenig
18	Krankenhauspumpe	do.	do.	geruchlos	8,96 d. H. Gr.	do.	keine
19	Pumpe bei Stellmacher L. in der Nähe des Stadtgrabens	trübe, schmutzig weisse Fäden suspendirt	widerlich	do.	13,4 d. H. Gr.	ziemlich viel	Spuren
20	Pumpe des Bäckers Th. (Typhus)	klar	gut	do.	19,2 d. H. Gr.	normal	do.
21	Pumpe in Alt-Griebnitz	do.	rein	do.	19 d. H. Gr.	do.	do.
22	Offener Schöpfbrunnen in Neudorf	milchig trübe	do.	do.	12 d. H. Gr.	wenig	Spur H. 2 S. 0 4

und des Brunneninhalts in der Stadt Bublitz im Jahre 1888.

Chloride	Ammoniak	Salpetrige Säure	Salpetersäure	Tanninreaktion	Urtheil bezügl. der Brauchbarkeit als Trinkwasser	Bemerkung
0,71 Cl. = 1,71 NaCl.	fehlt	fehlt	fehlt	bleibt lange Zeit klar	recht gut	
geringe Menge	do.	do.	do.	do.	gut	
wenig	do.	do.	do.	do.	hart, aber brauchbar	
7,1 Cl. = 11,7 NaCl.	do.	do.	do.	auch nach mehreren Stunden keine Trübung	brauchbar	
17,75 Cl. = 29,25 NaCl.	viel Ammoniak	do.	do.	nach kurzer Zeit starke schleimige Trübung	gesundheitsschädlich	Schild »Kein Trinkwasser«
5,68 Cl. = 9,36 NaCl.	Spur	Spur	do.	bleibt längere Zeit klar	nicht zu empfehlen	
29,82 Cl. = 49,14 NaCl.	fehlt	fehlt	Spur	nach ca. 3 Stunden Trübung	do.	
wenig	do.	do.	fehlt	bleibt mehrere Stunden klar	brauchbar	
do.	do.	do.	Spur	bleibt klar	do.	
do.	do.	do.	fehlt	do.	hart, aber brauchbar	
Spur	do.	do.	do.	do.	brauchbar	
normal	Ammoniakhaltig	do.	Spur	nach kurzer Zeit schleimiger Niederschlag	untauglich	»Kein Trinkwasser«
Spur	fehlt	do.	fehlt	hält sich klar	brauchbar, ziemlich gut	
normal	do.	do.	Spur, aber unter dem Grenzwerth	do.	brauchbar	
stark chlorhaltig	do.	do	Spur	do.	nicht zu empfehlen	
4,97 Cl.	do.	do.	etwa 10 mg in 100000 Fl.	bleibt klar	brauchbar	
5,68 Cl. = 9,36 NaCl.	do.	Spur	Spur ca. 12 mg	do.	garnicht zu empfehlen	
1,42 Cl. = 2,34 NaCl.	do.	fehlt	fehlt	do.	gut	
2,37 Cl.	Spur	Spur	ca. 12 mg	hält sich etwa 4 Stunden klar	schädlich	»Kein Trinkwasser«
wenig	fehlt	fehlt	fehlt	bleibt noch nach 24 Stunden klar	ziemlich gut	
6,39 Cl. = 10,53 NaCl.	do.	do.	Spur	bleibt klar	—	
stark chlorhaltig	do.	do.	frei	—	—	

Tafeln No. VI.

Die Verhältnisse der Städtischen Krankenhäuser

(A. und B.)

(Anlage zu Seite 122).

A. Tabellarische Anlage betreffend die Krankenbewegung in den Kommunal-Krankenhäusern.

Städte	Krankenbestand am 1. Jan.	M.	W.	Zugang im Laufe d. Jahres	Davon M.	W.	Summa der Verpflegten	Abgang Geheilt	Gebessert	Ungeheilt	durch Tod	in Summa	Krankenbestand am 31. Dezember der genannten Jahre M.	W.	Sa.
Stolp	1886	22	14	438	300	138	474	344	50	17	45	456	26	12	38
	7	26	12	389	284	105	427	274	51	19	41	485	32	10	42
	8	32	10	341	253	88	383	249	54	14	38	355	20	8	28
Coeslin	1886	7	2	176	159	17	185	136	26	8	6	176	9	0	9
	7	9	—	137	118	19	146	93	32	9	12	139	5	2	7
	8	5	2	147	115	32	154	87	31	17	10	145	7	2	9
Colberg	1886	18	3	230	164	66	251	158	31	8	16	213	28	10	38
	7	28	10	215	137	78	253	154	29	12	19	214	26	13	39
	8	26	13	188	112	76	227	147	26	16	13	202	16	9	25
Neustettin	1886	5	0	36	28	8	41	29	4	4	2	39	2	0	2
	7	1	1	34	27	7	36	29	1	1	4	35	1	—	1
	8	1	—	58	44	14	59	40	9	3	4	56	2	1	3
Belgard	1886	5	1	59	45	14	65	54	2	—	6	62	3	0	3
	7	3	—	46	35	11	49	38	—	1	7	46	2	1	3
	8	2	1	54	47	7	57	48	—	3	4	55	2	—	2
Lauenburg	1886	10	2	72	37	35	84	66	3	—	7	76	8	0	8
	7														
	8	Im Johanniter-Krankenhause aufgegangen.													
Schivelbein	1886	2	0	36	29	7	38	24	3	4	5	36	2	0	2
	7	2	—	58	52	6	60	35	15	2	8	60	—	—	—
	8	—	—	31	23	8	31	20	1	2	3	26	4	1	5
Dramburg	1886	1	1	27	26	4	33	18	1	5	2	26	5	2	7
	7	5	2	31	24	7	28	26	3	2	5	36	2	—	2
	8	1	1	19	13	6	21	7	5	—	5	17	2	2	4
Schlawe	1886	2	0	38	26	12	40	28	—	—	6	34	4	2	6
	7	6	—	39	33	6	45	36	—	—	5	41	3	1	4
	8	Oktbr. bis 1.April 89	28	18	10	28	16	4	1	0	21	4	3	7
Rügenwalde	1886	1	0	33	23	10	34	23	1	3	3	30	2	2	4
	7	3	1	48	38	10	52	41	3	—	5	49	2	1	3
	8	2	1	63	53	10	65	43	7	—	4	54	8	4	12
Rummelsburg	1886	7	4	35	29	6	46	27	8	—	7	42	3	1	4
	7	3	1	23	19	4	27	18	3	0	2	23	3	1	4
	8	3	1	21	17	4	25	18	2	—	2	22	2	1	3

Für Schlawe: Das alte Haus bis zum Oktober 1888 geräumt. — Best. am 1. April 1889.

Städte	Krankenbestand am 1. Jan.	M.	W.	Zugang im Laufe d. Jahres	Davon M.	Davon W.	Summa der Verpflegten	Geheilt	Gebessert	Ungeheilt	durch Tod	in Summa	Krankenbestand am 31. Dezember der genannten Jahre M.	W.	Sa.
Bütow	1886	0	1	36	27	9	37	30	—	3	2	35	1	1	2
	7	1	1	46	36	10	48	36	2	5	3	46	1	1	2
	8	1	1	32	25	7	34	24	2	5	3	31	2	1	3
Tempelburg . .	1886	1	—	14	9	5	15	8	5	0	2	15	—	—	—
	7	1	1	13	11	2	15	9	2	—	—	11	3	1	4
	8	3	1	13	9	4	17	14	2	—	—	16	1	—	1
Bublitz	1886	7	3	58	46	12	68	41	10	6	5	62	5	1	6
	7	5	1	36	26	10	42	10	11	5	5	31	6	5	11
	8	7	6	38	28	10	51	21	12	4	4	41	7	3	10
Falkenburg . .	1886	4	0	44	35	9	48	29	8	—	5	42	4	2	6
	7	5	1	35	30	5	41	22	12	1	3	38	2	1	3
	8	5	2	38	38	0	45	38	3	3	1	45	—	—	—
Callies	1886	8	—	28	20	8	36	32	—	—	3	35	1	—	1
	7	1	—	51	49	2	52	35	2	3	4	44	8	—	8
	8	9	—	36	34	2	45	41	2	—	1	44	1	—	1
Coerlin	1886	4	3	78	47	31	85	51	9	1	8	69	8	8	16
	7	5	3	103	92	11	111	84	8	2	8	102	8	1	9
	8	8	1	84	60	24	93	59	13	4	8	84	4	5	9
Pollnow . . .	1886	2	—	12	7	5	14	13	—	—	1	14	0	0	0
	7	—	—	5	4	1	5	3	—	1	1	5	—	—	—
	8	—	—	9	5	4	9	8	—	—	1	9	—	—	—
Zanow	1886	2	—	15	15	—	17	12	—	1	3	16	1	—	1
	7	1	—	27	22	5	28	19	3	1	1	24	2	2	4
	8	2	2	21	16	5	35	18	3	0	—	21	2	2	4
Ratzebuhr . .	1886	2	—	8	8	—	10	8	—	1	—	9	1	—	1
	7	1	—	5	4	1	6	4	—	1	—	5	1	—	1
	8	1	—	9	8	1	10	8	—	—	—	8	1	1	2
Bärwalde . . .	1886	—	—	32	22	10	32	18	10	2	—	30	2	—	2
	7	1	1	40	34	6	42	24	11	3	3	41	1	—	1
	8	1	—	34	21	13	35	19	5	3	2	29	5	1	6
Leba	1886	—	—	1	—	1	1	1	—	—	—	—	—	—	—
	7	—	—	1	—	1	1	—	—	—	1	1	—	—	—
	8	—	—	1	—	—	1	—	—	—	1	1	—	—	—

B. Tabellarische Anlage zur Veranschaulichung bleibender Verhältnisse in den Krankenhäusern.

Städte	Zahl der Anstalten	Haus seit wann im Gebrauch	Anzahl der		Zahl der Verpflegten im dreijährigen Durchschnitt	Täglicher Verpflegungssatz	Aerzte
			Zimmer	Betten			
1. Stolp	1	1813 u. 1861	20	65	429	0,50	die beid. Kommunalärzte abwechselnd
2. Coeslin . . .	1	—.	13	40	162	0,55	der Kreisphysikus
3. Colberg . . .	1	1812	6	90	244	0,35	die beiden Kommunalärzte
4. Neustettin . .	1	1864	7	23	45	0,40—0,75	der Kommunalarzt
5. Belgard . . .	1	1870	6	20	57	0,50	der Kreisphysikus
6. Lauenburg . .	1	1873	6	19	—	0,50—0,60	do.
7. Schivelbein .	1	1856	4	10	43	0,50—0,70	do.
8. Dramburg . .	1	1855	7	19	27	0,45—0,50	do.
9. Schlawe . . .	1	1867	6	13	—	0,50	der Kommunalarzt
10. Rügenwalde .	1	1856	10	46	50	0,50—0,60	do.
11. Rummelsburg .	1	1866	6	14	33	0,50—0,60	der Kreiswundarzt
12. Bütow . . .	1	1855	4	10	40	0,50	der Kreisphysikus
13. Tempelburg .	1	1873	4	7	16	0,60	der Kommunalarzt
14. Bublitz . . .	1	1879	7	20	52	0,80	der Kreiswundarzt
15. Polzin . . .	—	—	—	—	—	—	—
16. Falkenburg . .	1	1882	7	12	45	0,60	der Kommunalarzt
17. Callies . . .	1	1879	3	12	34	0,50—0,60	do.
18. Coerlin . . .	1	1866	5	18	96	0,50—0,60	do.
19. Pollnow . . .	1	1870	6	10	9	0,50	do.
20. Zanow . . .	1	1884	2	8	27	0,60	do.
21. Ratzebuhr . .	1	1882	2	4	9	0,80	ein praktischer Arzt
22. Bärwalde . .	1	1879	4	9	40	0,60—0,80	der Kommunalarzt
23. Leba	1	1866	1	2	1	—	der Kreiswundarzt

Sachregister.